Intelligent Acupuncture

智能针灸学

主　编　张红星（江汉大学）

副主编　何　强（江汉大学）

　　　　徐派的（湖北中医药大学）

　　　　周　丽（江汉大学）

　　　　郑　毅（江汉大学）

　　　　潘小丽（湖北中医药大学）

参　编　（按姓氏拼音排序）

　　　　白丽丽（湖北中医药大学）

　　　　范建超（武汉市中西医结合医院）

　　　　韩永丽（河南中医药大学第一附属医院）

　　　　金淮琛（湖北中医药大学）

　　　　金舒文（杭州市中医院）

　　　　李　丹（湖北中医药大学）

　　　　李　钰（咸宁市中医医院）

　　　　李　悦（上海中医药大学）

　　　　李云芳（湖北省中西医结合医院）

　　　　刘嘉宝（湖北中医药大学）

　　　　刘曼琦（湖北中医药大学）

　　　　刘小嫚（湖北中医药大学）

　　　　毛　玮（武汉工程大学）

　　　　覃　朗（湖北中医药大学）

　　　　孙歆瑶（湖北中医药大学）

　　　　涂　乾（江汉大学）

　　　　王　琼（武汉市中西医结合医院）

　　　　徐世荣（湖北中医药大学）

　　　　鄢德政（湖北省直属机关医院）

　　　　张齐娟（武汉中西医结合骨科医院）

　　　　张　茜（湖北中医药大学）

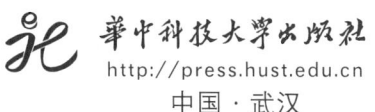

华中科技大学出版社

http://press.hust.edu.cn

中国·武汉

内 容 简 介

本书共十一章,主要内容包括智能针灸学概论、智能针灸的体系、智能针灸学的伦理体系、针灸的人工智能、针灸大数据、智能针灸的理论基础、智能辅助针灸诊疗、智能针灸机器人、扩展现实技术在针灸学中的应用、基于物联网的针灸、智能针灸学的科研与教学。

智能针灸学借助大数据、人工智能、扩展现实、机器人、区块链、物联网等各种智能技术,可实现疾病的智能预防、快速诊疗及多元化针灸学科研和教学,从而促进针灸学更好地传承与现代化发展。智能针灸学是智能医学的重要组成部分,也是未来发展的必然趋势。

声 明

图书在版编目(CIP)数据

智能针灸学 / 张红星主编. -- 武汉 : 华中科技大学出版社, 2024. 7. -- ISBN 978-7-5772-1131-2

Ⅰ. R245

中国国家版本馆 CIP 数据核字第 2024K2F384 号

智能针灸学   张红星　主编
Zhineng Zhenjiuxue

策划编辑:汪飒婷

责任编辑:毛晶晶　丁　平

封面设计:廖亚萍

责任校对:刘　竣

责任监印:曾　婷

出版发行:华中科技大学出版社(中国·武汉)　　　　电话:(027)81321913
　　　　　武汉市东湖新技术开发区华工科技园　　　　邮编:430223

录　　排:华中科技大学惠友文印中心

印　　刷:武汉科源印刷设计有限公司

开　　本:889mm×1194mm　1/16

印　　张:10.75

字　　数:272 千字

版　　次:2024 年 7 月第 1 版第 1 次印刷

定　　价:59.80 元

序

  21世纪是信息科技时代,人工智能、大数据、5G技术等信息技术迅猛发展,促进了社会发展和经济转型,是当今社会经济转型的主导力量,也为医学尤其是中医针灸学的发展注入了新的动力。

  针灸学是中医药事业的重要组成部分,也是中医药国际化的先锋。针灸以其非药物干预、疗效佳、安全性强、易操作等优势,在疾病治疗和康复中发挥着重要作用,已经成为国际社会广泛认可的中医特色疗法,更是提升中国科技与文化实力的重要力量。2022年,根据国务院学位委员会和教育部颁布的《研究生教育学科专业目录(2022年)》,针灸学正式被列为一级学科。这是对针灸学一直以来卓越发展的肯定,更标志着针灸学将进入新的发展阶段,迎来针灸学发展的新纪元。

  针灸学是以中医理论为指导,研究人体经络、腧穴理论及各种刺灸方法,探讨运用灸法防治各类疾病规律的一门学科,数千年来对中华人民的健康事业和中华民族的繁衍昌盛做出了巨大贡献。针灸学内容包括经络腧穴理论、刺灸技术及针灸治疗等部分。在针灸传承和发展过程中,研究者将现代科学技术与针灸学相结合,研发出针刺机器人、艾灸机器人、按摩机器人等中医智能设备,以及智能导诊、专家系统等中医智能诊疗系统,构建远程医疗、智能健康管理及中医科研云平台,引入多模态教学、远程教育并创建高级模拟人等,为针灸学的传承和发展注入新的生命力。

  新时代背景下,针灸学事业的发展与人工智能、大数据、5G技术等前沿科学技术迅猛发展相契合,智能针灸学应运而生。智能针灸学对针灸大数据的建立和应用、针灸操作的科技化和智能化、临床工作中疾病诊治规范化、针灸教学和科研的智能化工具应用及智能针灸学伦理等多方面内容进行宏观定位、科学释义及理论解析,逐渐搭建了智能针灸学完整的框架。智能针灸学的产生进一步彰显了针灸学守正创新的学科特点。它既传承了针灸学基于经络腧穴理论的治病方法,又展现出针灸学在智能时代与时俱进的蓬勃生机。

  国家提出"推动中医药振兴发展",为传承和发扬传统针灸学带来了重要机遇。而新时代的针灸学科发展最关键的则是坚持科技创新。智能针灸学立足于传统针灸理论,以人工智能、互联网、机器人等为代表的现代前沿科学技术融入针灸学科的发展中,以智能信息技术推动针灸临床诊疗、科研教学快速发展,使针灸学在"学科交叉,融合创新"中走上智能针灸学科发展的高速公路,使针灸的传承和发展更加信息化、智能化、标准化,更好适应现代医疗模式创新和改革,从而推动针灸事业高质量发展。

  《智能针灸学》书稿已成,特成此篇,希冀针灸学子坚定理想,守正创新,为针灸学科发展与创新不断努力奋斗。

编者的话

自动驾驶汽车,手术机器人,ChatGPT,Sora……人工智能的飞速发展引领着新一轮科技革命和产业变革,不仅重塑了制造业,也深刻影响着人们的工作与生活。当今社会存在人口老龄化、医疗资源紧张等问题,公众健康需求日益增长,我们正面临前所未有的挑战。智能医学作为应对这些挑战的有力手段,提供了创新性解决方案,为医疗服务带来了革命性进步。

智能医学融合了深度学习、模式识别、自然语言处理和计算机视觉等前沿人工智能技术,致力于提升医疗诊断的精确度、治疗的有效率、患者的安全性及医疗服务的高效性。它不仅能够实现个性化医疗,优化资源配置,还能有效降低医疗成本,为患者带来更优质的医疗服务体验。

中国传统医学(简称中医学)作为中华民族传统文化的瑰宝,也在人工智能的助力下焕发新生。人工智能、大数据、云服务、扩展现实等现代技术的应用,推动了中医学的守正与创新,标志着中医药正逐步走向智能化。针灸作为中医治疗的重要组成部分,通过刺激人体特定穴位,调节脏腑气血和阴阳平衡来治疗疾病。当下,针灸机器人的诞生,正是传统与现代科技相融合的一次全新的探索。

针灸机器人利用深度学习算法,通过学习和分析大量医疗数据,精准辨识人体穴位的位置,自动调整针灸的深度、速度和入刺角度,执行精确的针灸操作。这不仅为患者提供了更为便捷和精准的治疗服务,也为针灸师的工作提供了强有力的辅助。在智能中医和医学机器人应用领域,针灸机器人展现了其广阔的发展前景。此外,人工智能技术在针灸大数据、针灸智慧诊疗等方面的应用正逐步展开。

国家医疗卫生事业的发展,迫切需要一大批既具备医学知识又掌握人工智能技术的高素质复合型人才。智能医学的发展,需要医学、计算机科学、数据科学等多个学科领域的紧密合作与协同创新。因此,培养智能医学人才的任务迫在眉睫。我们期望这本《智能针灸学》能够为智能医学教育的发展贡献一份力量,启发更多的思考与探索,成为推动智能医学进步的一块基石。

何　强　徐派的

写于武汉

前　　言

针灸学是我国传统医学中非常重要的组成部分。世界卫生组织的资料显示,针灸是世界上使用最为广泛的传统医学方法,目前已被全球 100 多个国家和地区使用。美国有 8000 多家针灸诊所,法国、澳大利亚也分别有数千家中医诊所和针灸诊所。截至 2023 年底,我国共有中医类医疗机构 9.3 万个,床位 173.2 万张。针灸具有适应证广、疗效显著、应用方便、经济安全等优点,受到广大人民群众的欢迎。

2022 年中国针灸学会印发的《中国针灸学会推进针灸高质量发展"十四五"规划纲要(2021—2025 年)》发展目标中指出,要利用大数据、互联网以及云计算等方式,构建国际针灸领域沟通、交流的有效模式。《中国针灸学会推进针灸高质量发展"十四五"规划纲要(2021—2025 年)》重点任务中也指出,要大力推进针灸设施设备以及诊疗器械的研发。2022 年 11 月,国家中医药管理局发布《"十四五"中医药信息化发展规划》,该规划明确指出,要推动中医药健康服务与互联网深度融合。以上均表明智能针灸的发展已呈势不可挡之态。

随着当前大数据、人工智能、扩展现实、云计算、区块链、物联网等智能技术的快速发展,针灸学与这些智能技术的交叉融合成为必然,智能针灸学应运而生。智能针灸学是综合针灸学与现代科学技术而发展起来的一门前沿交叉学科。它是以针灸学为基础,结合计算机技术、互联网技术、扩展现实技术等,旨在研究针灸大数据、针灸防治疾病,以及针灸学科研与教学的一门新兴学科。

智能针灸学借助大数据、人工智能、扩展现实、区块链、物联网等各种智能技术,可实现疾病的智能预防、快速诊疗及多元化针灸学科研和教学,从而促进针灸学更好地传承与现代化发展。智能针灸学是智能医学的重要组成部分,也是未来发展的必然趋势。

2015 年 2 月在中国内地上映的电影《超能陆战队》(该片获第 87 届奥斯卡金像奖最佳动画长片奖)中出现了一款充气机器人"大白",只要一次简单扫描,就能够检测出人体各项生命指数,并能治疗几乎所有的疾病,被大家称为人人都想拥有的"守护性暖男"。如今随着人工智能和机器人技术的发展,现实生活中也涌现出了一批如"大白"一样的针灸机器人,可实现针灸穴位的精准识别、智能针灸操作、人机交互等。

除了针灸机器人之外,智能针灸学还在针灸大数据、临床针灸诊疗、产学研一体化等方面做出了巨大贡献。在人工智能飞速发展的时代背景下,信息化浪潮不仅促进了教学手段、教学理念、教学模式等的革新,还促进了针灸科研多层次、多角度的发展。

在智能针灸学快速发展的今天,我们也要思考其中涉及的伦理规范与问题,更要把握国家政策下智能针灸学发展的美好机遇。这些都是本书重点关注的内容。书中难免有疏漏或不当之处,敬请读者批评指正。

编　者

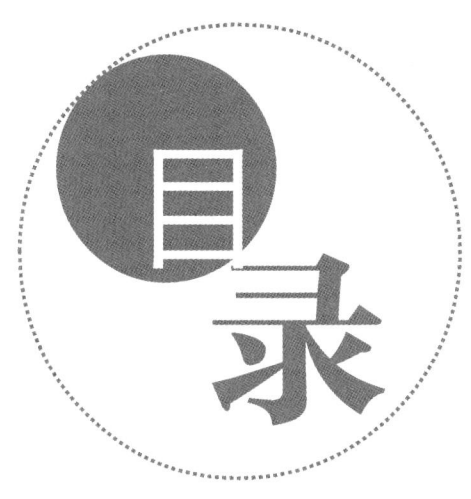

目录

第一章
智能针灸学概论

随着当前大数据、人工智能、扩展现实、区块链、物联网等智能技术的快速发展,针灸学与这些智能技术的交叉融合成为必然,智能针灸学应运而生。智能针灸学是智能医学的重要组成部分,也是未来发展的必然趋势。

第一节　智能针灸学简介

智能针灸学是综合针灸学与现代科学技术而发展起来的一门前沿交叉学科,它是以针灸学为基础,结合计算机技术、互联网技术、扩展现实技术等,旨在研究针灸大数据、针灸防治疾病,以及针灸学科研与教学的一门新兴学科。它借助大数据、人工智能、扩展现实、区块链、物联网等各种新型智能技术,可实现疾病的智能预防、快速诊疗及多元化针灸学科研和教学,从而促进针灸学更好地传承与现代化发展。

2020 年,我国第一部《智能医学》国家级教材出版,该教材提出了智能医学的概念:智能医学是一门新兴的医、理、工高度交叉的学科,是医学与一系列前沿科技的密切融合;智能医学包含人工智能、介导现实、计算机手术导航、3D 打印、机器人、可穿戴医疗设备、云平台、远程医疗、医疗大数据、5G 医疗、区块链等众多医学前沿领域。

第二节　智能针灸的发展历史

智能针灸的发展可以追溯到 20 世纪 70 年代,人们从研究针刺麻醉原理逐渐拓展到探索经络藏象实质、循经感传机制,此时为智能针灸发展的萌芽期;从 20 世纪八九十年代开始,随着我国高速计算机的成功研发,智能诊疗和探索系统开始出现,智能针灸进入初步发展期;进入 21 世纪后,随着大数据、人工智能、扩展现实、区块链、物联网等智能技术的迅猛发展,智能诊疗设备、针灸机器人、针灸智能实训系统等不断出现,智能针灸进入快速发展期。

一、20 世纪 70 年代的萌芽期

20 世纪 70 年代初期,我国开始运用计算机技术研究针刺麻醉的原理,这标志着智能针

灸的萌芽,此后更是采用计算机技术在经络的理化特性、循经感传的机制、经络藏象的实质等方面进行了大量探索。也有学者认为,我国古代所制作的能对针灸做出反应的针灸铜人模型可称为中医针灸仿真机器人,是我国历史上最早的智能针灸产品。此类针灸铜人模型的表面铸有经络走向及穴位位置,并在穴位处钻有不同深度的孔,在进行针灸考试或者实施针灸前,在铜人表面涂上一层黄蜡,再向铜人体内灌满水,这样铜人外表的经络穴位就被封得严严实实,施针者凭着经验下针,如果扎对穴位,水就会由孔流出,否则无水流出,古代医者们用此针灸铜人进行反复训练,以避免大量的误诊病例及针灸医疗事故。

二、20世纪八九十年代的初步发展期

20世纪八九十年代,我国研制出了银河-Ⅰ、银河-Ⅱ和银河-Ⅲ巨型计算机,这标志着我国计算机技术总体上已达到国际先进水平,智能针灸进入初步发展期。1980年,浙江省计算技术研究所和浙江省中医药研究所共同协作,运用计算机技术模拟楼百层老中医针灸诊疗疾病,实现对楼百层老中医所擅长的百余种疾病的智能诊疗以及对经穴图像处理的成功模拟,还实现了人机对话,根据患者病情快速给出诊断和针灸处方等。1986年,上海中医学院刺灸教研组和物理教研组共同研制而成的针灸腧穴微机智能探索系统,不但能任意检索十四经穴及经外奇穴等409个穴位名称、归经和功效主治,还能对247种功效、518个主治病症和232个临床常见病种进行逻辑检索。

1956年,麦卡赛、明斯基、罗切斯特和申农等科学家首次提出了"人工智能"这一术语。人工智能是指用计算机来模拟人的智能行为的学科。专家系统为人工智能系统的重要组成部分。1983—1989年为中医专家系统发展的鼎盛期,中医专家系统的研发极大地推动了中医学的智能发展。在中医专家系统出现的同时,也出现了针灸治疗仪等智能设备。

三、21世纪的迅速发展期

进入21世纪后,随着科学技术的迅猛发展,大数据、人工智能、扩展现实、区块链、物联网等均得到广泛应用,由此也迎来了智能针灸的快速发展期。

(一)智能诊疗设备的发展

21世纪后,利用现代科学技术开发中医智能诊疗设备,提高中医诊疗水平,已成为中医药事业发展的重要方向之一。原国家卫生计生委副主任、国家中医药管理局局长王国强曾说:传统中医诊疗技术和方法的发展面临着新的机遇和挑战,为了适应新形势的发展,研发中医诊疗设备,丰富中医诊疗方法和手段是时代的需要,也是中医自身发展的需要。当前的智能针灸诊疗设备层出不穷,诊断设备包括耳穴诊断仪、穴位诊断仪等,治疗设备包括针灸治疗仪、电针仪、艾灸治疗仪、激光穴位治疗仪、红外穴位治疗仪、经络导平仪等。

中医经络检测系统中医经络检测仪是最新的高科技生命全息象定位检测仪,该检测仪根据中医的人体经络学说,通过对人体十二经络的24个穴位进行探测,测定人体的五脏六腑、皮下、组织、细胞等状态,观察整个身体(包括五脏六腑、体能元气、精神压力、内分泌系统等)的健康状况,并且各个脏腑经络都有精确的数据显示。

(二)针灸机器人的发展

2017年8月,国内首个整合了国医大师程莘农院士经络诊断学术思想和临床经验的智能经络辅助诊疗系统正式宣布启动,此举也意味着人工智能与传统中医针灸实现跨界融合。

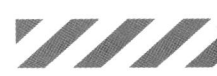

该智能经络辅助诊疗系统由中国中医科学院程莘农院士传承工作室、程氏针灸传承中心携手中国中医药信息研究会智能诊疗分会共同研发,通过对国医大师程莘农的经络辨证学术思想及临床经验进行深度学习,大数据闭环验证,结合多种设备采集患者信息,进行智能解读,实现多诊合参。

2020年3月,中医非遗项目传承人何传义研发了一款智能针灸铜人,该智能针灸铜人具有刺入可发出声音、收听中医课程、播放中医经典著作的功能。同年11月,由深圳市中医院、中国科学院深圳先进技术研究院等共同研发的"智能仿真针灸系统"在第二十四届全国发明展览会——"一带一路"暨金砖国家技能发展与技术创新大赛中荣获"非遗智慧与创新"专项奖,此针灸系统是运用虚拟/增强现实、人机交互、智能传感和先进材料技术等,使用硅胶制作的具有高还原度、内置穴位传感器的仿生人,其可与数字人同步连接,从而实现经穴标注、腧穴解剖、经络循行、针灸实践操作、针灸治疗等多种功能。学生在对仿生人进行针灸操作时,能够在数字人上实时观测到针刺路径,并快速掌握危险穴位的三维毗邻解剖结构,从而获得更加直观立体的针刺联系体验,使针灸教学摆脱了仅能以人体为对象的限制,学员可以通过仪器进行模拟练习,安全且高效,极大地提升了针灸教学的质量及学生临床实践操作的能力。南京中医药大学针灸推拿学博士徐天成领衔跨校科创团队研发的"数字经络—智能针灸机器人系统",具有自动定位穴位、智能配伍穴位、扎针、模拟人的手法等功能。

2021年出现的热敏灸机器人可以实现标准灸法,该热敏灸机器人的施灸手法与医生的施灸手法一模一样。临床上,每位医生可能会根据各自的经验施灸,对穴位的选取有所偏差,但热敏灸机器人对穴位的定位则非常精确,并且热敏灸机器人具有随动功能,会随着被灸者的位置改变而自动移动,如果被灸者起身的幅度超过了安全阈值,机器人的灸头就会自动回到安全点,可以尽量保护被灸者不被烫伤。

（三）扩展现实技术与针灸

现阶段中医针灸教学主要依赖传统模式,学生技能提升难度大,理论与实践脱节,严重制约了人才培养效果的提高与行业发展步伐。随着科学技术的不断革新,中医针灸虚拟仿真实训教学新模式应运而生,这对于中医领域"医教结合"的创新应用以及中医学生的针灸技能提升具有重要意义。虚拟现实、增强现实和混合现实技术等共同构成了扩展现实技术。成都中医药大学研发的针灸虚拟仿真实训系统针对针灸教学中的重点和难点,通过模拟真实的组织反应和针刺体验,搭建出一个安全的虚拟仿真临床操作环境,使学生在临床前阶段积累重要的实践经验。该针灸虚拟仿真实训系统参照《腧穴名称与定位》新国标,结合中医专家团队的临床实践经验,打造的全球高精度"3D针灸数字人",可立体化、三维动态呈现人体经络循行、腧穴定位及解剖结构,解决了经络腧穴"呈现难"的问题。

此外,还有中医虚拟现实针刺触觉仿真培训平台,该平台利用虚拟现实技术仿真平台结合触觉技术及硬件设备模拟针刺行针过程进行反馈;通过虚拟现实技术及触觉反馈技术建立一套完整的中医针刺手法触觉培训及考核系统,使学生更易通过最先进计算机的数据信息及虚拟现实技术理解和学习针刺过程。数字仿真人体穴位模型可运用于针刺的教学实训,为针刺教学提供了一种更直观反映动态过程的数字解剖学手段。

（四）区块链与针灸

2008年,区块链的概念第一次被提出,它是指分布式数据存储、点对点传输、共识机制、加密算法等计算机技术的新型应用模式。随着区块链行业的快速发展,传统监管模式面临挑战,信息不对称引发的各类风险日益凸显。通过法律来监管区块链行业发展的传统监管模式尚存在一定滞后性。区块链的出现也使中医药事业发展迎来新的机遇。针灸学是我国传统医学的瑰宝,也是我国较具特色和前景的知识产权领域之一,区块链可加强知识产权保护,能精准检测领域热点,把控舆论导向,促进针灸产业转型与传播。中医药文化与区块链技术结合,有利于塑造出新的中医药文化产品,为受众带来更丰富的文化体验。区块链技术融合现代审美,让中医药文化以全新方式呈现,有利于中医药文化的创新与传播。

（五）物联网与针灸

1999 年,美国 Auto-ID 首先提出"物联网"的概念。在我国,物联网曾被称为传感网,中国科学院早在 1999 年就启动了对传感网的研究。物联网是指通过信息传感设备,按约定的协议将任何物体与网络相连接,物体通过信息传播媒介进行信息交换和通信,以实现智能化识别、定位、跟踪、监管等功能的网络。

近年来,物联网已被广泛应用于中医诊疗及远程医疗方面。2017 年 9 月,中国经济信息社发布的《2016—2017 年中国物联网发展年度报告》显示,物联网技术将运用到各个领域。物联网技术的出现将有助于医院解决医疗平台支撑薄弱、医疗服务水平整体不高、医疗管理成本较高等问题。

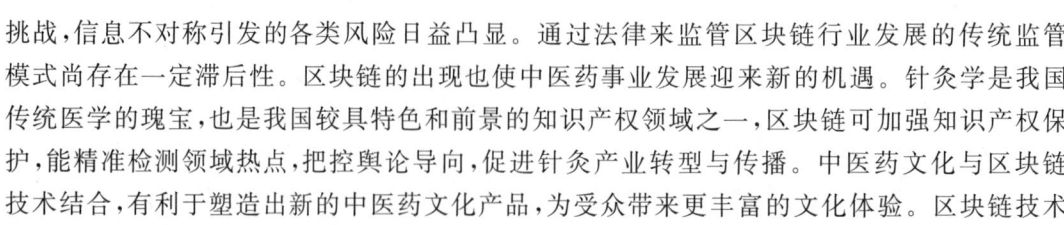

第三节　智能针灸的发展现状与意义

近年来,针灸学在理论体系、基础研究、临床研究以及循证实践等方面均取得了长足的进步和巨大的突破。在创新驱动发展战略的推动下,中国自主创新的能力不断增强,在人工智能、大数据、区块链、云计算等许多领域,中国科学技术创新速度不断加快。在科学技术蓬勃发展的今天,良好的机遇与多样化的发展挑战并存。然而在新时代、新形势、新需求的背景下,如何抓住机遇、直面挑战,围绕针灸学根本问题,结合现代科学技术推动针灸学与多学科交叉,在学科交叉中创新发展,是当代人必须思考的问题。

2016 年相继发布的《中医药发展战略规划纲要(2016—2030 年)》《中医药发展"十三五"规划》均将"互联网＋中医药"列为重要内容,还强调要大力发展中医远程医疗、移动医疗、智慧医疗等新型医疗服务模式。《"十四五"医疗装备产业发展规划》强调,要发挥中医在疾病预防、治疗、保健康复等方面的独特优势,在中医药理论指导下,深度挖掘中医原创资源,开发融合大数据、人工智能、可穿戴等新技术的中医特色装备,重点发展脉诊、舌诊及针刺、灸疗、康复等方面的中医装备;促进中医临床诊疗和健康服务规范化、远程化、规模化、数字化发展。在如此良好的国家政策支持下,推动智能针灸的发展,建设以针灸人才、技术为核心的"互联网＋针灸"的医疗体系是目前智能针灸的发展方向。

一、针灸大数据方面

大数据已经渗透到当今各行各业中,成为重要的生产因素。大数据时代也对医疗行业产生了巨大的影响。大数据时代的到来对建立适应针灸临床研究的试验设计标准起到了重要的推动作用。大数据作为一种新的研究工具,给临床研究设计带来了更多选择和可能性。在大数据背景下,我们可以对针灸临床中产生的数据进行数字化、信息化处理,从不同的角

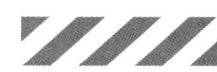

度去分析、重构,在大数据基础上实现针灸学术理论的创新。

大数据在针灸治疗领域的运用,主要体现为对针灸古籍、医典等文献进行数据提取,然后汇总并建立针灸文献数据库及针灸临床治疗数据库。通过运用相关算法,可对穴位选择、穴位配伍、针法灸法研究、常见病种用穴规律等进行分析,从而构建针灸辅助诊疗系统。该系统通过分析临床治疗某类疾病的选穴、配伍规律和潜在适应疾病,辅助医生在制定临床治疗方案时做出科学、合理、高效的决策,以提高诊疗水平。大数据时代的到来对针灸临床的发展起到了重要的推动作用。运用大数据方法,智能分析人体健康状况、监测身体状况、评估体质或病情,不仅能帮助患者了解自身情况,还能给医生的诊疗工作带来极大的便利。

但目前针灸大数据的挖掘多集中于穴位频次分析和配伍选择方面,所得到的规律也未能全面地应用于临床进行效果验证。未来针灸大数据的研究应聚焦于选穴与针刺手法的统一,不同穴位的合理组合,适配的疗效评价标准,以及大数据技术的更广泛应用,使其在临床应用中有更好的重复性。

针灸大数据的建立对实现针灸临床从经验到循证的转变有着重大的价值。但针灸大数据的运用还面临着许多亟待解决的问题,如数据的安全性需要得到保障,要切实保护患者隐私,避免患者信息外流。

二、针灸诊疗方面

针灸学的发展源于古代医家们不断地探索和临床实践,针灸学在人们大量经验的积累总结基础上形成了独特的诊疗模式。众所周知,从古至今传统针灸学以个性化干预的临床模式为主要特征,基于经脉医学的诊疗体系构建了以针灸师个体为核心的干预理念。显然,这种延续了数千年的针灸临床模式,使得针灸疗效及针灸临床技法仍处于较低的水平。因此,如何打破目前临床现状,实现针灸临床从"手工业时代"向"工业革命时代"的迈进,从简单的个性化、单一化的治疗手段向科学化、系统化的干预体系转变,以实现高效、主动的临床经验累积及技法提升,是目前针灸人须面对的问题。随着对针灸临床大数据分析需求的不断增加,将现代化技术应用于临床实践中就显得尤为重要。现代针灸诊疗技术的发展正在逐渐改变传统针灸诊疗的主观依赖性,从而使针灸技法提升并客观化。

随着针灸数据库的建立,各种针灸辅助诊疗系统和智能针灸诊疗设备也相继问世。针灸辅助诊疗系统是利用人工智能技术对临床诊疗工作予以辅助决策的智能系统,该系统可以在针灸师诊疗过程中为其提供疾病诊断、辨证分型、穴位选择配伍、手法操作上的循证决策方面的参考,能有效解决临床医生的知识局限性问题,提高临床医生诊疗效率,降低误诊误治率,对提高医生临床决策能力具有重要意义。

智能针灸诊疗设备(如智能机器人)的研发,主要关注穴位自动定位、针刺安全操作、针刺手法模拟等功能,如南京中医药大学徐天成博士领衔研发的"数字经络—智能针灸机器人系统"。智能针灸机器人会根据患者的身体状况,制订出个性化的针刺方案并为患者"施针",不仅能找准穴位,还能精确控制针刺入皮肤的深度。施针结束后,智能针灸机器人还会对本次治疗进行经络评估与疗效评定。针灸治疗主要依赖于人力,而非仅开具药物处方就能完成,标准化、可重复的针灸操作通过自动化、集成度高的智能设备实现,一方面可提升患者体验,避免因医生操作失误而给患者带来痛苦,另一方面可以大大节省人力,节约医生时

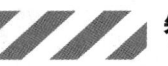

间,缓解针灸临床资源分配不均带来的矛盾。智能针灸诊疗设备在临床上的运用可以提高穴位定位的精确性、针灸操作的安全性,能有效地保障疗效。部分患者对疼痛敏感,不能配合治疗;还有的患者因为工作和交通原因不能按时来医院接受针灸治疗,因此而衍生出各类居家可用的安全易操作的针灸相关设备。

智能化、自动化的针灸诊疗可帮助针灸师在临床治疗中实现科学、合理、高效决策,对推动基层医院针灸诊疗和管理的信息化发展具有重要意义。各种针灸诊疗设备的研发与转化应用促进了临床诊疗服务水平的提升,促进了针灸学的现代化和信息化发展,显著提升了针灸临床决策水平,加快了针灸学国际化发展进程。

三、针灸教学方面

随着现代技术的不断发展,传统针灸教学模式的弊端逐渐显现。传统的教学课堂存在内容枯燥、学生兴趣不高、实训操作机会少、教学效率低下等问题,因此针灸教学改革势在必行。多学科技术的发展为针灸教学手段的革新提供了新的机遇。目前正处于研究和使用阶段的智能针灸教学设备主要分为两大类:虚拟技术设备和实体教学设备。虚拟技术设备通过对大量信息的采集和处理,结合虚拟现实技术在电子屏幕或虚拟现实头盔视野中模拟出针刺场景,带给学生较为直观的体验,且操作简单、信息承载量大,能够提供多种解剖模式的图像,在增强趣味性的同时也为学生提供了能多维度、立体化认识腧穴解剖结构的平台,是理论教学的有效补充。实体教学设备主要为智能人体经络腧穴模型,这类模型作为针灸教学模具,较传统的针灸铜人更为先进,内部设置有各类传感器,能使学生更直观、更安全地进行腧穴定位和针刺操作。这些智能针灸教学设备的运用使原本枯燥死板的教学更加生动有趣,提升了学生兴趣,使学生能积极主动参与课堂教学,有效地提高了学生的实际操作能力。

在教学实践中,人工智能的联合应用改变了针灸实践模式,不仅提高了教学效率,也激发了学生的学习兴趣。相信随着人工智能技术的不断发展与应用,针灸教学将逐渐向数字化、现代化趋势发展,实践效果将不断提升,针灸人才培养将更高效、更安全。

四、针灸科研方面

针灸科研主要集中在针灸文献研究、针灸作用机制研究、针灸临床研究、针灸智能设备开发等方面。

信息技术的迅猛发展为针灸研究积累了海量数据。现今已建立了许多针对针灸的文献数据库,互联网技术的发展为针灸临床研究积累了原始病历数据,基因组、蛋白组、代谢组等技术在针灸研究中的应用,也为针灸临床研究积累了大量的实验数据。

现代针灸的科学研究非常注重与其他学科交叉合作,在多学科交叉探索背景下,促进针灸研究与现代科学技术结合,有利于其系统化发展。在大数据时代,一些新的分析计算工具和思路为研究者提供了新的视野,通过应用相关方法,研究者可更容易、更快捷、更清楚地分析针灸作用规律。另外,利用数学模型从已知的针灸作用规律入手,对针灸治疗疾病的靶点效果进行预测,能提高针灸治疗效率,减少人力、物力、财力的浪费。

现阶段借助现代科学技术的针灸研究在各方面取得了一定成果,并对研究中出现的问题进行了改进,但研究成果并未在临床中广泛应用。

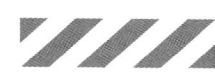

第四节 智能针灸的发展前景与挑战

针灸疗法是世界上较古老、应用广泛的医疗方法之一,经历了千百年的演变,无数针灸临床试验证明,其具有显著的特色和简、效、便、廉的优点。

一、智能针灸的发展前景

在中医治疗体系中,针灸是一种独特的诊疗技术,也是一种非药物疗法,具有安全、副作用小的特点,且针灸治疗范围非常广泛,可进行针灸治疗的病种有几十种,如神经系统疾病、消化系统疾病等。近年来,针灸不仅受到国人的信任和推崇,还在国际上得到了越来越多的认可和应用。目前,针灸疗法是全球使用最多的中医疗法,具有广阔的发展前景,但其在发展道路和国际化发展上还存在一些瓶颈,如我国针灸标准体系还有待完善,针灸治疗原则、穴位定位等方面缺乏规范化的标准,专业化的针灸人才匮乏等。针灸疗法作为中医治疗体系的重要组成部分,是中医学走向世界的名片。随着针灸疗法在全球范围内的普及,中国针灸逐渐成为世界针灸,并且全球越来越多的医生和研究人员重视并投入针灸理论、器具、方法和应用的研究和创新中来,中国针灸人逐渐感受到来自国际同行的压力。这对于我们来说既是挑战,也是机遇。

针灸治疗疾病需要医生在传统的中医学理论指导下,四诊合参,结合脏腑、八纲、经络辨证等方法,辨病、辨证、辨经,进行配穴选方,依方施术,这往往会给针灸师带来更大的工作量,使得诊疗效率降低,再加上经过专业培训和临床经验丰富的针灸师稀缺,针灸诊疗的精准度和质量均不高。时代在进步,针灸的发展也需要与时俱进,在新时代背景下,传承和创新是其走可持续发展道路的永动力。在科学技术高速发展的今天,智能针灸将迎来全新的发展机遇。针灸师在诊治疾病的过程中,可以利用针灸辅助诊疗系统进行临床决策,快速且准确地诊断疾病和确定配穴处方,再使用针灸智能设备进行操作,不仅节省了时间,还大大提高了医生诊病治病的效率,也提升了针灸医疗服务的质量。

当今社会人口老龄化不断加剧,老年人群体的健康问题越来越突出,老年慢性病也随之增多。随着社会的日益进步和人们生活水平的提高,人们开始越来越重视自身身体状态,健康意识不断增强,对养生需求不断增加,也越来越注重养生保健。很多人会在家里给自己或者家人进行艾灸来防治疾病,但如果操作不当,容易引起烫伤、烧伤、火灾等问题。这些社会现状及人们的需求推动了智能针灸的发展。安全、便捷、易操作的智能针灸诊疗设备的兴起与运用给人们带来了极大的便利,如热敏灸机器人不仅可以实现标准化灸法,还弥补了艾灸使用过程中容易引起烫伤等不足。智能针灸诊疗设备可广泛应用于老年人的日常保健与疾病防治中,简单易行、可居家操作,并且能切实有效地发挥针灸疗法在老年病、慢性病防治等方面的优势和作用,服务于老年人。

针灸是中医服务人类的主力军,在增进民生福祉和提高人民生活质量中发挥着关键的作用。中国针灸学会原会长、世界针灸学会联合会主席刘保延在被问到如何借助现代科学的力量,提升针灸为民服务的能力时说:针灸之所以能穿越几千年历史走到今天,就是因为它在不断吸纳各个时期的先进技术和理念,来实现学科自身的发展提升。在当下这个大数据、高科技、精准化的新时代,在"元宇宙"即将降临我们生活的方方面面之际,用数字技术给

针灸赋能,大力推进针灸与现代科学融合发展,是针灸学科势在必行的路。

智能针灸的发展有助于缓解临床上医疗资源分配不均、专业医疗人员配备不足的难题,最大限度地辅助针灸教学,有助于提高科研的规范性和可重复性,产生更好的社会效益,将针灸发扬光大,为人类做出更大的贡献。

二、面临的挑战

随着针灸的现代化与国际化,中国针灸的进一步发展必将面临更多的机遇与挑战。近年来,针灸在理论体系、基础研究、临床研究以及循证实践等方面均取得了长足的进步和巨大的突破,但在科学技术快速发展的新形势下,如何围绕针灸学科根本问题,充分利用现代信息技术、大数据、人工智能等实现数字化转型及深度的学科交叉,是未来针灸要解决的问题。尽管智能针灸具有较大的发展潜力,但未来仍存在一些问题和挑战。

针灸智能化发展虽然提高了临床诊疗效率和治疗效果,但是必然会对传统针灸临床造成一定的冲击和改变,部分针灸师可能会面临失业的风险,因此针灸师需要努力提升自身技术水平,以更好地迎接未来医疗的挑战和机遇。伦理问题也是智能针灸要面对的问题,因为国内法律在某些领域还存在空白,因此从智能针灸到智能针灸产品,尚有一段路程。目前一些智能针灸诊疗设备(如智能针灸机器人)尚处于研究阶段,如何将科技成果转化为临床运用,如何将智能针灸设备安全、高效地服务于临床,实现传统针灸的科学化、现代化还任重道远。

第二章

智能针灸的体系

针灸是一项有 2000 多年历史的中国古老的医学技艺,针灸学是传统中医学中一门极具传承性的学科。随着信息技术和"互联网+"的迅速发展,人工智能与各个领域不断交叉融合,给传统中医学尤其是针灸学带来了新的机遇,催生出智能针灸学这一新兴学科,另外,一系列先进的技术和设备促进了针灸学的现代化发展。

第一节　传统针灸方法

传统针灸是以阴阳五行学说、经络腧穴学说等为理论基础,使用针刺、艾灸等方法防治疾病的医术,其理论框架在《黄帝内经》中基本形成,经络循行、腧穴定位作为核心内容在《针灸甲乙经》中基本完备,至今形成了以 362 经穴为基本治疗点,以十二经络、奇经八脉等基本理论为基础,强调针刺手法和得气操作的治疗体系。传统针灸仍然占据针灸临床的主导地位,并在后续应用中得到不断更新和完善。目前政府大力支持针灸学科创新发展,习近平总书记强调"要遵循中医药发展规律""加快推进中医药现代化",并提出"传承精华,守正创新"。正确认识传统针灸,关系到针灸的传承、应用和研究,对针灸在现代的发展具有导向性影响和意义。

一、传统针灸的研究方法

（一）传统针灸的理论研究

针灸由"针"和"灸"构成,其内容包括经络、腧穴、针刺手法等内容,是中华民族文化的宝贵财富。以实践和观察发展起来的传统针灸学,建立了针灸基本理论和技艺体系。传统针灸方法以经络学说为基础,以中医基本理论"正气存内,邪不可干""邪之所凑,其气必虚"等理论及整体观念、辨证论治等思想为指导,分析人体的功能状态从而确定疾病的证型,选择合适的穴位、处方和适宜的手法及刺激量,以达到疏通经络、扶正祛邪、调和阴阳的目的。

1. 经络理论　经络是经脉和络脉的总称,是人体内运行气血、联络脏腑、沟通内外、贯穿上下的通路。《灵枢·脉度》记载:"经脉为里,支而横者为络,络之别者为孙。"《灵枢·经脉》记载:"经脉者,常不可见也。""诸脉之浮而常见者,皆络脉也。"

经络学说是阐述人体经络系统的循行分布、生理功能、病理变化及与脏腑相互关系的学说,是中医理论体系的重要组成部分,贯穿于中医学的生理、病理、诊断、治疗等方面。经络具有联络和沟通作用,人体的五脏六腑、四肢百骸、五官九窍、皮肉筋骨等组织器官通过经络的联系而构成一个有机的整体,完成正常的生理活动。十二经脉及其分支等纵横交错、入里出表、通上达下,联系了脏腑器官,奇经八脉沟通于十二经之间,经筋、皮部联结了肢体筋肉皮肤,从而使人体的各脏腑组织器官有机地联系起来。经络可以运行气血、营养全身,气血必须通过经络的传注,才能输布全身,以濡润全身各脏腑组织器官,维持机体的正常功能。经络可以抗御病邪,反映病候,经络也是病变相互传变的渠道,是脏腑之间、脏腑与体表组织器官之间相互影响的途径。经络可以传导感应,调和阴阳。

2. 腧穴理论 腧穴是人体脏腑经络之气输注于体表的特殊部位。人体的腧穴总体上可归纳为十四经穴、经外奇穴、阿是穴这三类,具有近治作用、远治作用和特殊作用。针灸学中将具有特殊治疗作用的穴位命名为特定穴,有十类,分别是五输穴、原穴、络穴、郄穴、下合穴、八脉交会穴、背俞穴、募穴、八会穴及交会穴。腧穴的选择是针灸处方的第一要素,在确定针灸处方时,我们要遵循基本的选穴原则和配穴方法。选穴原则是指临证选取穴位应该遵循的基本法则,包括近部选穴、远部选穴和辨证选穴。临床上穴位配伍的方法多种多样,但总体可归纳为两大类,即按经脉配穴法和按部位配穴法。按经脉配穴法是以经脉或经脉相互联系为基础而进行穴位配伍的方法,主要包括本经配穴法、表里经配穴法、同名经配穴法。按部位配穴法是结合穴位分布部位进行穴位配伍的方法,主要包括上下配穴法、前后配穴法、左右配穴法。

3. 经络腧穴的主治规律理论 十二经脉是经络系统的主体,具有表里经脉相合,与相应脏腑络属的主要特征。十二经脉在体表左右对称地分布于头面、躯干和四肢,纵贯全身,六阴经分布于四肢内侧和胸腹,六阳经分布于四肢外侧和头面、躯干;在体内与脏腑相连属,其中阴经属脏络腑,阳经属腑络脏。腧穴的主治范围与其归经和所在部位有直接的关系,"经脉所通,主治所及"和"腧穴所在,主治所在"高度概括了经络腧穴的主治规律,主要包括两个方面的内容:分经主治规律和分部主治规律。

4. 针刺手法理论 传统针刺操作包括针刺的深浅、补泻、得气三个方面。《素问·刺要论》中提到:"病有浮沉,刺有浅深,各至其理,无过其道……浅深不得,反为大贼。"如果针刺的深浅不得当,反而不能得到效果。对不同体质的人,针刺深度不同:体质健壮的人要刺深,体质瘦弱的人应该刺浅。不同季节的针刺深度也不同:春夏季浅刺,秋冬季深刺。针刺补泻法共包含迎随、徐疾、呼吸、开阖、提插和捻转这六种操作,具体操作时要考虑患者的体质、病情的虚实、针刺的穴位等情况。针刺得气是取得疗效的关键。《灵枢·九针十二原》云,"气至而有效"。得气包括两个部分:一为医者有针下沉紧感;二为患者有酸麻胀痛的针感。在临床应用时,医者要一边进针感受针下是否已有沉紧感,一边询问患者局部针感,以达到得气的效果。

（二）传统针灸文献的数据挖掘

传统针灸文献挖掘的主要内容包括针灸古籍的归类整理,针灸治疗病证和组穴规律,针灸治疗病证和医案整理,经络腧穴的主治规律四个方面,下面详述前三个方面。

1. 针灸古籍的归类整理 针灸古籍整理的主要步骤可分为精选善本和校勘。精选善本即从采集的众本中选取最好的底本。古代中医文献包括针灸文献在内,都存在原始文献和间接文献两种。间接文献经过一次或多次传抄、转述、引录、加工后,与原始文献相比,难免会出现文字和标点差异,以及内容失真、扭曲、丢失等现象。鉴于这些情况,在对古代针灸文献进行整理的过程中,我们应尽量避免使用间接文献资料,以免造成资料不真

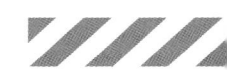

实,尽可能使用原始的手稿、精刻或精准的抄写本、印刷本等。20 世纪 90 年代,已有多家出版社多次对历代针灸名著进行校注出版。郭霭春主编的《黄帝内经素问校注》、凌耀星主编的《难经校注》、沈炎南主编的《脉经校注》、李聪甫主编的《中藏经校注》等,书中内容依提要、原文、校注、按语顺序排列,末则附以"校注后记"。通过此次整理,形成了各书国内外现存版本的最佳本。

2. 针灸治疗病证和组穴规律　关于针灸治疗辨证及组穴规律的研究颇多,不同的时期不同的病证有不同的针灸组穴规律。以中风病为例,《针灸大成》中治疗中风病的处方共有 51 条,总结发现,使用较多的穴位有合谷、曲池、足三里,针灸治疗中风病多选阳明经穴,特定穴中五输穴使用最多,其次为交会穴。魏晋以前关于针灸治疗中风病的文献表明,选穴时多选阳经和督脉穴,其中以足太阳膀胱经穴最多,使用频次较高的腧穴为人中、天柱、完骨、合谷。晋代到清代的文献则显示针灸治疗中风病常用的五个穴位为百会、合谷、曲池、足三里、肩髃,多为阳经和督脉穴,另外在辨证选穴方面,主要体现出分部选穴和循经选穴的选穴规律。明清时期的 15 部关于针灸治疗中风病的医书表明,使用频次较高的穴位为曲池、百会、合谷、足三里、肩髃,选穴以阳经为主,其中以足少阳胆经穴最多,选穴部位多在头项部和四肢部,从特定穴方面分析,选穴以五输穴和交会穴为主。

3. 针灸治疗病证和医案整理　从古代文献中分析,针灸治疗病证涵盖各个方面各个系统,从科别来看,涵盖内、外、妇、儿各个学科。例如,《针灸甲乙经》记载了针灸治疗闭经、小儿惊风等妇科、儿科疾病的丰富经验,《针灸资生经》记载了针灸治疗发背等外科疾病的丰富经验,《扁鹊心书》中有灸法治疗口僻等内科病证的医案记载。针灸医案在 1949 年以前极少成专著,都是散落在其他的经传中,并且古代针灸医案的研究相较于现代针灸医案在数量上明显不足,1949 年以后陆续出版了五部针灸医案专著,分别为《历代针灸名家医案选注》《古今针灸医案医话荟萃》《古代针灸医案释按》《针灸名家医案精选导读》《古今名医医案赏析》,这五部专著主要是对古代医案的注释、整理、研究;而用于学术研究的未成专著,只有相关文献,其中关于杨继洲针灸医案的研究最多,主要总结其诊疗特点、取穴原则等。

古代针灸文献挖掘内容较多,知识面较广,但仍存在一些不足之处,主要表现在以下几个方面:①局限于文献整理,忽视内容实质研究。由于受旧观念的影响,过去一段时间内针灸文献研究仍局限在对古籍进行整理的范围内,对文献的内容实质和来源、文献之间的相互联系缺乏深入探讨和研究,故文献原始宗旨不能被充分践行;②局限于针灸专著,忽略其他有关文献;③在针灸学领域,研究者多各自为战;④开发及创新性研究较少。

在新的时代背景下,亟待将新的技术注入传统中医文化中,数据库建设已成为一种产业和战略需求,是未来信息科技的发展方向。根据目前国内针灸数据库的发展状况,部分针灸数据库存在完整度不高、文献数据缺乏系统性等问题,未来应依托中国针灸学会和全国针灸标准化技术委员会等针灸学术研究机构,建立更加权威的中央数据库,将现有的数据库作为子单元数据库或分类数据库进行开发,进而对中央数据库进行集成,以实现大数据的深度挖掘。中医针灸知识的规范化、数字化、信息化发展是促进针灸国际化和现代化发展的重要内容,这需要我们注重针灸信息数据库相关的研究,提高针灸资源的综合利用、自动检索、信息分析等能力,用先进的数据处理手段对资源进行选择、整合、存储,提高知识获取能力,发现和发扬其中科学的、有重大价值的内容。

(三)传统针灸的临床研究和基础研究

近 10 年来,针灸学是目前世界上应用较为广泛的补充替代医学之一,针灸临床研究及

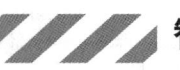

基础研究发展迅速。传统针灸疗法对多种疾病具有改善作用,包括神经系统疾病、运动系统疾病、精神心理疾病等。

在临床研究方面,有文献报道,针灸治疗对脑血管意外引起的神经症状具有良好的治疗作用,针刺水沟、足三里、内关、曲池等穴位,可以有效改善大脑中动脉阻塞后再灌注模型大鼠的星形胶质细胞增生状况。李浩等研究表明,针灸治疗尿失禁效果确切。有文献报道,针灸治疗脾胃虚弱性功能消化不良效果显著。

在基础研究方面,传统针灸也取得了重大进展。陈瑜指出,近年来,针灸基础研究领域的研究成果受到学术界广泛关注,穴位敏化研究取得进展;经穴特异性研究逐渐深入,经穴的局部和中枢"解剖"特异性及针灸神经-免疫效应的中枢环路有待揭示;关于针刺镇痛的外周和中枢效应机制的研究不断拓宽,明确多因素交互作用或可揭示其深层机制;对经络现象的认识尚未达成共识,注重功能与结构研究的有机结合是未来研究的重点。

传统针灸治疗疾病优势显著,但在针灸研究中仍然存在一些问题。虽然我们有几千年的临床实践经验,但始终没有建立起临床疗效评价方法学体系,没有合适的研究范式,针灸临床研究和基础研究数据缺乏,成为针灸学科发展的瓶颈。有研究比较了中西方针刺随机对照试验的不同,指出仍需思考针刺临床研究的需求与起点、研究目的、研究设计、预试验、参与研究者、针刺治疗方案及来源、研究方法学质量、研究结论、研究数量、发表偏倚等方面的价值,同时也指出了在基础研究中,如何全面认识穴位调控规律是针灸学科发展的基本问题。目前针刺临床研究方法学的发展已经较为成熟,但仍存在针刺疗效评价体系尚未完全建立、假针刺对照设置仍存在较多难题、针刺的刺激量反应关系尚未明确等问题与挑战。

二、传统针灸的学习特点

(一)师徒授受,流派争鸣

师徒教育是古代中医人才培养的主要形式,师徒教育让教育的双方都有了一定的自主选择权利,在一定程度上促进了不同地域、不同流派中医学术思想的交流融通。历史上很多针灸流派就是依靠这种教育模式形成的,如以河间刘完素、易水张元素为代表,张璧(云岐子)、李东垣、罗天益、窦材等为追随者的针灸流派;以窦汉卿为代表,杜思敬、窦桂芳为追随者的针灸流派。形成于近代的澄江针灸流派,以师承方式传承至今,还有河南邵氏针灸流派、广西黄氏壮医针灸流派、蒙医五疗温针流派都是师带徒的传承模式。

2010年"中医针灸"被列入人类非物质文化遗产代表作名录,针灸的传承工作越来越受到学术界、行政主管部门的重视。经过研究者们的梳理挖掘,全国范围内涌现出诸多以地域、独特技法等划分和命名的近现代针灸流派,这使得针灸流派更加丰富,呈现出精彩纷呈的繁荣景象。

师徒传承模式的优点:①有利于发挥师徒双方的积极性;②有利于学习、继承师父独特的学术思想和临证经验;③有利于学生紧密联系实际,明显增进学生的临床实践经验。师徒传承模式的不足之处主要表现在名师教育方法各异,且生源不足,难以形成大规模培养模式,因而培养弟子的数目较少且周期较长。

(二)学校传授,人才培育

我国自晋代便出现了学校教育的雏形,公元443年的刘宋王朝创建了政府的医学教育

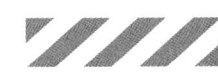

机构,医学校的特性已较为明显。北魏时期开办了真正意义上的医学校。此后,唐宋至清代均有较完整的学校教育。总体而言,学校的规模不大,培养的医生数量很少,主要是培养宫廷医生。

近代以来,随着西方学校教育的传入,学校教育开始在我国立足并逐渐普及,如我国开办了广东中医药专门学校和上海中医专门学校等。与古代教育模式相比,现代中医教育模式有了飞跃发展。现代医学教育已经形成了高等教育、职业技术教育、成人教育并举,中等职业教育、专科层次、本科层次、硕士层次、博士层次等多层次的教育体系,实现了由传统教育模式向现代教育模式的转变,逐渐形成了以院校教育为主体的教育网络,基本实现了中医药人才培养的规模化、标准化和教育管理的规范化、制度化。

针灸学是中医学专业的必修课,分为经络腧穴学、刺法灸法学、针灸治疗学三部分,其完整教学过程可让学生掌握针灸学理论、针灸临床操作方法和利用针灸治疗疾病方法。针灸学教学存在"得气""经络循行"等较晦涩难懂的理论知识,加之针刺、艾灸、拔罐等实践性较强,传统的课堂教学模式使得理论教学与临床实践难以有机结合并融为一体,后期临床教学环节薄弱,学生临床操作能力较差。在教学方法上,传统的针灸学教学以"填鸭式"讲授为主,即教师在课上讲,学生被动听,整个课堂缺乏师生互动,难以实现因材施教,不能充分调动每名学生的学习积极性。

纵观针灸培训教育,尽管收获明显,但面临的困难也很多,如现在的教学体制问题、国内的医疗大环境问题、针灸学自身的教学方法问题等。但从现有的实际教学角度来说,主要问题在于:①课时少,学生难以掌握针灸学理论;②教学形式单一,学生缺乏学习积极性;③断章取义讲解,学生难以领会中医思维。

随着科技的迅速发展,全世界迎来了以人工智能、大数据、互联网为代表的新一轮科技革命,这为新医科人才培养提供了重要机遇,也带来了新的挑战。在现代医疗信息处理的大数据背景下,针灸学知识的现代化教育可更好地实现。绝大部分针灸学知识源于古医籍,人工智能通过机器学习的方式可以深入挖掘古医籍中的诊疗思路,未来可通过人工智能制造教学机器人,打破以教师为中心的课堂教学模式,实现交互式教育,以学生为中心,从而实现一对一的个性化教育。针灸学教育要借助科技革命的东风,扬起新时代的风帆,要积极适应智能化趋势,使古老的瑰宝焕发新的活力。

第二节　智能针灸框架与特点

一、智能针灸的现代医学技术

现代医学的发展离不开智能化技术。随着生命科学与计算机科学、物理学、化学等各学科的相互交叉,现代医学在安全、成本、效率以及使用环境等方面发生了颠覆性改变,以人工智能、生物3D打印、基因编辑、合成生物学等为代表的研究和技术,推动了生命科学领域的深刻变革。在中医传统治疗方法中,针灸十分具有代表性,随着人工智能、扩展现实、区块链、物联网等现代先进技术的不断发展,传统针灸迎来了新的发展机遇,智能针灸有望逐渐成为新时代的主流医疗手段之一(图2-2-1)。

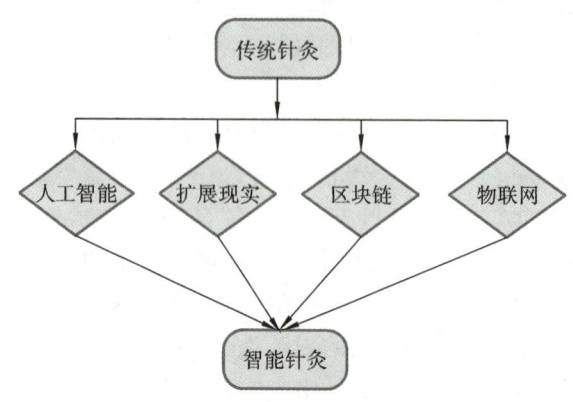

图 2-2-1 针灸发展流程图

（一）人工智能

人工智能（artificial intelligence，AI）是研究、开发用于模拟、延伸和扩展人的智能的理论、方法、技术及应用系统的一门新的技术科学。人工智能的概念由麻省理工学院的约翰·麦卡锡（John McCarthy）在 1956 年的达特茅斯会议上提出，当时的定义为"制造智能机器的科学与工程"。人工智能的目的是让机器能够像人一样思考，让机器拥有智能。时至今日，人工智能的内涵已经大大扩展，其已成为一门交叉学科。基于人工智能的认知计算、机器学习、图像识别、语音交互、自然语言处理、智能机器人等技术和产品，在健康监测、疾病诊断与治疗、医院管理、健康管理以及医学研究和药物研发等领域都有广阔的应用前景和临床转化潜力。人工智能系统主要由推理、问题解决、感知、自然语言处理和学习等部分组成。

人工智能技术已经广泛应用于许多医学领域，然而在针灸学中的应用尚未深度开发，人工智能技术在针灸学中的应用潜力巨大。例如，可利用针灸机器人进行腧穴识别、理论探讨研究、针灸大数据研究、针灸深度学习研究等。其中耳甲电针仪器是根据耳穴的治疗原理结合现代科技研制而成的，该仪器产生的脉冲治疗电流对耳穴有较强的刺激作用，被称为电子针灸。耳甲电针仪器的研制是针灸与人工智能技术相结合的代表之一。

此外，人工智能的发展推动针灸临床教学不断创新，尤其是在智能穴位定位、智能临床取穴和智能针刺手法方面，极大地促进了智能针灸学的发展。

（二）扩展现实技术

扩展现实（extended reality，XR）是由计算机技术结合可穿戴设备产生现实与虚拟相组合的环境的技术，可实现高效的人机交互。XR 通过数字化来增强我们的感觉，以此来融合世界。它是虚拟现实（virtual reality，VR）、增强现实（augmented reality，AR）、混合现实（mixed reality，MR）等沉浸式技术的统称。

VR 技术构建的是"虚拟场景"，AR 技术构建的是"虚拟场景"和"现实场景"的结合。AR 技术源于 VR 技术，能够增强用户感知周围环境的能力，而 MR 技术是 VR 技术与 AR 技术的结合，可将周围环境可视化，被视为 AR 技术的增强版，MR 技术内容比 VR 技术更丰富，视角比 AR 技术更广阔。

XR 技术已被运用于针灸学领域。基于 XR 技术发展而来的 HTC VIVE、针灸虚拟人、Unity 3D 和针灸铜人三维模型等相继开发完善。XR 技术能够打破时间、空间的限制，模拟各种临床场景，满足临床应用的基本需求，提升针灸的安全性和精确度，使针灸治疗规范化

和标准化。

（三）区块链

区块链是分布式数据存储、点对点传输、共识机制和加密算法等计算机技术的新型应用模式。区块链是通过多方共同维护保证数据传输和访问安全，能够实现数据一致存储、无法篡改、无法抵赖的一种新型技术体系。区块链拥有去中心化、去信任化、开放、信息不可更改和匿名等特性。

区块链可以加密医疗信息，保护患者隐私。当患者的病历信息在区块链上进行保存时，区块链利用加密技术保护患者信息。区块链技术为医疗保健中的许多潜在应用提供了平台。在设计和开发的早期阶段，许多机构已经提出了可能提高医疗数据透明度和操作效率的解决方案。然而，区块链的安全性、可扩展性及成本效益考量使其在进行大量生产部署之前仍需更深层次的研究。

（四）物联网

国际电信联盟（ITU）在突尼斯举行的信息社会世界峰会（WSIS）上发布了《ITU 互联网报告 2005：物联网》，正式提出了物联网的概念。物联网主要解决物品到物品、人到物品、人到人之间的互相联系。无所不在的物联网通信时代即将来临，人们可以随时随地了解世界上所有的物体，采用射频识别（RFID）技术、传感技术、纳米技术、智能嵌入技术实现智能化定位，进行跟踪和管理。

狭义上的物联网指连接物品到物品的网络，可实现物品的智能化识别和管理；广义上的物联网则可以看作信息空间与物理空间的融合，将一切事物数字化、网络化，在物品之间、物品与人之间、人与现实环境之间实现高效的信息交互，并通过新的服务模式使各种信息技术融入社会行为。

物联网在医疗卫生领域的应用包括患者身份信息管理、智能导诊、移动医生/护理工作站建设、移动病案管理数据保存及调用、临床路径录入、患者动向追踪、药物溯源、设备管理维护等。物联网技术的应用有助于实现优化治疗方案、提升诊疗水平、降低医护人员工作强度等多方面的目标，以满足人民群众日益增长的医疗卫生服务需求。

二、智能针灸技术

随着新时代的发展，人工智能与医学学科交叉融合，实现了在图像识别、深度学习、神经网络、机器人技术等关键领域的突破，推动了医学技术的革新。传统针灸具有起效快、无毒副作用等优势，但存在人工选穴主观化、针灸手法难以标准化、刺激量难以统一、试验不可重复等问题。将人工智能与针灸学科进行交叉分析，制定相应的发展策略，可在一定程度上解决上述难题，并促进针灸技术的标准化及现代化发展。

（一）智能诊断技术

生物电阻抗技术是一种常用的诊断技术，该技术通过利用生物组织与器官的电特征性及其变化规律提取与人体生理、病理状况相关的医学信息。目前已有具有代表性的产品 AcuGraph，该技术利用皮肤电阻测定法测得穴位处的电导率高于周边皮肤，也就是说穴位处的电阻值低于周边皮肤，因此其被证实为一种有效的诊断工具。另外，输尿管结石、慢性骨盆疼痛、肥胖者均可表现出相关经络电导率下降。这种穴位测试与诊断技术很好地示范了如何定量评估针灸疗效及如何使针灸标准化。例如，2017 年正式启动的程莘农智能经络辅助诊疗系统对程莘农院士的经络辨证学术思想及临床经验进行深度学习,能智能解读、多诊合参,以实现对专家经验的标准化复制。许多商用穴位电阻测定仪均依托智能诊断技术设计了数字经络成像系统、经络仪、经络传感检测仪(图2-2-2)、经络诊脉仪(图2-2-3)等。在与疾病相关的穴位处找到变阻点或反应点后,用低频脉冲电流防治疾病。

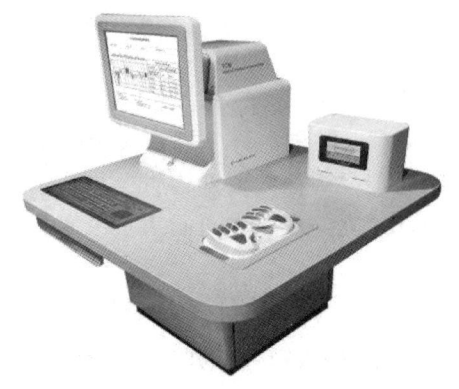

图 2-2-2　经络传感检测仪

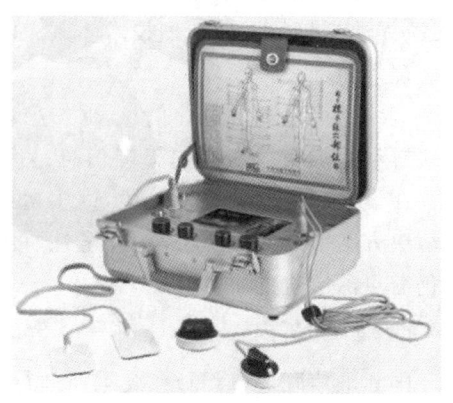

图 2-2-3　经络诊脉仪

(二)智能选穴技术

智能选穴技术目前已在智能选穴、智能配穴方面取得了一些成果。

1. 智能选穴　刘震等根据数字经络智能针灸机器人的思维模式,按照"穴-症小世界效应"与"涌现计算"构建经穴主治定量分析模型,建立穴位-主治网络,以开发辅助选穴系统。齐诗仪等认为,疾病的临床表现是疾病发展过程中机体在机能、代谢及形态结构等方面所产生的一系列变化,从而引起患者主观感觉或某种客观病理的改变。而针灸疗法的特殊之处在于基于经脉医学的针灸穴位选择与临床症状相适应,即"症状"与"穴位"的适配是针灸临床干预的宗旨。因此,基于信度和效度的智能频繁选穴模式,为针灸临床诊疗模式的客观量化研究提供了新的突破口,初步构建了传统针灸理论及现代临床运用的智能化研究范式。

2. 智能配穴　徐天成等率先提出了基于图论的智能针灸配穴系统,通过构建腧穴-主治网络及穴-症的小世界网络,使临床选穴变得更加高效,以较少的穴位起到较好的疗效,为定量分析针灸学大数据提供科学方法,可用于建立智能机器人的思维模式,方便机器人理解经络并在得知症状后快速选穴,发展现代针灸。同时,在新一代人工智能的发展过程中,构建具备科学思考能力的简化模型,并用于智能分析针灸穴位配伍。

(三)穴位标定技术

穴位精准定位是人工智能进行针刺操作前的基本要求。从20世纪90年代起,我国在人工智能穴位标定方面做了诸多探索,研发了简易人体穴位识别治疗仪、穴位定位与跟踪系统、中医腧穴智能定位系统、自动寻穴光学仪等。目前与穴位自动定位相关的人工智能技术已趋于成熟。例如,可利用结合CT、磁共振成像(magnetic resonance imaging,MRI)及视觉传感技术对人体穴位进行识别与定位;引入混沌理论并采取双目立体视觉技术来进行穴位定位;以骨度分寸法为理论基础,以Android操作系统为平台,利用软件对制作的腧穴定位片进行按比例缩放,与现实人体吻合,从而实现精确定位;通过研制一种具有穴位识别和教学功能的新型嵌入式穴位识别装置,可实现皮肤接触感应、待测皮肤区域电阻采集、无线

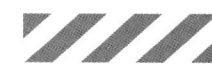

通信、液晶屏人机交互。

（四）安全进针技术

由于机器人机械结构与人体生理之间存在巨大差异，人机交互的舒适性面临考验，如何保证安全成为机器人技术中至关重要的问题。在进针技术方面，进针速度、精度及稳定度都成为针灸学科与人工智能交互的难点。为了使智能针灸机器人最大限度地规避意外与减轻疼痛感，确保患者安全、舒适地完成诊疗，已有许多研究团队研制安全无痛进针技术：①根据受体皮脂厚度等制订个性化的进针方案，增加超声传感器、力学传感器等相关技术，提高自动针刺的安全性；②发明医用自动进针仪器，该仪器能够与辅助医疗机器人紧密配合，实现微波电针自动定位与主动进针，满足对机器人整体功能、易操作性、安全性和可靠性等诸多方面的要求；③微创手术穿刺机器人通过弧形导轨定位系统和弹簧弹射装置，能实现毫秒级快速精准进针，大幅降低穿刺过程中的组织损伤与患者疼痛感，再通过驱动组件实现平稳慢速进针，直达病灶。

在针刺治疗过程中，安全且无痛的进针操作是避免应激反应（包括晕针、滞针等）及提高临床疗效的重要环节，是建立医患互信关系的基础。为了实现针灸学与人工智能的学科交叉，智能机器人进针技术还需进一步完善。

（五）针刺手法量化

不同的针刺手法、刺激量对机体产生的治疗效果各不相同。传统针灸的刺激量通常根据针灸师自身的知识和经验确定，因为施术者的个人习惯不同，针刺的刺激量具有主观性及不确定性，难以形成可复制的操作体系。石学敏院士曾对"针刺手法量学"概念及针刺手法的要素进行科学界定。针刺手法量学逐渐演变成为一个包括时间、频率、角度、力度、幅度及深度等众多因素的综合范畴。与针刺手法相关的定性及定量试验到目前为止依旧较少，但已有许多研究者从针刺手法的速度和频率等物理量进行探索，以进一步优化进针操作。与针刺手法相关的量化研究如下：①研制"ATP-IV型针刺手法参数测定仪"和针刺手法物理参数分析软件"针刺手法信息分析系统"；②研制用于针刺手法提插和捻转操作的实时检测传感针；③研制能将针刺手法转换成电信号的针刺手法参数分析仪；④美国公司研发了可以在正常临床针刺过程中客观量化针刺手法的幅度、频率和时间的针刺传感器；⑤研制可实现快速进针和捻转操作及在限定位置停止的数字经络—智能针灸机器人；⑥设计模拟针刺手法的机器针刺手，其能够根据上位机所设定动作模式和动作参数准确完成针刺动作，并实现针刺捻转补法、捻转泻法和提插手法等基本针刺手法的模拟及量化。

虽然针刺手法参数的研究思路正在不断拓宽，手法测试仪的数据采集和分析功能也在不断完善，但是从整体研究现状来看，针刺手法的参数研究仍然处于初级阶段，还不能满足临床需求。

（六）针刺效应检测

1. 微电极探测　针感的产生与神经系统关系密切，不同性质的针感可能与各种组织内的感受器和神经纤维类型不同有关。根据各类神经纤维动作电位波形特征，人体微电极记录到不同针感与纤维类型的对应关系如下：抽麻感多为II类神经纤维兴奋所致，肿胀感多为III类神经纤维兴奋所致，酸感多为IV类神经纤维兴奋所致。动物实验证明，手针可使全部四类神经纤维兴奋，电针轻刺激以兴奋粗纤维（II类）而产生电麻感为主，但电针引起肌肉抽动

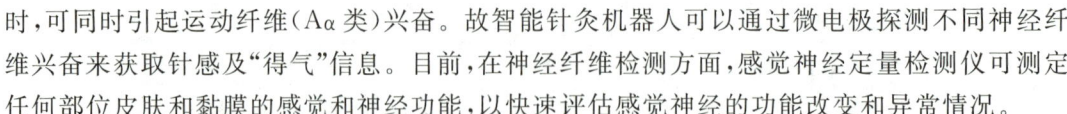

时,可同时引起运动纤维(Aα类)兴奋。故智能针灸机器人可以通过微电极探测不同神经纤维兴奋来获取针感及"得气"信息。目前,在神经纤维检测方面,感觉神经定量检测仪可测定任何部位皮肤和黏膜的感觉和神经功能,以快速评估感觉神经的功能改变和异常情况。

2.针刺效应数据库 为阐明针刺治疗疾病的作用机制,关于针刺效应机制的临床研究及基础研究不断开展,成为针灸学领域关注的重点问题。针刺效应机制属于复杂网络机制,涉及神经系统、内分泌系统、免疫系统的协同作用。近年来,世界范围内开展了大量的人体试验、动物实验和细胞实验,研究者运用现代医学技术(如蛋白组学、基因组学、代谢组学、分子生物学、病理生理学等技术),观察针刺效应及其内在作用机制。

关于针刺效应研究的数据散布在海量文献中,难以进行系统整合和分析挖掘,更无法快速为研究者提供直观、清晰的内容,也不便于研究者进行知识之间的关联检索。基于大数据思维,中国中医科学院李海燕团队通过整合针刺动物实验文献、针刺临床基础研究文献和针刺临床随机对照试验文献,构建和完善了针刺效应数据库(AcuEBase)及可视化平台,采用复杂网络方法探究针刺效应,为针刺治疗单纯性肥胖的机制研究提供了参考。在大数据发展时代,未来有机会根据 AcuEBase 分析出更多针刺治疗相关疾病的效应机制。

3.重复增量修剪算法 人工智能技术中机器学习方向的重复增量修剪算法(RIPPER)不仅可以预测结果,而且能够总结出一些"规律"(相较于随机森林模型等)以指导探索循经传导效应出现与否的有关影响因素。唐纯志教授等借助人工智能技术探讨足三里循经传导效应产生的影响因素,总结出 6 条影响循经传感效应的"规律",同时证明了机器学习在医疗领域的实用性,从 RIPPER 结果及统计上推翻了我们常识里提插手法较粗毫针更易引起循经传导效应的刻板认识,从"规律"上讲,几乎可断定体质差异是循经传导效应出现与否的最重要因素。该研究的临床意义在于在一定程度上揭示了体质的重要性,即医者在针灸治疗过程中应当把握患者的体质情况,在治疗疾病的同时调整患者的体质,或者说根据患者体质进行穴位的加减。

第三节　硬件与软件

随着科技的迅速发展,全世界迎来了以人工智能为代表的新一轮科技革命,同时也为新医科人才培养提供了重要机遇。在新时代背景下,现代信息技术与传统针灸医学交叉融合,形成了智能针灸体系,并产生了一系列智能设备,以服务针灸智能操作、教学和科研等,从而促进针灸学的发展与创新。其中硬件设备包括医用机器人、扩展现实技术设备、3D 打印针灸规划模型,软件包括中医智能四诊、大数据与云计算等。

一、医用机器人

医用机器人是用于医院等医疗机构或辅助医疗的服务型机器人,主要包括以下类型(图 2-3-1)。

(一)针灸机器人

智能针灸机器人指通过传感技术、计算机视觉和自动控制技术等实施针灸治疗的机器人系统。智能针灸机器人能够调整和计算针灸深度、速度和入刺角度等参数,执行精准的

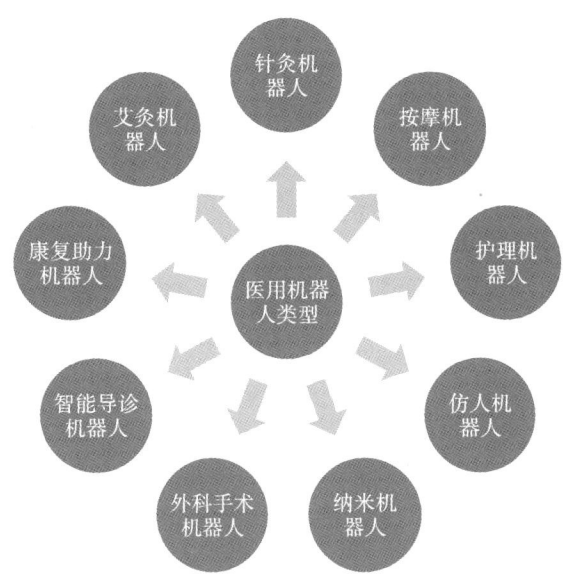

图 2-3-1　医用机器人类型

进针、行针和取针等针灸操作,可以辅助针灸师进行针灸治疗。

（二）按摩机器人

新加坡 AiTreat 公司开发了一款推拿按摩机器人——EMMA 按摩机器人,通过采集大量不同体型、种族的人体数据并对 EMMA 按摩机器人进行训练,EMMA 按摩机器人能够确定患者的经络和穴位,且其非常灵活,可以进行个性化定制,在医学领域有广泛的应用。EMMA 按摩机器人可以对患者进行运动损伤康复训练。通过个性化定制的按摩服务促进患者血液循环,缓解肌肉僵硬和疼痛,同时增加关节的灵活性和运动范围。EMMA 按摩机器人可以帮助中风患者进行康复训练,促进肌力的恢复和运动功能的改善。EMMA 按摩机器人通过按摩和刺激骨折部位的肌肉,能够促进血液循环和肌肉的修复,有助于加速骨折愈合。该机器人还能通过提供定制化的按摩服务,缓解慢性疼痛,提高患者的生活质量。

（三）艾灸机器人

目前市面上的艾灸机器人有新一代柔性协作机器人珞石 SR4,该艾灸机器人搭配了艾灸仪,能够通过视觉识别、精准运动控制等实现自动艾灸治疗,替代传统的艾灸理疗方式。同时合理运用人工智能技术,结合红外诊断系统及肌骨定位系统,提供个性化、精准的艾灸康养方案。上海钧控机器人有限公司也推出了一款智能艾灸机器人,目前该款艾灸机器人已广泛应用于中医理疗、养生保健、按摩推拿、产后康复、美容美体等场景,旨在助力打破行业人力瓶颈,实现服务标准化,降本提效。

（四）护理机器人

目前已出现的护理机器人如下:Cody 采用直接物理接口(DPI),护士能通过直接接触该护理机器人身体来进行操控,利用相机和激光测距仪,Cody 能代替护士为患者清洁身体;AethonTUG 可以按照系统设定进行送药、整理床单和处理废物等活动;美国麻省理工学院研制的互动机器人能对许多问题做出决策,包括床位分配和选择合适的护士去进行剖宫产;在 Veebot 抽血机器人的帮助下,整个抽血过程大约需要 1 分钟。

（五）康复助力机器人

目前康复助力机器人主要分为辅助型机器人和治疗型机器人。①辅助型机器人：可辅助患者进食、打理个人卫生等活动。②治疗型机器人：近年来，针对中风、脊髓损伤等患者的上肢、下肢、手腕、手指、脚踝等肢体的康复，已经研究开发了不同类型的康复机器人。例如，Ekso Bionics公司开发了一种运动康复辅助机器人——EksoNR外骨骼机器人，它能够帮助行动受限的人进行康复训练从而恢复行走。这款机器人采用智能外骨骼技术，结合机器人技术和人机交互技术，通过智能感应和电机驱动系统，提供姿势控制和步态训练的全方位支持。

（六）智能导诊机器人

智能导诊机器人是基于人工智能技术与智能机器人技术的一种导诊方式，其具备问询导诊、指路导航的功能，具有清晰的导诊显示界面，能够通过稳定的运行满足就医阶段人们的需求，并能在一定程度上改善患儿焦虑情绪，从而减少哭闹行为，使医院门诊服务品质不断提高。

（七）仿人机器人

仿人机器人研究主要集中于机器人设计等方面。仿人机器人进入社会可被用于从事各类服务性工作，在医疗领域主要是模拟患者和用作智能假肢。机器人患者拥有跳动的心脏、转动的眼球，甚至能呼吸，可让医学生大胆地学以致用。

（八）外科手术机器人

外科手术机器人系统可以大致分为监控型、遥控操作型和协作型辅助操作系统。①监控型：由外科医生制订手术方案，然后机器人完成手术；②遥控操作型：外科医生操作机器人相关手柄来完成手术；③协作型：主要用于稳定外科医生手术器械以便完成高稳定、高精度要求的外科手术，以提高手术的安全性。

（九）纳米机器人

科学家根据分子病理学原理研制出各种各样的可以进入人体的纳米机器人。目前纳米机器人还处于实验阶段，其在治疗动脉硬化、抗癌、去除血块、清洁伤口、粉碎肾结石和人工授精等方面有着无限潜力。

二、扩展现实(VR/AR/MR)技术设备

（一）虚拟人体

虚拟人体又称数字虚拟人或可视人，是指用CT和MR对一具男性和女性尸体分别做1 mm和0.33 mm间距的扫描，然后将尸体冰冻，切成1 mm的切片并照相，经图像重建生成冠状面和矢状面影像，对所得的图像数据进行压缩而建立的"可视人"。应用虚拟人体，人们可以做到任意选择视角进行观察，可做内窥镜观察，也可立体观测；可任意模拟解剖、穿刺、手术等操作；不受观察点和定位方向限制地进行模拟放射成像；可立即得到任意器官和组织的命名、类型、描述及组织结构等解剖信息；可测量器官或组织间距离。

（二）远程诊疗与远程手术

远程诊疗通过虚拟现实(VR)技术与网络通信技术结合来实现。异地患者通过网络终

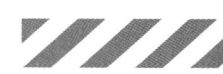

端与医生连接,通过各种传感技术传递病情资料(基本生命体征、心电图、CT 影像等),并利用虚拟现实技术将病情资料反映在虚拟人体上,从而直观反馈患者病情,专家可以对患者病情做出及时的判断并给出相应的治疗措施,使边远地区的患者也能获得经验丰富的临床医生的诊治而不致失治、误治。此外,对于重大或罕见的疑难杂症,通过数据分享,还可以实现专家会诊。远程诊疗的发展将为虚拟医院的实现创造有利条件。远程诊疗的应用可以改善中国医疗资源分配不均的现状,解决边远地区看病难的问题。借助增强现实(AR)技术创新性地选择对机器人的虚拟模型进行控制,产生的效果可以直接融入真实世界中,确认之后再通知真正机器人执行任务,从而避免了远程遥控指令的延迟带来的震荡,实现在虚拟条件下用户对真实机器人的控制,从而为远程医疗的实现创造有利条件。

（三）虚拟现实康复训练

虚拟现实康复训练可以为患者提供有趣的、有意义的康复训练,提高患者训练积极性。在训练过程中和训练前后提供有效的功能量化评估和效果反馈,为康复计划和康复目标的制订提供依据,从而保证康复训练的有效性。在训练中,医生可以一对多地进行指导,人力和资源可以得到最大限度的利用,从而更好地满足广大人群对康复训练的急迫需求。

（四）三维虚拟人体针灸模型

在理论学习方面,虚拟现实技术可以为学生营造良好的学习环境,实现学习模式由被动向主动的转变。在针灸理论学习方面,虚拟现实技术通过建立一个标准的虚拟人体模型,按照经络循行理论进行虚拟经络建模,再结合解剖标志、穴位定位和同身寸等理论,按照比例完成穴位建模,从而建立一个三维虚拟人体针灸模型。在实训操作方面,随着三维虚拟人体针灸模型的建立和应用,穴位的三维可视化研究、穴位的力反馈研究等逐渐出现并取得了一定进展,实训者戴上头戴显示器(HMD)并借助数据手套,如同进入真实的环境,可以在虚拟模型上进行选穴、针刺操作,操作的数据通过力反馈装置反馈给实训者,从而使实训者真实感受选穴和针刺操作的阻力。

（五）仿真影像学

仿真影像学是以 CT、MRI、数字减影血管造影(DSA)或超声检查等二维或三维数字影像为源影像数据,并对所获得的数据进行三维图像重建,获得一种能直观展现器官腔内或外表面形态、解剖及病理改变的立体图像,应用于医学诊断、医学教育、模拟手术和协助治疗的医学影像学分支学科。

三、3D 打印针灸规划模型

3D 打印技术最近几年发展迅速,正逐步成为较具生命力的先进制造技术之一。目前已能在 0.1 mm 的单层厚度上实现 600 dpi 的精细分辨率。3D 打印技术无须机械加工或借助任何模具,就能直接从计算机图形数据中生成任何形状的物体。中医经络可视化展示系统将传统中医经络知识与现代计算机图形学知识相结合,以 3D 可视化展示教学模式代替传统的中医经络教学模式。数字化人体模型按模型的虚拟化程度可分为以下几种:①可视人,将数字人体模型建立在表面模型的基础上;②解剖人,将数字人体模型建立在实体模型的基础上;③生理人,在解剖人的基础上,加入人体的生理代谢活动;④虚拟人,在生理人的基础上,加入智能化思维模式。

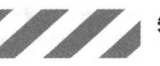

四、中医智能四诊

（一）舌诊智能化

部分研究者对舌诊客观化研究、人工智能技术在舌诊中的应用研究及基于舌象的疾病诊断方面的研究现状进行了分析和综述。在技术实现上，研究者们主要侧重于研究舌象的标准化采集，已获取舌象的图像质量评估、颜色校正等预处理手段，以及舌体分割、舌象数据库的构建等，为应用人工智能技术做准备。王爱民等基于学习矢量量化神经网络分类器，实现了舌象自动分类。由首席科学家许家佗带领的团队运用舌诊标准化采集技术、自动化分析技术、人工智能技术、数据平台构建技术等多种技术，重点研究舌象采集标准化及颜色校正、舌色特征提取、舌象质量评估、面色识别、基于舌诊的体质辨别、糖尿病预测等内容。

（二）脉诊智能化

脉诊的智能化研究大多是在获取脉搏波后，通过分析、提取脉搏波特征来进行脉象识别，或利用脉搏变化预测血压情况。在技术层面，郭红霞等将脉象的时域特征、频域特征结合，利用小波包分析法进行分析处理，同时根据基于 BP 神经网络的模型对脉象进行识别，提高了识别的速度和正确率，是技术上的一种突破。颜建军等摒弃了脉象在时域、频域研究上的缺点，利用递归图和卷积神经网络对脉象进行了研究，通过构建脉象分类模型，将脉诊信号转换为无阈值递归图，对脉图波形进行时域特征提取，并基于随机森林等机器学习算法建立血压预测模型，预测精度已达到美国医疗仪器促进协会（AAMI）电子血压计的标准，提高了分类准确性。

（三）面诊智能化

面诊的智能化研究目前主要集中于面部分割后的面色识别方面。面色识别近年来多采用机器学习中的 K 最近邻（KNN）、K 均值聚类和支持向量机（SVM）方法，以及基于深度学习的 BP 神经网络和卷积神经网络方法。林怡团队融合多种不同面部特征对比使用 BP 神经网络、SVM 和 KNN 方法对赤、黄、白、黑四种面色进行识别，识别率最高达 91.03%。

（四）问诊智能化

中医问诊模型不断增多，如多标记学习和深度学习算法、聚类分析及概率论原理等模型。夏春明团队等借鉴了物品推荐中常用的协同过滤算法和遗传算法，建立了中医智能问诊系统，达到了在 13 次提问的情况下，可使证候分类器的辨证准确率达到 90% 以上。

五、大数据与云计算

（一）医疗云

医疗云构建是医院信息化发展的主要方向。建设医院信息系统的成本较高，增加了医院的经济负担。另外，对信息系统开展维护、升级等需要投入人力和资金，缺乏合理配置会导致资源浪费。云计算应用可以大大降低成本，同时改善系统性能，更加安全、可靠。依据不同的用途，医疗云部署模式可分为医疗私有云、医疗公有云、医疗社区云和混合云。

（二）医疗大数据

医疗大数据指在医疗领域中产生的数据，主要来自制药企业、临床医疗、医疗费用及健康管理四个方面。在新技术支持下，医疗服务行业会产生新的商业模式，如建立网络健康平

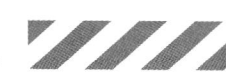

台,患者和医生可以及时、准确查询到所需医疗信息。医疗大数据具有重大的应用价值,可促进行业服务水平提升。吴国立团队设计了个性化医疗管理系统,该系统基于 Java 语言、SSM 框架、Oracle 数据库技术开发 WEB 端和后台进行管理,其主要分为五大模块,分别是患者模块、医生模块、管理员模块、基本设置模块及系统模块,该系统不仅可以帮助患者及时选择和预约自己所需要的医生,又可以减小医院工作人员的工作量,从而改善患者就医环境,提高患者就诊质量。

(三)智慧医疗平台

随着"互联网＋"和"一带一路"发展战略的落实推进,物联网、大数据、云计算、泛在网络、三维全息技术等新技术对医疗服务的理念、模式、技术及方法产生了重大影响。智慧医疗体系主要包括标准规范体系和安全保障体系。标准规范体系是智慧医疗平台中必须遵循和管理的数据标准,是平台运行和应用的数据基础。安全保障体系是从物理到应用保障整个平台正常运营的体系。其关键支撑技术为物联网(感知)、大数据(发现)、云计算(共享)、泛在网络(无所不在)、三维全息技术(虚拟现实)。基于以上技术的智慧医疗平台将从营养、运动、健康管理、疾病诊断、监护、治疗等方面开启智能化医疗时代。

(四)中医药医联体大数据管理平台

医疗联合体(以下简称医联体)由一所三级医院,联合一定区域范围内的二级医院和社区卫生机构组成,居民可就近选择医联体签约就医,在社区首诊,逐级转诊。中医药医联体大数据管理平台要求建立标准体系,统一数据采集、数据开放、指标口径、数据接口等标准,成为规范的数据聚合和流通平台。平台为医联体提供可定制的应用模型库,能自主设计符合医院自身特色的医联体模式,利用大数据分析和挖掘技术搭建智能分级诊疗系统和学习型大数据专家库,更好地共享和优化医疗资源。

在新时代背景下,随着医院信息化水平的提升,要加强大数据、云计算等技术的应用,发挥医疗大数据的作用,为发展决策的制定提供参考依据。信息是宝贵的资源,因此要充分利用大数据来挖掘医疗信息资源,建立起以患者为中心的服务模式,帮助医院树立良好形象,从而实现医院长远的发展。中医智能化的目的是为中医临床的发展服务,中医的临床发展主要通过传承与创新来实现,传承精华,创新理论和临床。基于时代的发展和人工智能、互联网的高速发展,中医临床与人工智能的结合拓展了中医传承路径,使中医传承多样化、标准化,逻辑性也更强。中医辨证智能一体化、中医思维、中医创新都是中医临床智能化的必经之路。因此,中医临床的发展离不开中医学、生物医学、统计学、计算机科学等多学科人才的共同参与。

第三章

智能针灸学的伦理体系

随着信息技术的不断发展,医疗卫生事业的智能化已成大势所趋。近年来,数字医疗技术、3D打印技术、混合现实技术、导航技术、5G网络、人工智能(AI)技术等已开始应用于智能针灸学领域。智能针灸学的快速发展给人们带来便利的同时,也带来了一些新的问题和挑战。本章以智能针灸学伦理风险、伦理规范为切入点,从法律法规、患者隐私、资金投入、责任认定、伦理意识五个方面提出伦理风险应对策略,以期促进智能针灸学建设中的伦理问题的解决。

第一节　伦理风险

人工智能技术日渐成熟,与传统中医针灸学理论相结合,为患者提供了客观、准确且直观的医疗手段。智能针灸技术能够帮助针灸师完成复杂而烦琐的工作,如医学影像分析、医学诊断、疾病预测、医学图像(组织学、细胞学、经络腧穴学图像)分析、健康管理等。但任何事物都具有两面性,在智慧医疗领域占据重要地位的智能针灸学同样是把双刃剑,在造福人类的同时会产生不容忽视的伦理风险。本节主要阐述智能针灸学发展中可能面临的伦理风险。

以近年来研究火热的脑机接口技术(brain-computer interface technology,BCIT)为例,在埃隆·马斯克的大力推广下,BCIT被大家所熟知,并获得美国食品药品监督管理局(Food and Drug Administration,FDA)的"突破性医疗设备"认证。

2021年斯坦福大学的研究人员将人工智能软件与脑机接口设备结合,成功开发出一套全新的皮质内脑机接口系统,该系统利用大脑运动皮质的神经活动解码"手写"笔迹,并使用递归神经网络(RNN)解码方法将笔迹实时翻译成文本,快速将患者对手写的想法转换为电脑屏幕上的文本,创造出当时报道的相关类型脑机接口技术的最快转换速度。华盛顿大学生物工程系专家帕维斯特拉·拉杰斯瓦兰(Pavithra Rajeswaran)、华盛顿大学电气和计算机工程系专家艾米·奥斯本(Amy L. Orsborn)在评论文章中表示,该系统仍需要经过试验论证,将电极植入大脑的费用和风险是否合理。另外重要的一点是,打字速度并不是决定脑机接口技术能否落地的唯一因素——这项技术的寿命和耐用性同样需要进行研究,是否可以推广到其他用户和实验室以外的环境中也至关重要。目前的微电极阵列技术已被证明在植入后能保持功能超过1000天,而随着皮质内微电极阵列技术的成熟,其寿命、安全性和有

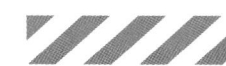

效性需得到进一步证明，才能广泛应用于临床。

2023 年 5 月 24 日，*Nature* 上发表了一篇题为"Brain-spine interface allows paralysed man to walk using his thoughts"的文章。科研人员通过"脑-脊髓接口"设备，完成受试瘫痪患者大脑和脊髓之间的连接，在患者接受密集训练基础上，结合电脉冲刺激其脊髓，可以帮助瘫痪患者重新控制自己的活动，如站立、行走乃至爬楼梯。这项研究揭示了脑-脊髓接口技术在康复脊髓损伤方面的巨大潜力。借助这项技术，瘫痪患者可以自主控制瘫痪肢体的活动。

2023 年 8 月 23 日，斯坦福大学的弗朗西斯·威利特(Francis Willett)团队在 *Nature* 上发表了一项研究，该研究开发了一种皮质内脑机接口(iBCI)，并通过训练软件，将渐冻症患者大脑中的神经活动实时转化为文字，且比现有技术更快、更准确、词汇量覆盖范围更广。这项研究展示了一条可行的恢复渐冻症等瘫痪者语言沟通能力的路径。

2023 年 10 月，首都医科大学宣武医院联合清华大学医学院发布了国内首例高位截瘫受试患者通过脑机接口技术成功实现脑控抓握的案例。该患者是一位车祸引起颈椎处脊髓完全性损伤[美国脊髓损伤协会(ASIA)评分 A 级]的患者，神经外科医生通过无线微创方式将两枚硬币大小的脑机接口处理器植入该患者颅骨中，并成功采集感觉运动脑区颅内神经信号，手术后 10 天患者即出院。居家使用时，体外机隔着头皮给体内机供电，并接收脑内的神经信号，信号被传送到电脑或者手机上，实现了脑机接口通信。经过 3 个月的居家康复训练，该患者可以通过脑电活动驱动气动手套，实现自主喝水等脑控功能，抓握准确率超过 90%。患者脊髓损伤的 ASIA 评分和感觉诱发电位测量结果均有改善。

脑机接口技术研究显示出脑机接口技术的巨大潜力，但其存在的安全性风险不容忽视，尤其是在设备的侵入性、安全性以及期待恢复的功能范围等方面，仍然值得人们深思。

一、安全性风险

与上文所述脑机接口技术一样，智能针灸的安全性至关重要。智能针灸的安全性主要是指智能针灸系统在运行全周期均是安全可靠的，并在适用且可行的情况下其安全性能够得到验证和保障。保障人类生命健康是出发点，也是基本的落脚点，因此科学家需要非常谨慎地研发与人身安全相关的技术。智能针灸学的应用目的是保护和促进人类健康。

智能针灸学应用的安全性风险是指多种相关技术在应用时可能发生的伤害。根据伤害出现的概率和后果的严重程度，安全性风险可分为四类：第一类是伤害出现概率高且后果严重的风险；第二类是伤害出现概率极低，但后果严重的风险；第三类是伤害出现概率高、后果轻微的风险；第四类是伤害出现概率低、后果轻微的风险。基于目前人工智能技术及其在医学领域应用的发展情况，以第一类风险为主。

现阶段一些智能针灸设备可能产生不良结果如误诊甚至误治，对患者造成重大伤害，导致医疗事故，这对于患者、医务人员、医院及研发生产智能针灸设备的公司来说，都难以承受。在智能针灸学应用中，涉及患者安全的风险主要表现为运用智能针灸设备提供的辅助诊断、治疗建议等时，可能会误导医生做出错误的决策，直接或者间接对患者产生不同程度的伤害。从技术上看，这种风险主要来自系统的算法偏见与漏洞。算法偏见主要分为"数据驱动造成的偏见""人为造成的偏见"及"机器自我学习造成的偏见"三种。

"数据驱动造成的偏见"指由于原始数据存在偏见，导致算法执行时被带入决策过程的偏见。鉴于算法本身不会质疑其所接收到的数据，只是单纯地寻找、挖掘数据背后隐含的结构和模式，如果人类输入算法的原始数据本身存在某种偏见或喜好，那么算法获得的输出结

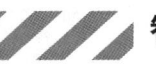

果也会与人类偏见相同。

例如，图像识别及使用机器学习和建立学习算法的过程中，存在潜在的偏差。训练图像往往来源于某个具体合作医疗机构的数据，其图像标识过程中带有该医疗机构的鲜明的诊疗特色和习惯。此外，算法概念化的框架本身包含了工作组的主观假设，这种基于"主观"的数据成为输入算法的"客观"数据。

"人为造成的偏见"指算法设计者为了获得某些利益，或者为了表达自己的一些观点而设计的算法存在的偏见。主要包括主观的偏见和客观的偏见，可由人和技术本身问题造成，也可由人刻意造成。同时某些"人为造成的偏见"带有医学特点，尤其是在治疗方案上存在着区域、学派的分歧，治疗方案选择上存在"人为造成的偏见"，尽管循证医学已经成为主导，但具有主观色彩的经验医学在临床实践上仍有效。

尤其是在中医学理论体系方面，三因制宜的特色决定了很多情况下没有唯一的标准，这也是某些疾病经常出现不同等级的推荐方案，有着专家共识、临床指南、临床规范等不同标准的原因。此外，不排除极少数系统开发工程师缺乏医学专业知识和伦理知识而导致出现"人为造成的偏见"。

"机器自我学习造成的偏见"指随着算法复杂程度的日益提高，通过机器自我学习形成的决策越来越难以解释人工智能系统内部的代码或算法存在黑箱，导致无法控制和预测算法的结果，从而在程序应用中产生某种不公平倾向。

二、隐私保护

进入信息化时代后，患者个人健康信息数据一直被关注，相应的行业规范和政策法规应运而生。在数字医疗技术、新 3D 打印技术、混合现实技术、导航技术、5G 网络、人工智能技术的使用过程中，关于患者数据的收集、处理和存储存在隐私泄露的伦理风险。尤其是在收集关于患者健康情况的敏感数据时，患者信息泄露的情况时有发生。人们因此而担心信息泄露可能导致保险公司或社会产生不平等对待。调查显示，担忧个人隐私数据泄露的人在接受调查人群中占比过半。

隐私是个人不容许他人随意侵入的领域。隐私数据在国家、企业、家庭和个人层面发挥巨大作用。我国数据主体的隐私泄露情况屡见不鲜，这侵犯了数据主体的权益，个人隐私保护的重要性日益凸显。但是当前对于智能针灸设备应用过程中涉及患者隐私及患者自我保护的问题尚无明确的管理策略。

隐私数据主要通过以下两种方式泄露。

第一，隐私数据被有关人员有意泄露。这是指可以接触到隐私数据的人带有一定目的故意泄露数据主体的信息。医疗健康数据虽分散，但具有巨大的研究价值或商业价值。有些医疗健康数据明显与人的健康信息相关，这些数据具有敏感性和私密性，如患者的医疗记录等由医院保管，通过手机、可穿戴设备所产生的健康信息或数据主体自己在软件中记录的健康信息主要由软件公司掌握。虽然有些数据与个人健康状况不直接相关，但可揭示个人的健康状况。

例如，社交媒体活动或互联网搜索历史可能会揭示有关数据主体或其周围人的健康状况，智能针灸设备在实际临床应用中收集的数据在数据主体不知情的情况下可能被数据收集者转让给其他机构。医疗数据具有较高价值，主要包括患者姓名、年龄、就诊情况、银行账户、医保账户等信息。若数据主体的医疗信息被售卖，那么这些信息可能被诈骗者或其他医

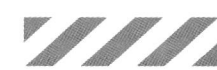

疗卫生机构获取,他们可能向数据主体实施诈骗、推销医疗产品等。

第二,隐私数据被有关人员无意泄露。这是指他们不带有明确目的而无意中泄露患者隐私数据。在医疗卫生领域中,医生可能会在无意间泄露患者隐私。公共场合讨论患者病情、将患者的病案储存在云端等智能医学应用中,都可能导致患者信息被第三方获取,导致隐私数据泄露。隐私数据泄露会给数据主体及其家庭带来严重伤害,可能导致公众对数据主体的歧视或污名化。此外,隐私数据泄露还可能危害到国家和社会安全。因此,保护数据主体的医疗健康隐私数据十分重要。

保护隐私数据必须是智能针灸领域各个层面设计的一部分,以保证信息可靠、完整和可用。侵犯隐私权包括在隐私数据获取、发布和使用过程中的侵权行为,以及未能保护隐私数据导致隐私数据泄露的行为。

传统意义上的隐私数据指能够单独识别特定自然人,或者与其他信息结合后识别特定自然人的各种信息,其范围涵盖与可识别的自然人相关联的数据。如果无法从某些数据中识别出相应的个人,则该信息不再被视为个人信息,大多数隐私条款也不再适用。

数据伦理的一个普遍规则是,在共享数据之前,必须删除任何标识信息,以防止身份信息泄露。然而,智能针灸学研究过程中数据匿名化阻碍了算法仿真与工程应用的发展。因此,在智能针灸设备的实际应用中,必须确保患者知情同意。

三、医疗责权

智能针灸学应用涉及责任划分、问责等方面,包括辅助诊断系统产生诊断失误、在利用机器人为患者进行医疗服务时出现操作错误等。如果智能针灸学应用在具体诊疗过程中出现故障、操作失误、错误诊断等严重问题,可能导致患者受伤或死亡,这样的后果不堪设想。

医务人员在临床使用智能针灸学应用的顾虑之一是智能针灸学应用提供的临床决策或临床操作的最终责任主体何在,直白地说就是,如果临床诊疗过程中出现错误,由谁来承担后果。

在目前阶段,利用智能针灸学应用进行临床诊疗活动所得到的最终结果仍需要医务人员进行人工校验审核或者人工干预,那么医务人员是患者诊疗结局的责任主体。未来临床广泛引入智能针灸体系及相关器械设备后如何实现问责,亟须得到明确。

若智能针灸学应用导致医疗纠纷、伦理或法律冲突,能否从技术层面对技术开发人员或设计部门问责,并在智能针灸学的医学应用层面建立合理的责任划分和赔偿体系,推动智能针灸学应用在临床中发挥其应有的价值,是我们当下应当关注的重点。

因此,应当考虑在制度层面尽快建立智能针灸学应用的伦理管理规范和法律问责机制,以应对其可能带来的伦理和法律挑战。例如,政策制定者、科学共同体应确定能委托给智能针灸学应用的决策和操作的类型,并采用相应规则和标准,确保人们有效控制这些决策,同时,若出现伤害事件,明确如何划分法律责任。决策者应紧跟智能针灸学应用的发展步伐,建立问责机制,界定利益相关者的责任。

四、可及性和可负担性

研究发展智能针灸学应用的初衷在于解决现代社会医疗资源分配不均的问题。然而在实际发展过程中,我们发现事实并非如此。研究发展智能针灸学应用所面临的挑战主要包括以下两个方面。

(一)数字裂沟

数字裂沟是个人、家庭、企业和地区接触信息通信技术和利用互联网进行各种活动的机会不同而产生的差距。在全球,数字裂沟涉及各国贫富群体、不同性别群体、不同受教育程度群体,不同群体接触信息通信技术的机会不平等。

数字裂沟与智能针灸学应用关系密切。掌握智能针灸学应用的国家和地区的资源分配不均衡,造成新的数字裂沟,这也削弱了智能针灸学应用的可及性。在我国,各地区经济发展不平衡,经济落后地区接受智能针灸学应用服务的机会相对较少,甚至完全不能享受智能医学技术的红利。

(二)医疗资源分配不均

医疗资源分配不均导致智能针灸学应用的可及性和可负担性低。医疗资源宏观分配是指各级立法、行政机构对医疗资源所做的分配决定。

医疗资源少的地区的基层医疗卫生机构的医疗仪器少、医务人员数量少、专业技能水平低,百姓无法获得高质量的医疗健康服务。目前我国智能医学技术主要集中于大型三甲医院,偏远地区的患者很难有机会使用这些技术。此外,高昂的价格是制约智能医学应用可及的重要因素。例如,达芬奇手术机器人能够进行微创、更精细、更复杂的手术,但达芬奇手术机器人只能由具备相应资质的医院引进,且购买、维护、保养等都会产生高昂费用,因此目前我国仍然只有少数大型医院配置有达芬奇手术机器人。

智能医学技术应用于中医针灸学领域在其发展的初始阶段难以让大多数人获益,确保中医学体系智能应用可及和可负担尚需时间。决策者应该考虑让更多有需要的人从技术的进步中获益,如权衡技术成本、资源配置与患者健康需求之间的关系;简化医疗设备审批流程;对成本进行分析,比较智能针灸学应用和传统医疗技术的成本收益比等。

五、医疗伦理审查

国家药品监督管理局已经出台了一些针对智能医学技术的指导规范,并已启动了认证流程,对应用范围、应用风险、临床试验等方面做出了规定。

医院伦理委员会主要负责本医疗机构中药物和医疗器械临床试验、器官移植、涉及人的医学研究、相关技术应用、动物实验以及医疗管理等活动的医学伦理审查。目前,在医院内实际应用过程中尚无针对智能针灸学应用的伦理审查机制,有医院参照药物临床试验引入的伦理审查机制对智能针灸学应用进行伦理审查,但很难做到完全适用。在实践中,有的伦理审查委员将"不伤害"狭义地理解为不伤害身体,对风险的认识仍停留在关注生命健康、安全方面,忽视个人数据被不正当处理、个人信息泄露、侵害隐私权所带来的社会心理风险。

因此,缺乏医疗伦理审查应被视为智能针灸学应用的伦理风险之一。智能针灸学是新兴交叉学科,正处于蓬勃发展阶段,制定相应伦理规范刻不容缓。

第二节 伦理规范

本节从医学伦理原则、中医学伦理原则及智能针灸学伦理原则三个方面进行分析和探讨,提出智能针灸学伦理风险应对策略,从监管改革到程序改革等方向进行讨论,以期制定

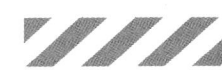

相应伦理规范,从而解决智能针灸学建设中的伦理问题。

一、医学伦理原则

医学伦理基本规范沿袭《希波克拉底誓言》直至现代的《日内瓦宣言》,其基本原则包括对患者的不伤害原则、有利原则、公正原则和尊重原则。任何医疗新技术在医疗领域中的应用都应基于医疗伦理道德,在伦理范围内规范医疗实践和医疗秩序,最终目的是为人类健康福祉服务,而非对人类产生伤害。

二、中医学伦理原则

伦理学是研究道德行为的科学。医学道德属于职业道德范畴,是医学从业人员在本职工作中应该遵守的道德规范。"仁"是中医学伦理思想的核心,"仁"是爱人,是最高的道德境界,如"夫仁者,己欲立而立人,己欲达而达人"。孟子将"仁"与"义"结合起来,"仁义"指恻隐之心和羞恶之心。"仁义"是最高的思想境界和行为规范。"仁义"成为中医学伦理思想的核心,是由医学本身的性质所决定的。

医学服务的对象是患者,医生的行为可能直接关系到患者的生死存亡。良好的医患关系的建立要求患者尊重医生,医生关心、爱护患者。《希波克拉底誓言》中亦强调把恢复患者的健康作为医生的最高职责。

马克思提到,人的本质不是单个人所固有的抽象物,在其现实性上,它是一切社会关系的总和。社会属性是人的本质属性,而事实上人的自然属性总是被深深打上社会属性的烙印。医学伦理学不仅涉及医患关系,还涉及医者与社会的关系。

三、智能针灸学伦理原则

在智能针灸学中,医者的基本道德规范和行为准则亦得到继承,以"仁"为集中体现的伦理价值观发展为以"以人为本"为核心的智能针灸学伦理准则。智能针灸学的发展带来了一定伦理风险,建立相应伦理准则将有助于规避这些伦理风险,在道德约束和伦理监管下发展人工智能技术,将会对这把双刃剑产生更深刻的理解,从而使其更好地为社会服务。

2002年,国际医学科学组织理事会与世界卫生组织确认并通过了《涉及人的生物医学研究国际伦理准则》,该准则主要内容包括研究的伦理正当性、科学有效性、伦理委员会的审查和批准、知情同意、参与的诱因、风险和收益、低资源人群研究、临床试验中对照组的选择、包括弱势群体在内的研究、保密性、研究结果造成的伤害赔偿和根据需要提供卫生服务的道德义务等。

2018年,英国创建了世界上第一个政府数据科学道德框架。该道德框架包括一套原则,可确保决策者、运营人员和数据科学家正确使用数据。这套原则的内容如下:①从明确的用户需求和公共利益开始应用;②了解相关立法和业务守则;③使用与用户需求相对应的数据;④了解数据的局限性;⑤使用反渗透法。在此基础上,智能针灸学中的数据和人工智能为人类福祉提供了巨大的机遇。智能针灸学的伦理原则确保智能针灸技术是以人为中心创建的。数据科学家和技术专家需要了解用户,以便使智能针灸技术人性化并确保其符合道德规范。

智能针灸学研究在许多方面与传统生物医学研究不同。智能针灸学的研究范围通常较

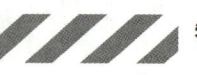

广泛,参与者需要使用无限制的方法分析数据,并且需要特定的专业知识。此外,智能针灸学本身的特点(如数据量大、来源多样等)使数据驱动的研究在实践中不同于传统生物医学研究。

目前,在智能针灸学研究中,研究对象在接受医疗护理时拥有完全的自主权。在进行智能针灸学研究前,应获得受试者知情同意,研究应秉承自主、有益、无害和公正的原则。

四、智能针灸学伦理策略

为智能针灸学伦理创造"法律"或"规则"是具有挑战性的,因为伦理道德界限与软件系统或者机器看似并不相容,而且医学伦理和相关影响因素本身的复杂性也决定了智能针灸学伦理规范定义的艰巨性。

智能针灸系统发现、理解并指出人类在决策过程中的不一致性时,还可能揭示出人类自身的偏袒、狭隘和认知偏见,反过来促使人类采取更公正的措施。

智能针灸学的监管改革:允许伦理审查委员会(ERC)扩大审查范围,并解决之前讨论过的权限问题。如对涉及匿名数据的研究或公私合作中的大数据研究实施伦理审查。此外,还可以提高 ERC 评估标准的透明度。更高的清晰度和透明度可以简化审查过程,使整个系统更加高效。

智能针灸学的程序改革:ERC 应开发新的运营工具,以缓解新出现的大数据挑战。例如,可以使用 AI Now 算法影响评估工具,该工具评估自动化决策系统的道德,并提供是否在社会上部署系统的决策。如果大数据的伦理含义影响到社会及弱势群体,那么个人同意就不能作为一种有效的保障。因此伦理审查会朝着更民主的进程迈进,让研究人员和数据主体都参与大数据研究的评估。ERC 审查在关于大数据研究风险的对话中涉及潜在数据主体的次数越多,监督机制的社会责任感就越强。

2019 年 7 月,中央全面深化改革委员会召开第九次会议,审议通过《国家科技伦理委员会组建方案》。会议指出,科技伦理是科技活动必须遵循的价值准则。组建国家科技伦理委员会,目的就是加强统筹规范和指导协调,推动构建覆盖全面、导向明确、规范有序、协调一致的科技伦理治理体系。要抓紧完善制度规范,健全治理机制,强化伦理监管,细化相关法律法规和伦理审查规则,规范各类科学研究活动。这将是国家最高层级的伦理组织机构,指导所有科技活动的伦理规范。

智能针灸学是一门新兴交叉学科,制定适应于智能针灸学的伦理规范有很长的路要走。关于未来,一方面,我们期望中华医学会、中国医师协会、中国中药协会、中国针灸学会在国家级学会层面上制定智能针灸医疗伦理规范,以进行统一的指导;另一方面,对于智能医学设备生产者与使用者,有必要进行教育和培训,了解智能医学面临的伦理挑战,同时确保患者充分了解如何使用这些设备来进行诊疗,更好地利用智能医学设备为人类健康服务。

第三节 思考与展望

随着信息技术的不断发展,医疗卫生事业的智能化已成大势所趋。智能医学的快速发

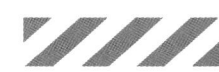

展给人类带来很大的益处,但同时面临着新的问题和新的挑战。智能针灸学领域在发展过程中同样遇到了诸多瓶颈,特别是建立在人与人、人与社会基础上的伦理问题,如法规体系、伦理意识、用户隐私、数据安全、医患关系等。找出针灸智能化建设中的问题,提出针对性的对策和建议,可使智能针灸学更加科学、有序地发展。

本节以智能针灸学伦理风险为切入点,从智能针灸学伦理面临的挑战、未来研究方向以及风险应对策略三个方面进行分析和探讨,从法律法规、患者隐私、资金投入、责任认定、伦理意识五个方面提出伦理风险应对策略,促进智能针灸学建设中的伦理问题的解决。

一、智能针灸学伦理面临的挑战

随着深度学习、神经网络、大数据等技术爆发式增长,人工智能被应用于医疗卫生各个领域,为广大患者带来了高效便捷的优质服务。然而,由于相关法律和制度的不完善,相继出现了一系列伦理问题。全球围绕医学人工智能所带来的伦理问题展开了深入讨论,对现实实践中出现的共性伦理问题也进行了理论上的研究,并取得了一定的成果。2018 年 4 月,英国上议院明确提出了发展人工智能应遵循的五大原则,其中就包括为人类共同利益服务,绝不伤害人类的原则。我国 2019 年 6 月发布的《新一代人工智能治理原则——发展负责任的人工智能》中指出:人工智能发展应以增进人类共同福祉为目标。2021 年,世界卫生组织(World Health Organization,WHO)发布《医疗卫生中人工智能的伦理治理》指南,重点阐述了人工智能使用的六项伦理原则,其中一些原则为在临床实践中开展人工智能技术运用提供了重要参考,也为保护患者相关权益和规避医疗人工智能发展中可能出现的伦理风险提供了强有力支撑。

我国是中医针灸的发源地,也是针灸使用最广泛的国家。我国已经加入人用药品技术要求国际协调理事会(ICH),这标志着我国与国际先进临床研究规范进一步接轨。然而,我国作为人口数量最多的发展中国家,在患者数量、算法、计算机硬件和软件水平及医学伦理等方面面临着巨大挑战。目前有关智能针灸学的医学伦理治理尚存在很多亟须研究和解决的问题。例如,在国内伦理审查领域仍存在法规体系不健全、伦理审查水平参差不齐、从事生物医学研究的人员伦理意识淡薄等问题,在临床试验机构从事伦理审查工作的人员大多并非生物医学伦理学专业,因此建立一个完整的理论指导实践、通过实践改进理论的伦理审查体系尤为重要。

随着《"健康中国 2030"规划纲要》的提出,为进一步推进健康中国建设,提高人民健康水平,智能针灸学的医学伦理还需要从树立医学人工智能伦理共识、建立人类主体和责任权属规则、完善相关法律法规体系、明确人类决策和道德主体地位、建立行业标准、普及伦理意识、加快跨学科人才伦理素养培养等多个方面不断完善和发展,以期推动智能针灸学伦理的合理发展。

二、智能针灸学伦理未来研究方向

关于智能针灸学伦理研究,未来不仅要从宏观上讨论"共性"伦理难题和伦理准则,同时还要深入挖掘更多具体的研究对象,探讨不同临床实践中的伦理问题与伦理建设方案(图3-3-1)。

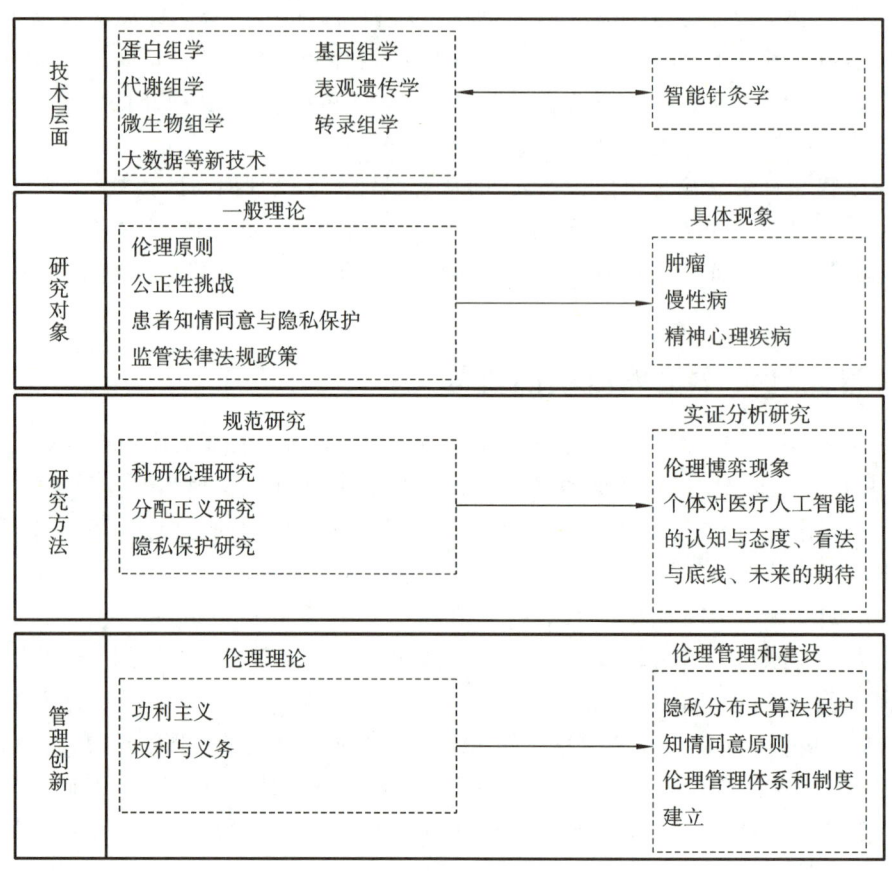

图 3-3-1　智能针灸学伦理未来研究方向

（一）技术层面

　　未来研究需要挖掘基因组学、表观遗传学、转录组学、蛋白组学、代谢组学、微生物组学、大数据等新技术与智能针灸学的不同程度融合，分别探讨它们带来的伦理问题，尤其是关于大数据等新技术的伦理问题，需要从临床大数据、预防大数据等数据类型的挖掘、融合与利用角度进行深入分析。

（二）研究对象

　　未来研究需要从一般到具体深入挖掘研究对象。目前国内学术界对医学伦理的研究主要从一般意义上对伦理原则、公正性挑战、患者知情同意与隐私保护以及相关法律法规政策等进行综合分析和讨论。国外学术界已经开始研究智能医学具体应用场景下的伦理问题。举例来说，目前许多国外学者已开展了针对肿瘤、慢性病及精神心理疾病等的人工智能实践中的具体伦理问题的研究。

（三）研究方法

　　未来需着重实现从规范研究到实证分析研究方法的转变。目前国内医学伦理研究以科研伦理研究、分配正义研究、隐私保护研究等规范研究为主，而国外已经涌现了许多与医学伦理相关的实证研究。未来智能针灸学伦理研究可以采用问卷调查、半结构访谈、定量定性分析、政策解读与分析等实证方法深入阐释智能针灸学伦理实践中真实存在或潜在的伦理博弈现象，根据我国医疗界的伦理道德实际情况，重点关注和研究医学人工智能（包括智能

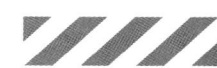

针灸)领域内临床实践中产生的新的伦理道德问题,特别是探究个体对医疗人工智能的认知与态度、看法与底线、未来的期待等,为智能针灸学领域实践和政府制定公共卫生政策提供有效的理论支撑。

(四)管理创新

未来研究还需要追求从伦理理论到伦理管理层面的创新。有关智能针灸学的医学伦理研究不能仅局限于功利主义、权利与义务等理论层面上的讨论,还要对现阶段医学伦理审查制度与管理体系的建立具有重要指导意义。目前国内相关研究较少,国外医学伦理研究已开始研究隐私分布式算法保护、知情同意原则的"与时俱进"创新等有关伦理管理和建设的设想。那么,未来我国需要加强对伦理管理体系和制度建立的研究,以"伦理审查"为切入点探索符合我国伦理实际的医学伦理治理模式,推进不伤害原则、有利原则、公正原则等伦理规范生根落地;加快构建医学伦理审查委员会机构并履行职能;制定相关制度和政策以全方位保障医学实践中伦理主体的权益等。

三、智能针灸学伦理风险应对策略

(一)完善法律法规体系,保护患者权益

目前国内专门针对伦理审查的法规包括 2010 年国家食品药品监督管理局发布的《药物临床试验伦理审查工作指导原则》和 2016 年国家卫生和计划生育委员会发布的《涉及人的生物医学研究伦理审查办法》,这两部法规为框架性文件,对伦理审查起整体指导作用,但对某些前沿研究的伦理审查缺乏具体指导意义,如利用大数据收集的医学研究、基因编辑等的伦理审查。框架性法规因缺乏具体要求,在实际操作时无法为判断提供支撑。《药物临床试验伦理审查工作指导原则》要求伦理委员会委员进行利益冲突声明,若存在利益冲突,则需要回避,但对于利益冲突的定义、利益冲突的范畴及未如实进行利益冲突声明的后果都未明确。一些医疗机构伦理委员会缺乏伦理审查经验,在进行伦理审查时容易过于谨慎而使审评时间延长、审评效率降低,或审评过于宽松而降低审评质量。因此,加快针灸学人工智能领域、隐私权领域的相关立法工作,建立医学人工智能应用的反馈与修正机制,完善法规体系势在必行。为了人类共同利益,应该在有效的监管之下开展医学人工智能的研究和应用。有关伦理审查机构应根据生物医学领域研究的新进展、新问题出台新的伦理审查指导原则,建立规范、统一的医学研究伦理审查行业标准,进行同行监督,相互学习和促进,以期使生物医学研究及伦理审查健康发展;有关研究机构也应根据法规要求,结合自身条件和特色,制定伦理审查实施细则和标准操作规程,将法规落到实处,提高伦理审查质量,充分保护受试者合法权益。

(二)规避人工智能技术异化,保护患者隐私

人工智能技术在最大限度满足人类需求的同时,也使得人类可选范围被人工智能限定在特定范围内。人工智能技术所具备的强大表达和输出能力,导致人类的社会主体地位受到了极大的挑战与威胁。医院二维码、人脸识别等人工智能技术的应用,使得现实生活中人的主体性只有被物化为可被机器或智能系统识别的数据与编码,才能在人工智能时代生存,人类的生存环境、就诊环境已被人工智能重塑,人工智能技术出现了"异化"。在技术与人的关系问题上,马克思坚持技术"工具论"观点。任何技术包括医学人工智能技术归根到底是作为物质性工具,最终目的是为人的发展服务。

面对目前出现的人机关系"异化"现象,首先,我们应坚持医生在医疗诊治过程中的主体地位,保持乐观心态,明确人工智能与人的本质界限。人体的复杂程度远超仪器所检测的微观世界,手术机器人、康复与辅助机器人、医院自动化设备等的智能化程度虽然很高,但仍缺乏自主性、意识和行为动机。例如,机器人手术前的气腹准备环节可能造成人体多脏器的生理性改变,仍需有丰富临床经验的医生主导手术过程。医学人工智能不能对患者进行人文关怀,而医生可充分发挥自己在这方面的优势。未来良好的沟通和表达能力、交往能力等职业素养在医生职业中将占据更重要的地位。这就需要医务人员不断完善知识结构,提高自身的医德修养。尤其是在手术治疗过程中,医患之间的沟通和交流尤为重要,在减轻患者的恐惧、焦虑心理,使患者积极配合医务人员进行手术等方面起到重要作用。因此,医生和患者之间的互动是无法通过算法来复制的,人类医生的主体地位是必须得到保证的。

其次,探索人机共存、协同并进的医学人工智能发展道路。当代医学模式导致"人"与"病"的割裂,而医学人工智能的应用加剧了医患关系的"物化"趋势,但医学的本质是人学,若医疗过程失去人文关怀,医学将失去其灵魂与温度。我们在坚持医学人工智能建设性参与医学诊治活动的同时,仍需要加强医生的主体作用,规避医生与医学人工智能共同主持医疗活动造成的道德主体与法律主体模糊问题,充分发挥医学人工智能在辅助挂号、辅助检查、辅助诊疗、辅助疾病预测、辅助随访、辅助医疗管理等方面的突出作用,促进人机和谐共存,确立医学人工智能服务人类及人类社会的发展底线。

在保护患者隐私方面,首先,要明确患者的疾病信息关系到患者的人格和尊严,所以采集患者的疾病信息前应征得患者的知情同意,明确告知患者采集信息的目的和用途,在不危害社会公共安全的前提下,患者有权决定是否提供信息,任何人不得强迫其提供信息,更不能利用患者的疾病信息谋取私利。其次,从技术、伦理和法律制度多方面着手,对采集到的信息加强保护,对医疗数据的泄露分情况进行严肃处理。目前欧美一些国家针对医疗数据的保护做出了规定:医疗数据涉及的姓名、身份证号码、住址等多项核心隐私信息,在进行管理和分析时,必须打上马赛克。另外,要对数据进行强加密处理,提高信息的安全性,严格控制访问数据库的程序。在技术层面,应对患者的敏感信息进行去标识化处理,降低信息的泄露风险。在法律方面,我国应该借鉴欧美一些国家的做法,出台与医疗数据相关的法律法规,对医疗数据的所有权、采集、存储、分析、转让等做出明确规定,泄露医疗数据应该承担什么责任等都应该有明确规定。

(三)加大人工智能投入,解决公平受益问题

公正始终是人类社会追求的价值目标,尤其是在有关人类健康的领域更应该追求公平受益。医学人工智能应用具有广泛的社会性,但由于数据裂沟和算法黑箱等问题的存在,不同国家、地区及贫富群体之间,在信息技术与互联网资源的可及性和可利用性方面存在显著差异,医学人工智能的技术红利不能平等地惠及每个个体,潜在危及"数字人权"。为了弥合数据裂沟,解决我国当前卫生健康事业发展不平衡、不充分的问题,最大限度地实现分配正义,需要从以下两个方面入手。一方面,政府应加大投入力度,防止技术和资本联姻而进一步加大不平等,应该对医学人工智能资源进行合理配置。有关医学人工智能技术使用产生的医疗费用应适当纳入医保报销的范围,使其惠及更多的人。另一方面,需要尊重公众的算法知情权。算法知情权旨在最大限度地激活数据主体的自主权利,实现数据主体之间的利益平衡。医学人工智能技术的发展要规避"法律与技术二元共治"的法治失能状态,保障公众对医学人工智能数据权限、发展风险等问题的知情权和参与权。同时要大力保障"数字人

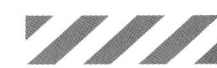

权"，促进数据共享的公平正义。"数字人权"建设要求优化算法透明的顶层设计，细化立法条款，完善数字人权保护机制，打好"人防＋技防"组合拳，提高算法的透明性，保障医学人工智能资源分配的相对公平，消除医学人工智能对患者在种族、性别、身份、宗教、健康状况和社会地位等方面的算法歧视，维护医学人工智能领域人类的主体地位和基本权利。

（四）明确医学人工智能损害责任认定

在医学人工智能产品使用过程中，一旦出现医疗差错或医疗事故，医学人工智能产品的研究者、生产者、使用者中到底应该由谁来承担责任，医疗机器人本身能否成为责任主体，都需要根据具体情况来进行界定。

在现阶段，医疗机器人只能起到辅助作用，而起决定作用的还是医生，如果是由医生的诊疗决策或者操作失误引起的医疗损害，则应该由医生承担责任。医生应该对医学人工智能提供的诊断结果和治疗方案进行仔细的核实，如果因为轻信医学人工智能的诊断建议给患者造成伤害，则医生应该承担责任；同样，如果因为医生没有采纳医学人工智能的建议而对患者造成伤害的，也应该承担过失责任。如果医生在诊疗过程中正确操作医疗机器人，尽到了合理注意义务，给患者造成的损害是由医学人工智能产品的设计缺陷导致的，则研发者和生产者应该承担相应的责任。例如，虽然手术机器人需要由医生操控，但是手术机器人本身有自己的网络系统，因此一台手术的成功需要人-机密切配合。在手术过程中出现的医疗损害，如果是由手术机器人系统故障导致的，则应该由手术机器人生产者承担责任。

另外，医疗机器人能否成为责任的主体？现阶段的医疗机器人是作为医生的辅助工具出现的，还不具备自主意识和理性思考能力，不宜确立为责任主体。但是随着医学人工智能的发展，将来有可能出现拥有自主意识的医疗机器人，它们的角色类似于医生，是否赋予医疗机器人责任主体的地位仍有待进一步讨论。

（五）普及伦理意识

伦理和科学并不是矛盾的双方，而是相辅相成的，在临床研究设计与执行过程中从伦理角度出发，可以平衡参与研究各方的利益，使研究能够更科学、有效地开展。伦理意识应该伴随医学研究能力的提升而同步强化，但目前仍存在研究者伦理意识薄弱的情况。目前，国家已从法规方面开始规范医学研究的伦理审查，有条件的医疗机构伦理委员会可肩负起研究者的培训工作，使其了解国家相关法规政策、树立正确的医学研究伦理意识、了解伦理审查流程，伦理委员会可以为前沿医学研究设计提供伦理咨询、协助完善方案设计、寻找伦理辩护等，进而提高医学研究能力与水平。

第四章

针灸的人工智能

大数据和人工智能等现代信息技术的不断突破,推动着中医药技术与方法的革新和进步,中医药正迈入新的发展阶段。在现代针灸中,人工智能技术有着广泛的应用。以针灸机器人为例,针灸机器人主要包括寻穴和针灸两个子系统。寻穴系统通过摄像头获取穴位图像数据,然后利用图像识别算法检测各个穴位,主要涉及人工智能的感知和学习。针灸系统通过规划路径来控制机械臂完成针灸操作,主要涉及人工智能的推理和问题解决。而人与机器人的交流则通过自然语言处理实现。由此可见,针灸机器人就是一个复杂的综合智能系统。人工智能技术的应用显著提高了现代针灸的效率和适应性。

第一节　人工智能的主要研究领域

人工智能致力于创建能够模拟人类智能的系统,使之能够执行类似人类的智能行为,如推理、问题解决、感知、学习、与环境互动等。人工智能正在改变许多行业。现今,人工智能已经广泛应用于制造业、交通运输业、农业、服务业等各个领域,并且有着广阔的发展前景。在医疗领域,人工智能的应用带来了许多创新和改变,包括基于大数据的疾病预测和诊断、医学影像识别分析、智能辅助决策、医学机器人,以及药物研发和精准医疗。这些应用为患者提供了更准确的诊断和治疗方案,减轻了医务人员的负担,推动了医疗行业的进步和发展。

人工智能系统具有推理、问题解决、感知、自然语言处理和学习等功能。推理指对已知的信息进行分析得出新结论或者解决方案。问题解决指通过搜索算法找到问题的答案。感知指借助于各种传感器收集和处理周围环境的不同信息,如利用麦克风获取声音信息、利用摄像头获取视觉信息等。自然语言处理可实现人与机器的交互通信。学习指利用大量的数据和信息对学习算法和学习模型进行训练来改善和调节系统的性能,以适应不同的环境和任务。

一、推理

推理是人工智能的重要功能之一。推理是根据已知的一个或几个判断(即前提)进行推断得出相关的新判断(即结论)的过程。推理使用存储的信息回答问题并得出新结论。推理分为归纳推理和演绎推理。演绎推理指由普遍的前提推导出特殊的结论,是由一般到个别

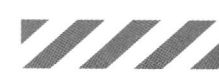

或整体到部分的推理。归纳推理指由特殊的前提推导出普遍的结论,是由个别到一般或部分到整体的推理。演绎推理是必然性推理,只要前提是正确的,推理过程无误,则结论必然是正确的。归纳推理是或然性推理,即使前提正确,推理过程无误,结论未必正确。现实中,人们在理解一个困难场景时,总是从个别、特殊的事物经过归纳推理总结、概括出各种各样的一般性、普遍性的原理、原则,然后通过演绎推理从这些一般性、普遍性的原理、原则出发,推导出关于个别事物的结论。

二、问题解决

在一般情况下,人工智能问题解决就是指找到解决问题方案的数据。人工智能问题解决根据不同查询方法分为特殊目的问题解决和一般目的问题解决。基于特殊目的的问题解决,解决问题的方案是量身定制的,通常是挖掘出给定问题的某些特征。另外,基于一般目的的问题解决则会涉及各种各样的具体问题。在实践中,人工智能问题解决都是通过在程序中逐步减少当前状态和目标状态之间的差异来实现的。这一领域的研究目标是在人工智能系统上设计计算法程序来使之像人类一样解决问题,通过推理推导出正确的结果。

推理过程大致分为盲目式搜索和启发式搜索。盲目式搜索按预先设定的搜索控制策略进行搜索,搜索过程中的中间信息不会被用来修改搜索策略,搜索一直按规划好的既定路线完成。这种搜索没有利用领域知识,带有盲目性,效率不高,不利于复杂问题的解决。启发式搜索利用问题本身的特性或搜索过程中产生的一些知识作为启发式信息,不断地改变或调整搜索路径,使之朝着最有希望解决问题的方向前进,加快搜索过程并找到最优解。启发式搜索能加速问题的解决,提高问题解决的效率,更利于解决复杂问题。

三、感知

感知也是人工智能的功能之一。人工智能感知指通过使用各种各样的传感器和设备扫描给定环境并获取相关知识和信息。感知者通过这些数据研究、分析环境场景中的不同对象,并发现它们的关系和特征。1973 年,英国爱丁堡大学开发了通过感知识别不同物体和组装不同工件的机器人弗雷迪(Freddy)。该机器人通过使用视觉感知——一个安装的相机来识别和装配零件,可以在无人操纵的情况下组装物品。感知目前在无人驾驶汽车领域有着重要应用。无人驾驶汽车安装了各种不同用途的感知传感器,包括摄像头、激光雷达、毫米波雷达、超声波雷达等。通过这些传感器,无人驾驶汽车能够感知和探测汽车行驶的周边环境,获取目标的位置、速度、大小等信息,能够识别并判断车辆、路标、行人等固定物体和移动物体,从而采取正确的驾驶策略。

四、自然语言处理

自然语言处理(natural language processing,NLP)研究人与计算机之间用自然语言进行有效交互通信的各种技术和方法,是对自然语言进行分析并提取有效信息的过程。具体说来,就是通过对语音、语法、语义等信息进行加工处理,从而识别和理解自然语言字、词、句、篇章的含义,机器能够用自然语言的方式与人类交流,实现人机之间的自然语言通信。自然语言处理主要包括四个层面:神经机器翻译、智能人机交互、阅读理解及机器创作。近年来,通过深度学习建模对自然语言进行端对端的训练,自然语言处理技术已在机器翻译、问答、阅读理解等领域取得了很大进展。深度学习技术极大地推动了自然语言处理的进步,

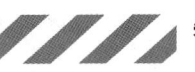
使之进入崭新的发展阶段。自然语言处理技术的突破会推动整个人工智能体系发展,使更多的实用场景可以落地。

自然语言处理是人工智能研究中较受重视的领域之一。ChatGPT 在各个不同应用场景中展现了非凡的能力。ChatGPT 是由美国 OpenAI 公司开发的基于深度学习技术的自然语言处理工具,其采用了一种新的自然语言处理模型——生成式预训练转换模型(generative pre-trained transformer,GPT)。该模型通过无监督学习方式用大规模的语料库进行训练,自动学习自然语言的模式和规律,然后生成各种自然语言文本等。由于采用了最先进的技术和算法,ChatGPT 具有很强的语言交互和文本生成能力。ChatGPT 已被成功地应用在智能客服、智能助手、虚拟人物等领域,大大提升了用户体验和交互效率。ChatGPT 的其他应用包括能够按用户要求自动生成各种文本,如新闻报道、诗歌等;可以根据源语言自动翻译生成目标语言;可以进行语音合成,使语音交互更加自然流畅等。

五、学习

人工智能可以像人类一样以不同的方式学习。学习是人工智能的基本功能之一。常用的人工智能学习方法有机械学习法和试错法。机械学习法是一种单纯依靠记忆学习材料,将知识存储起来,需要时直接检索调用,不需要进行计算和推理的方法。通过机械学习,人工智能会记住给定问题答案的各个部分。机械学习法是最简单的学习法。试错法则是不断地尝试解决问题,直到得到正确结果的方法。人工智能程序会记录所有给出正确结果的动作,并将其存储在数据库中,以便下次计算机遇到同样问题时使用。人工智能系统需要不断更新和提炼以前的知识并在知识库中持续添加新知识。人工智能系统的成功取决于它所拥有知识的数量以及它获取知识的频率。

人工智能的学习可以被进一步划分为监督学习、无监督学习、强化学习等形式。

(一)监督学习

监督学习(supervised learning)指对标注数据集进行模型训练,每个样本数据都被正确地做了标注。标注建立了输入、输出数据之间的对应关系,对给定的输入算法模型会产生对应的输出。监督学习的本质就是计算输入数据到输出数据之间的映射。在算法训练过程中,程序会监督给定输入数据时是否会产生标注的输出数据,如果没有,则会进行校正,以达到在输入模型标注的输入数据时,输出的结果接近标记的输出数据,即在误差范围内的拟合。

监督学习包括针对离散数据的分类和针对连续数据的回归两种。分类指准确地将给定测试数据划分到有限的类别中特定的一类,如根据某种病例特征可以将其判定为某类疾病。线性分类器、支持向量机、决策树和随机森林等都是常用的分类算法。回归是计算因变量和自变量之间的拟合。回归被用于根据不同的输入数据来预测数值,如对疾病某一阶段的发展进行预测。线性回归、多项式回归、岭回归、Lasso 回归等是常用的回归算法。监督学习在图像识别、自然语言处理、语音识别等领域有着广泛的应用。

(二)无监督学习

与使用标注数据来训练模型的监督学习不同,无监督学习(unsupervised learning)使用未标注数据进行训练。无监督学习法实际上是一种试错方法,用算法来分析并聚类未知的数据,以揭示数据中隐藏的模式和规律,而不需要人工监督。无监督学习有三种类型:聚类、

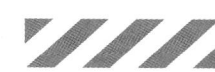

关联和降维。聚类被用来发现输入数据集的相似性或差异性然后进行类别划分;关联指基于不同的规则来探测输入数据集中不同变量之间的关系;降维指对高维度冗余数据进行筛选,并保留重要的维度、去除无关紧要的维度。无监督学习试图在未知的数据中发现各种变量之间的关系和事物发展的规律。监督学习与无监督学习的本质区别就在于是否对训练的数据进行标注。

(三)强化学习

强化学习是一种动态学习过程,它允许人工智能系统使用惩罚和奖励来训练算法。强化学习通过与环境的各个组成部分交互来找到解决方案。人工智能系统对正确执行的操作进行奖励,在无法很好地执行操作的情况下使用惩罚。通过这种方式,人工智能系统在没有任何人教的情况下进行学习,并在学习中使用最少的干预。强化学习过程的重点是最大限度地提高奖励和减少惩罚,以便取得好的学习效果。

第二节 人工智能面临的问题和挑战

随着人工智能技术的迅速发展,人工智能应用已经进入我们生活的方方面面。虽然人工智能推动了社会的进步,给人们的生活带来了许多好处,但它也面临着一些重要的问题和挑战。

一、数据隐私和安全

人工智能的许多应用需要收集和处理大量的数据。用于训练人工智能系统的大量数据是从成百上千万用户那里获取或收集的,这些数据可能是敏感数据。如果人工智能系统受到网络攻击,则可能会发生数据泄露和身份盗窃,而大规模的数据泄露和身份盗窃有可能引起严重的经济、社会和法律问题。因此,如何确保数据隐私和人工智能系统安全是人工智能发展过程中所面临的重要挑战。创建一个高度安全的基础设施来收集和存储生成的数据对于应对这些挑战至关重要。

二、伦理和道德

人工智能系统所面临的另一大挑战是,人工智能系统是否具有伦理意识和具备道德判断力。人工智能系统的决策是通过学习数据而生成的,它们的"正确"或"错误"水平取决于用于训练它们的数据,以及算法如何定义什么是"正确"或"错误"。不良数据往往与族群、社区、性别或种族偏见有关。由于数据和算法存在偏见,人工智能系统的决策可能会出现缺陷,并导致不道德和不公平的结果。人工智能系统是否具有伦理意识和具备道德判断力引发了广泛关注。如何在发生事故时做出道德决策等是需要认真思考的问题。

三、失业和社会影响

世界经济论坛的数据表明,由于人工智能的应用,数千万个工作岗位已被取代。根据牛津大学的一项研究,到21世纪30年代中期,美国超过47%的工作岗位可能会因自动化而消失。根据人工智能专家李开复的说法,未来10~15年,世界上40%的工作岗位可能因人工

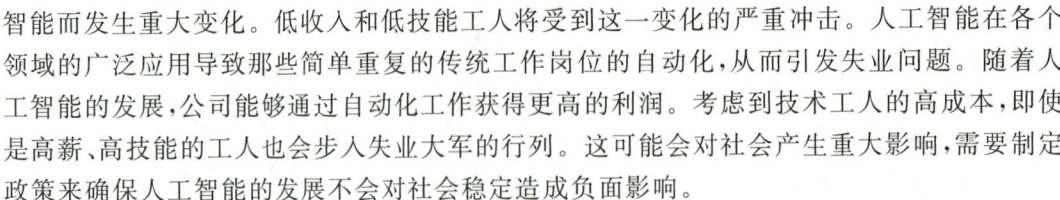
智能而发生重大变化。低收入和低技能工人将受到这一变化的严重冲击。人工智能在各个领域的广泛应用导致那些简单重复的传统工作岗位的自动化，从而引发失业问题。随着人工智能的发展，公司能够通过自动化工作获得更高的利润。考虑到技术工人的高成本，即使是高薪、高技能的工人也会步入失业大军的行列。这可能会对社会产生重大影响，需要制定政策来确保人工智能的发展不会对社会稳定造成负面影响。

四、算法透明度

人工智能系统通常依赖算法来做出决策或预测。如果把数据比作是人工智能系统的食物，那么算法就是人工智能系统的大脑。人工智能算法所达到的精度越高，人工智能系统往往会变得越复杂，它们的决策越难以被人们所理解。一些人工智能算法，特别是深度学习，可能有几层特征和数千个变量，实际上使其成为缺乏透明度的"黑盒"模型，人们很难解释其决策过程。对任何人来说，解释导致决策或预测的因素以及如何解释都是一个挑战。当人们难以理解某个决策如何被做出时，现实中用户和监管者对人工智能系统的信任就降低了。

五、缺乏通用智能

当前的人工智能系统主要是针对特定任务进行设计开发的。虽然它们在特定领域可能表现出色，但在其他领域通常表现较差。在很多情况下，人工智能系统仍然无法像人类那样具备通用智能，人工智能与人类的通用智能相比仍然有很大差距。缺乏通用智能限制了人工智能系统在不同领域之间的迁移和转化，使其应用很难得到广泛推广。

尽管人工智能技术带来了许多前所未有的机遇和创新，但其发展也面临着众多问题和挑战。解决这些问题需要跨学科合作，需要技术、伦理、政策等各个领域的专家共同努力，以确保人工智能能够真正造福人类社会。

第五章

针灸大数据

大数据(big data),通常是指多源异构、跨域关联的海量数据集合。其数据量特别大、数据形态众多、数据结构复杂,使用传统的软硬件及算法难以对其进行存储、处理和分析。大数据的 5V 特点指数据量大、处理速度快、数据类型多样、价值密度低、数据真实性。

针灸大数据是整合现存的针灸学古籍、医典,针灸科研数据、论文及针灸临床病例资料等各种针灸学相关数据形成的数据库及数据平台资源,研究针灸作用理论(经络、穴位、针刺技术)、针灸作用规律和原理、临床应用等问题,以指导临床实践的交叉学科。

针灸大数据包含针灸学信息的多元化、异构化、多模态的巨量资料,既具有大数据的 5V 特点,又具备整体性、认知性、现象性、时效性、全数据性及知识密集性等基本特点。针灸大数据的建立(图 5-0-1)包括数据采集和存储、数据分析与处理、数据检索与挖掘等环节。

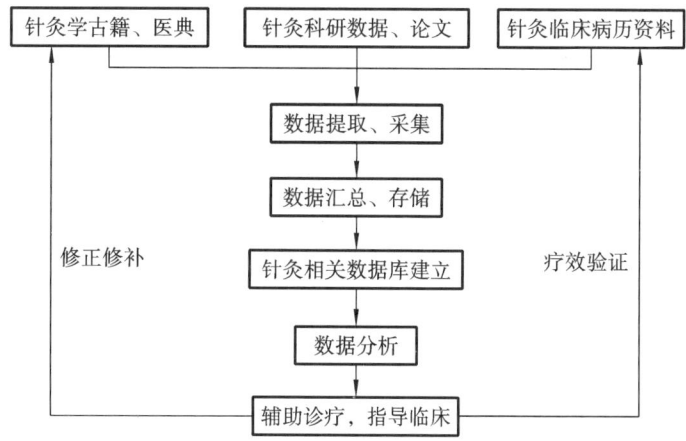

图 5-0-1　针灸大数据的建立

第一节　数据采集和存储

目前已有的针灸数据库包括灸法数据库、毫针文献数据库、针灸治疗中风病古代文献标准库、临床针灸辅助系统等,这些针灸数据库涵盖了穴位选择、穴位配伍、病种研究、临床决策等方面的内容。

一、数据采集

数据采集是大数据处理流程的第一阶段。数据采集是利用各类数据采集设备,通过系统外端接口获得特定数据,并对数据进行转化,然后输入已准备的存储空间中的过程。在大数据时代,数据作为统计和鉴别客观事件的信息符号,能对事物最真实的状态进行记载。研究者可结合现代科学技术对数据进行有针对性的统计分析,总结出事物发生发展过程中所存在的客观规律和矛盾。在数据源已确定的前提下,如何根据使用者的需求获取精准的数据信息非常重要。

(一)数据采集范围

针灸大数据的采集范围涵盖文本、视频、图像等方面,数据来源于针灸学古籍、名老中医的医案专著,针灸科研中的大量动物实验与临床试验资料、公开发表的论文,以及临床病例的辅助检查、诊断、治疗方案等。针灸相关数据的来源复杂多样且量大,数据存在着格式不统一等问题,这些均导致数据获取阶段所面临的困难加大,挑战加大。数据采集者需在融合各种不同形式的数据的同时,保证其即时性和有效性。

(二)数据接入

研究者们在建立针灸数据库时,数据的接入可选择在线模式和离线模式。以针灸临床数据的接入为例:①数据在线接入,通过在医院本地部署的前置机从医院内网向位于外网的针灸大数据中心建立一条单向的数据传输线路,可实现自动和半自动的在线数据采集,同时可屏蔽外网对内网的反向访问;②数据离线接入,指仅有前置机与大数据中心连接,将医院内部产生的非实时数据,通过批量方式采集、转换并加载到数据中心、数据仓库或大数据平台的过程。这种方式适用于不需要实时同步,但对数据完整性和历史分析有较高要求的场景。

(三)数据上传

在针灸相关数据上传环节,根据数据上传的自动化程度,数据采集方式可分为全自动、半自动和手动三种。全自动和半自动数据上传方式对数据的规范化和信息采集技术要求高,目前以手动数据上传方式最为常见。用户只需要相关数据云的管理账号即可通过手动数据上传方式进行针灸相关数据的上传,操作人员通过登录云平台或者利用云基层客户端的上传功能完成本地数据的上传。

(四)数据采集难点

在针灸大数据平台建设的数据采集环节,由于各单位信息系统应用的主要目的在于满足本单位的实际业务需求,未考虑与其他系统的关联性,常形成医疗数据孤岛,故分散在各系统中的数据的集中使用面临以下困难:①信息系统采用的数据库不同。医疗信息系统主流数据库包括 SQL Server、Oracle、Caché 数据库,以及部分开源数据库 MySQL、PostgreSQL、MongoDB 等。不同数据库采用的核心技术不同,数据访问方式和存储格式也不同。②数据库的迭代升级版本不同。由于版本升级,即使是相同品牌的数据库在数据集成时也存在较大差异。③传统数据集成方式的运行维护成本高。

目前,随着信息技术变革带来的高速发展,数据采集的途径也逐渐发生了质的变化,主要表现为智能数据采集系统的不断面世和应用,促使大数据领域的数据获取逐渐进入一个

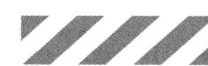

全新的科技时代。目前多使用网络爬虫自动抓取互联网上的信息数据。网络爬虫能高效地在海量数据中找到有价值的信息,为大数据的处理与分析做好数据准备。

二、数据存储

数据存储对象包括数据流在加工过程中产生的临时文件或加工过程中需要查找的信息。数据以某种格式记录在计算机内部或外部存储介质上。要对数据存储对象进行命名,这种命名应反映信息的特征、组成。数据流体现了系统中数据的流动状态,展现出动态数据的特征;数据存储是系统数据处于静止状态的体现,呈现出静态数据的特征。

磁盘和磁带都是常用的存储介质。数据存储方式因存储介质而异。在磁带上,数据仅按顺序文件方式存取;在磁盘上,则可按使用要求采用顺序存取或直接存取方式。数据存储方式与数据文件组织密切相关,其关键在于建立记录的逻辑顺序与物理顺序之间的对应关系,确定存储地址,以提高数据存取速度。

针灸大数据中心目前采用结构化存储和非结构化存储融合的模式进行构建,其将数据存储在云端,采用对象存储服务(object storage service,OSS)作为云端文件服务器,提供海量、安全、低成本且可靠性高的云存储服务;将业务数据存储在独立数据库(云数据库)中;将日志数据存储在服务器节点中。大数据中心接收并验证、上传针灸相关数据,归档并建立检查的唯一索引。大数据中心需接收不同用户递交的数据并存储归档,从而实现海量数据无缝集成、快速调阅和简单管理。

三、针灸领域的数据库

针灸数据库的建设及研究已持续多年,取得了较大的成果,同时也存在许多问题。国内针灸数据库的建立开始于20世纪80年代,至今已达到一定规模。如上海市针灸经络研究所建立的中国现代针灸信息数据库、针灸古籍腧穴主治计算机检索系统,收集了1949年后国内75种1705册中医和中西医结合期刊;截至2022年4月,共收集了6万多条针灸文献,初步实现了针灸单科信息检索、系统评价、针灸治疗选穴等功能,是目前我国收集文献量最多、跨年度最长的针灸专业数据库。

中国中医科学院中医药信息研究所构建的针灸文献数据库收录了1949年以来的针灸、气功、按摩、保健等方面的文献,涵盖了国内出版的生物医学期刊及其他相关期刊的内容。该数据库采用美国国立医学图书馆的《医学主题词表》(MeSH)及中国中医科学院的《中国中医药学主题词表》进行规范的主题词标引,用于精确检索和扩展检索。

此外,还有以Power Builder 6.0和Sybase SQL Anywhere为开发平台建立的中国针灸腧穴学多媒体数据库检索系统。吴巧凤、余曙光研究团队将前期在针灸研究领域所获得的基因组、转录组、蛋白及蛋白修饰组、宏基因组、代谢组等高通量数据,与所获得的实验室指标进行整合,并结合国内外相关公共数据库和文献报道,搭建了ACU&MOX-DATA数据分析平台。该平台构建了两个关键网络界面:一是腧穴功效探索界面。研究者可基于网站已有数据,选择不同的疾病、腧穴、干预方式参数(如针灸、针刺频率等)和靶器官,综合分析上述因素对腧穴功效的影响。二是针灸作用特点及机制分析界面。研究者可选择不同刺激参数下,或不同动物模型中,针灸干预中表达的显著性差异基因或共表达基因,并分析其相关富集途径。

广州中医药大学华南针灸研究中心许能贵团队的最新研究成果完善了 Epistemonikos 数据库中针灸疗法的临床证据,首次构建了针灸临床证据矩阵并制定了全球首个针灸临床证据图谱。

国外也有机构试图建设针灸相关数据库,如针灸研究资料中心(ARRC)是英国第一个国家级的针刺研究资料中心,用以存储针刺研究及其相关信息的计算机化的资料源。其主要资料来源于美国国立卫生研究院数据库、国际性综合生物医学信息书目数据库 MEDLINE、大英图书馆的辅助医学与替代医学数据库(AMED)等。目前为止,国内外针灸相关数据资源最丰富的为中国期刊全文数据库(CNKI)、万方数据库、维普数据库(VIP),以及 PubMed 数据库等。

经过几千年的临床实践和现代研究,中医针灸迅速发展,积累了海量的信息。随着全球性针灸热及对针灸临床研究的深入,人们对中医针灸信息的需求也越来越高。信息是决策的依据。针灸信息数据库是中医针灸、数据库及人工智能等相互渗透和结合的产物,能够最大限度地继承传统针灸精华,更好地发挥中医针灸的价值。

四、针灸领域的大数据应用

在针灸学的教学、科研、临床、科普等方面,大数据可以灵活地对医疗信息数据进行高效的收集、储存和查询,同时通过对数据的高效提炼与分析,筛选出临床针灸数据存在的潜在价值。

(一)丰富教学方式

在针灸教学过程中,大数据有着出色的运用,可协助提高课堂教学效率,增加教学的趣味性。贵州中医药大学的实验针灸学这一门课程通过利用新兴教学程序,对学生进行信息化教学。教学部门选取 2 个比较有针灸特色的实验为依托,根据实验录制常用的动物实验基本操作视频。相关视频在手机上即可观看,通过学生微信群、QQ 群、学习通等网络平台进行传播。在每次实验课前让学生进行自主学习,使学生能够在短时间内扎实掌握实验基本操作技术,并指导学生如何查阅文献、自主选题、自行设计课题等,引导和启发学生进行创新思维训练。

(二)助力构建针灸特色研究方法

由于受针灸自身疗法的属性限制,破盲和假针刺的安慰作用不可避免,需要建立带有自身特色的针灸临床研究方法。大数据有助于优化针灸临床试验评价,解决实验设计不完善的问题,为实验设计提供更多选择和可能性,节省不必要的人力、财力。设计临床试验时,研究者可以尽量多地设置观察指标,利用医工结合的产品(如可穿戴的检测设备),长时间采集连续性指标(如血压、心跳等),从而解决针灸临床试验证据稀缺的问题。因大数据庞大、复杂,可以结合多种统计学方法,多因素、多层次分析数据,综合得出更客观的结论,多方面阐释针灸疗效机制。大数据分析时可纠正临床随机试验设计方法选取不当的错误,对数据进行第二次加工,减小混杂因素对结果的影响,增加针灸临床试验的科学性。针灸临床病例中蕴藏着宝贵的临床经验,构成了针灸的大数据库。可通过对大数据的分析,深度挖掘数据规律,如名老中医腧穴配伍规律等,建立海量的针灸个性化医疗数据库,使未来针灸个性化医疗成为可能。

(三)辅助针灸临床诊疗

在临床诊疗上,大数据可提供可靠的数据支持,以协助临床医生提高诊疗效率,提供更

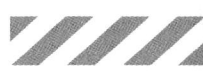

多的诊疗思路。研究者们应用相关算法从选穴规律分析、数据库建立、针刺手法量化、单个穴位应用、经穴特异性证明等方面,设计了针灸临床辅助诊疗系统,方便临床医生输入临床诊疗信息,同步记录操作过程并生成相应的电子病历。医生可以根据患者不同时段的数据来判断患者机体发生的变化,也可参考其他数据库信息,为患者制订或调整诊疗方案,形成"反馈-调节"模式,建立智能化的针灸临床辅助诊疗模型,如图5-1-1 所示。

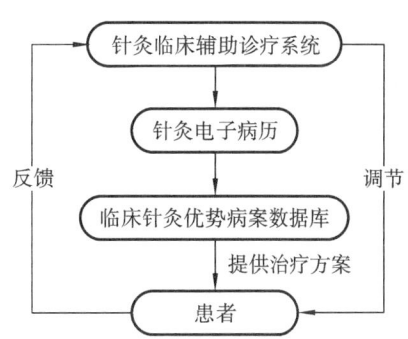

图 5-1-1　针灸临床辅助诊疗模型

（四）助力科普传播

大数据在提供科普服务中发挥着重要作用。大数据可通过分析科普对象的行为,提升科普服务质量,改变科普服务的传统模式,实时覆盖更大的社会群体,还可以针对用户的不同服务需求提供精准的个性化科普服务内容,从而让针灸相关的科普文章有更高的关注度。大数据在提升公众对针灸学科的了解,传播针灸医疗资讯、前沿研究进展与成果等针灸科普方面发挥重要作用。

第二节　数据分析与处理

数据分析为数据处理流程的核心阶段。通过数据分析,人工智能可以最大限度地挖掘与提炼出数据的潜在价值和意义,从而发挥出大数据在各领域中实际应用的作用。数据分析的目的是发现并提取出数据体系所包含的内在规律并形成结论信息,从而为数据的研究和总结工作提供前提条件。

数据分析信息可以帮助人们在生活与工作场景中做出准确判断,从而采取合适的应对措施。因此,建立一个专业的数据分析团队,针对采集的有效数据进行整理分类,并依据所建立的数据分析的基础模型为后面的数据分析做好准备,可以极大地提高数据处理的效率和可靠性。以下将简单介绍针灸学中常用的数据分析与处理方法。

一、统计描述

统计描述是利用图表或数学方法,对数据资料进行整理、分析,并对数据的分布状态、数字特征和随机变量之间的关系进行估计和描述的方法。

（一）集中趋势分析

集中趋势分析主要靠平均数、中位数、众数等统计指标来表示数据的集中趋势。例如,对于针灸临床试验中患者在接受针灸治疗后的生存时间,可用此方法进行分析。

（二）离散趋势分析

离散趋势分析主要靠全距、四分差、平均差、方差（协方差:用来度量两个随机变量关系的统计量）、标准差等统计指标来研究数据的离散趋势。

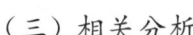

（三）相关分析

相关分析探讨数据之间是否具有统计学上的关联性。这种关联既包括两个数据之间的单一相关关系,也包括多个数据之间的多重相关关系。相关分析贯穿于提出假设、数据研究、数据分析的始终。

（四）统计推论

统计推论以统计结果为依据,来证明或推翻某个命题。具体来说,就是通过分析样本与样本分布的差异,来估算样本与总体、同一样本的前后测试结果差异,不同样本的结果差距,以及不同总体的结果差距是否具有显著性差异。

（五）正态性检验

很多统计学方法要求数值服从或近似服从正态分布,因此在进行统计分析之前需要进行正态性检验。常用方法:非参数检验的 K-S 检验、P-P 图、Q-Q 图、W 检验、动差法。

二、假设检验

（一）参数检验

参数检验是在已知总体分布的条件(一般要求总体服从正态分布)下针对一些主要的参数(如均值、百分数、方差、相关系数等)进行检验的方法。

1. u 检验　当样本含量 n 较大时,样本值符合正态分布。

2. t 检验　当样本含量 n 较小时,样本值符合正态分布。

（1）单样本 t 检验:推断该样本所属总体均值 μ 与已知总体均值 μ_0(常为理论值或标准值)有无差别。

（2）配对样本 t 检验:在总体均数未知的情况下,若两个样本可以配对,且两者在可能会影响处理效果的各种条件方面极为相似,此时可使用该检验方法。

（3）两独立样本 t 检验:无法找到在各方面极为相似的两样本进行配对比较时使用。

（二）非参数检验

非参数检验不考虑总体分布是否已知,也不是针对总体参数进行检验,而是针对总体的某些一般性假设(如总体分布的位置是否相同,总体是否服从正态分布)进行检验。非参数检验适用于顺序类型的数据资料,这类数据的分布形态一般是未知的。主要方法包括卡方检验、秩和检验、二项检验、游程检验、K-S 检验等。

三、其他分析方法

（一）方差分析

各样本须是相互独立的随机样本且都来自正态分布总体。各总体方差相等才可以使用方差分析方法。

（二）回归分析

1. 一元线性回归分析　要求只有一个自变量 x 与因变量 y 有关,x 与 y 都必须是连续型变量,且因变量 y 或其残差必须服从正态分布。

2. 多元线性回归分析　分析多个自变量(x_1、x_2、x_3…)与因变量 y 的关系。因变量 y 必须是连续型变量,因变量 y 或其残差必须服从正态分布。

3. logistic 回归分析　线性回归模型要求因变量是连续的正态分布变量,且自变量和因变量呈线性关系,而 logistic 回归模型对因变量的分布没有要求,一般用于因变量是离散变量时的情况。

(三)生存分析

生存分析是用来研究生存时间的分布规律以及生存时间和相关因素之间关系的一种统计分析方法。

(四)典型相关分析

相关分析一般分析两个变量之间的关系,而典型相关分析是分析两组变量之间相关性的一种统计分析方法。

(五)ROC 分析

ROC 曲线是根据一系列不同的二分类方式(分界值或决定阈),以真阳性率(灵敏度)为纵坐标,假阳性率(1－特异度)为横坐标绘制的曲线。利用 ROC 曲线,研究者能很容易地查出任意界限值时诊断试验对疾病的识别能力,还能选择最佳的诊断界限值。ROC 曲线能提供试验准确性的完全图像,全面描述试验的性质,帮助医生做出最佳选择。具体来说,ROC 曲线越靠近左上角,试验的准确性就越高。比较两种或两种以上诊断试验对疾病的识别能力时,一般用 ROC 曲线下面积反映诊断试验的准确性。

第三节　数据检索与挖掘

一、数据检索

数据检索(data retrieval)指将数据库中存储的数据根据用户的需求提取出来。数据检索完成后,系统会生成一个数据表,此数据表既可以放回数据库,也可以作为进一步处理的对象。数据检索包括数据排序和数据筛选两项操作。

1. 数据排序　按照实际需要,将数据按一定的顺序排列展示出来的过程。

2. 数据筛选　根据给定的条件,从表中查找满足条件的记录并且显示出来,不满足条件的记录被隐藏起来。

由于历史因素,中医学本身不可避免地存在一些不规范的现象,如同物异名、同名异物、概念术语的内涵外延不清晰等,从而导致理解上的差异甚至误解与争端。据调查,在现代文献中,中医药术语已超过 60 万条,而现行的标准术语不足总量的 5%。单纯的古籍整理已经不能满足需求,利用现代计算机技术实现古籍知识的数字化表达是目前的研究热点。

二、常用检索方法

(一)数据库检索

1. 顺序检索　将关键字与数据库中的数据从前向后逐个比较,判断是否相等。其优点为简单直观,不需要对数据进行预处理,但在大型数据集合中应用的效率较低,无法充分利用数据的分布情况。

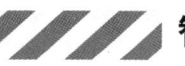

2. 对分检索 按对分原则取数进行关键字比较。对分检索的前提是数据已排好序(假定升序),可有效减少检索次数,大大提高数据检索速度。但对分检索是一种递归算法,具体实现时首先要确定检索范围。检索范围的起点是 0,而终点是把最后一个数的序号加 1,这样才能使最后一个数也处在有效的检索范围之内。在程序中,对分序号是通过将起点与终点相加,然后除 2 取整而得到的。

3. 索引查询 通过在数据表的一个或多个列上创建排序的列表,存储索引值和这些值对应数据行的物理地址,从而允许数据库系统快速定位到特定数据。索引类似于书籍的目录,可以帮助用户快速找到所需的信息,而无须扫描整个数据表,可以有效地提高查找的速度。由于顺序查找是按记录的顺序号从头至尾进行的,因此在"等概率"查找的情况下,查找一个记录平均要比较 $n+1/2$ 次(n 为库文件记录的总数),速度是比较慢的,且在运行中会占用额外空间。

(二)针灸数据检索

目前针灸数据资源丰富、应用广泛的数据库有中国期刊全文数据库(CNKI)、万方数据库、维普数据库(VIP)、PubMed 数据库等。中文数据库以 CNKI 为代表,英文数据库以 PubMed 为代表。

CNKI 的检索模块包括文献检索、知识元检索、引文检索、出版物检索等内容,其中文献检索包括高级检索、专业检索、作者发文检索、句子检索等方式。以检索"电针治疗高脂血症"相关研究文献为例,高级检索根据提示的检索内容进行检索,可构建检索式"SU%＝'电针'AND SU%＝'高脂血症'",检索式的内容越丰富,检索结果越精确(图 5-3-1)。

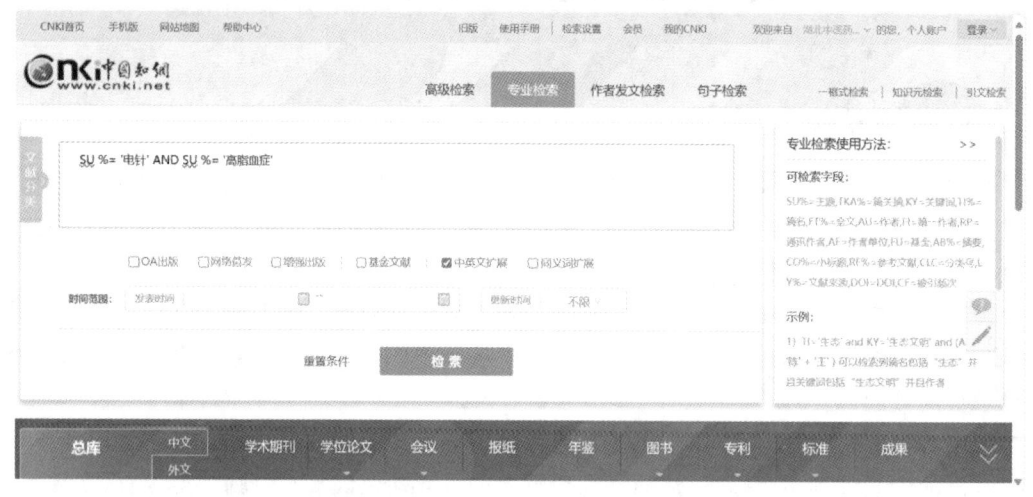

图 5-3-1 针灸数据检索

(三)大数据的检索优化

随着医疗技术的快速发展,海量的信息存储在医院等医疗机构内,怎样为所需人群提供对海量医疗信息的快速查询,是大数据研究人员需要不懈探索的重要方向。常见的查询方式包括基于 C/S 架构的查询、基于分布式文件系统的 SPARQL 查询、RDF 查询。由于基于 HBase 的医疗大数据存储方案目前被广泛应用,研究探索与优化基于 HBase 的医疗大数据存储模型的检索性能,可进一步构建完善二级索引以支持多样化检索。

三、数据挖掘

数据挖掘(data mining,DM)又称数据库中的知识发现(KDD),是指从大量的数据中通过算法搜索隐藏于其中信息的过程。数据挖掘通常与计算机科学有关,并通过统计、在线分析处理、情报检索、机器学习、专家系统(依靠过去的经验法则)和模式识别等诸多方法来实现。

(一)数据挖掘步骤

数据挖掘步骤主要包括定义问题、建立数据挖掘库、分析数据、准备数据、建立模型、评价模型和实施与部署。每个步骤的具体内容如下。

(1)定义问题:在开始挖掘数据之前最先也是最重要的内容就是定义问题,了解数据和业务,对目标有一个清晰、明确的定义,即决定到底干什么。

(2)建立数据挖掘库:包括数据收集、数据描述、数据选择、数据质量评估、数据清理、数据合并与整合、元数据构建、数据挖掘库加载、数据挖掘库维护等任务。

(3)分析数据:用适当的统计分析方法对收集到的大量数据进行分析,对它们加以汇总和理解并消化,以求最大限度地开发数据的功能,发挥数据的作用。分析数据是为了提取有用信息和形成结论而对数据加以详细研究和概括总结的过程。

(4)准备数据:包括选择变量、选择记录、创建新变量、转换变量四个任务。

(5)建立模型:通过大量的数据样本进行参数估计,从而建立合适的数学模型。

(6)评价模型:模型建好之后,必须评价得到的结果、解释模型的价值。在实际应用中,先在小范围内应用,取得测试数据,觉得满意之后再向大范围推广。

(7)实施与部署:模型建立并经验证之后,可有两种主要的使用方法。一种是提供给分析人员做参考;另一种是把此模型应用到不同的数据集上。

(二)针灸学的数据挖掘应用

针灸相关数据挖掘指从海量数据中获取有效的、新颖的、具有潜在应用价值的数据的过程。例如,研究者以海量的研究文献为基础,依托相关算法,对选穴处方数据进行整理和挖掘,以探索针灸治疗脑病的腧穴选穴规律、名老中医经验及腧穴疾病谱等重要信息,为临床寻求最佳治疗方案和科学决策提供客观的参考依据。

数据挖掘在针灸学中最常用于研究针灸治疗方案中的选穴规律。选穴处方是施针治病的前提,历代医家为寻求更为完善的选穴处方,从未停止探索。机器学习是数据挖掘的重要工具,以聚类算法及关联规则算法为代表的无监督学习算法是其主要应用形式。学者通过对古籍、现代临床试验文献中应用穴位的频次进行统计,运用 SPSS modeler 进行聚类和关联规则分析,对穴位的选择规律进行数据化和可视化呈现。目前,关于名老中医针灸数据挖掘的研究成果在学术文献领域仍体量较小,且发展较慢,起步较晚。运用数据挖掘技术更有利于促进名老中医经验的传承和规范化选穴。

在针灸学发展中,利用数据挖掘技术,可以剖析临床穴位配伍经验,为优化治疗方案提供思路和参考,促进临床疗效提升。但同时存在一定不足之处,如对腧穴配伍与实际临床效果的关联性评价较少,主要以穴位出现的频率进行考量。因疾病性质不同,针灸处方、组穴需随证加减,但数据挖掘算法尚无法提取出针灸处方中穴位间的多元关系,且针刺手法的标准化及量效关系的相关研究尚处于起步阶段,因此,未来数据挖掘者、广大针灸临床工作者及数据管理人员应通力合作,加强腧穴配伍与实际临床疗效的结合研究,对多元、复杂的数据进行更深一步的挖掘探索。

第四节　隐私保护和安全

大数据和智能技术现已被广泛运用于公共管理。随着计算机技术与实际生活的紧密结合,创造智能环境的举措已经扩展到卫生保健领域。在大数据背景下,我们可以对临床中产生的数据进行数字化、信息化处理,从不同的角度去分析、重构,在大数据基础上实现学术理论的创新。

数据作为信息时代的核心资产,其安全性直接关系到国家安全、社会稳定和个人利益。数据隐私泄露问题引起全社会的担忧。数据安全研究与分析是保障信息安全、推动信息化发展、促进经济社会发展的必要手段,需要不断创新和改进,以提高数据安全保障的能力和水平,确保数据的安全性和有效性。

一、数据的隐私保护和安全现状

(一)起步晚,尚处于探索期

2016—2017 年是中医药大数据相关政策文件出台的高峰期。医疗领域的大数据主要涉及临床研究、影像研究、基因研究等,多应用于电子病历设计、健康管理、智慧医疗等方面。

在针灸领域,现有的大数据研究主要聚焦于数据库的建立和应用,利用数据挖掘技术在穴位选择及配伍、针法与灸法研究、病种研究和临床决策等方面进行探索,建立针灸古今文献数据库、针灸临床治疗数据库及针灸辅助诊疗系统,分析临床治疗某类疾病的选穴、配伍规律和潜在适应证,从而辅助临床诊断和治疗。对针灸数据库隐私保护和安全的研究多附带于数据库建立与应用研究中,目前仍处于探索阶段。

(二)法律逐渐完善

面对医疗健康领域大数据隐私保护的挑战,我国在 2013 年以后,出台了多项政策以促进健康医疗大数据产业的发展。2021 年国家出台的《中华人民共和国数据安全法》《中华人民共和国个人信息保护法》可作为针灸大数据隐私保护的依据。目前针对健康医疗大数据的隐私保护尚未专门立法,关于健康医疗信息的隐私保护散见于《中华人民共和国执业医师法》《护士条例》《中华人民共和国侵权责任法》中。健康医疗大数据领域的相关政策法规、应用标准体系的完善仍在进一步推进。

(三)社会整体意识尚待增强

当前我国公民对于个人隐私的保护意识不够,具体表现在两个方面:一是习惯依赖于互联网服务,但没有对个人数据隐私保护予以足够的重视;二是当隐私权受到侵犯时缺乏用法律武器维权的意识。增强全社会整体隐私保护意识需要个人、政府及职能部门、第三方信息业者等多方的共同努力。

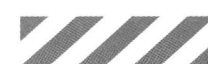

二、数据的隐私保护和安全风险

（一）数据中毒

数据中毒一般指人工智能信息数据被非法修改，导致人工智能决策层对数据信息的判断出现问题，并给出了错误的决策方案或指令。其工作原理是通过在人工智能训练数据中添加恶意样本或者是虚假数据，然后对原有的数据信息进行攻击破坏，造成完整性缺失，使训练算法模型运算判断出错，从而导致决策层的决策出现偏离。

一般数据中毒的方式包括两种：①对训练数据的原始数据进行篡改，修改分类模块的范围值，使训练数据的运算分析方向出现偏移的偏斜攻击方式；②将人工智能的自身机器学习模型作为攻击对象，将篡改的信息数据反馈至需要接收客户反馈信息的机器学习模型，利用修改后的数据信息误导人工智能的运算，使其决策层给出错误的决策。

（二）数据异常

数据异常会使人工智能系统在运算过程中出现偏差或错误，也会将自身模型暴露出来，进而遭受黑客的恶意攻击。另外，开源学习框架本身也存在一定的安全风险。

（三）泄漏风险

在针灸大数据建立过程中，数据交易不当、权限控制不合理，会使更多的数据应用人员接触到原始数据，从而增加了隐私信息泄露的风险；数据脱敏不完善会造成隐私信息泄露概率增高；或者共享数据的人员在使用数据时违规备份，而备份数据缺乏有效的保护而遭受其他攻击，从而加大了隐私数据泄露的可能性。当这些个人信息数据没有得到很好的保护时，信息数据出现泄漏或被收集个人信息的企业误用，就可能会给这些信息的所有者带来严重的后果。

（四）网络攻击

随着人工智能技术的提升，黑客对智能化网络的攻击能力也增强了，信息数据常被智能化窃取和攻击。智能化窃取和攻击能力提升表现在两个方面：一是通过使用人工智能系统自动锁定需求目标，对数据进行攻击和盗取；二是通过机器学习的方式，扫描和发现系统漏洞，提高数据攻击中对关键目标的识别能力和攻击效率。人工智能系统具有自动识别图像等功能，使窃取系统数据信息变得更加容易。

除了针灸大数据完整生命周期的四个环节面临上述风险外，中医数据库创建后的管理不当（如密钥管理不当、数据管理不善）均会成为针灸大数据的隐私与安全风险因素。

三、数据的隐私保护和安全维护对策

根据上述对针灸大数据的隐私保护和安全的现状和风险的分析，大数据下的用户隐私保护和安全维护对策可以从完善法律法规体系、增强社会整体隐私保护意识、提高大数据技术水平、优化针灸大数据的管理等多维度进行设计和部署，以建立统一、有效的针灸大数据隐私保护与安全维护体系。

（一）建立健全针灸大数据相关法律法规

大数据背景下的医疗健康信息发生了结构性变化。患者的隐私权是法律赋予患者的基本权利之一，法律可作为患者维护自身权益的有力武器。建立完善的医疗数据隐私保护法

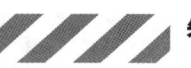

律体系是前提。此外,还应加快具有针对性和前瞻性的医疗健康大数据隐私安全与保护的立法步伐,建立以国家立法为核心,与其他社会规范共同组合的,兼顾技术标准、市场规范等多方面内容的中医大数据隐私安全与保护多元化法律框架,加强对隐私数据保护的法律威慑作用。

(二)增强社会整体隐私保护与安全意识

增强社会整体隐私保护与安全意识需要个人、政府及其职能部门、第三方信息业者等多方的共同努力,以改变数据隐私保护与安全意识的缺乏现状,培养社会整体数据隐私保护观念和隐私泄露防范意识,营造良好的社会氛围,维护中医大数据隐私保护与安全。

个人作为隐私保护与安全利益的最相关者,应明确隐私保护的原因、必要性及方法,从根源上有效地规避隐私泄露风险及隐私泄露所产生的消极影响,养成保护个人隐私的习惯,不随意登记个人隐私信息,当隐私相关权利受到侵犯时要勇于借助法律手段保护自身合法权益。

发挥相关行业协会的力量,形成行业准入和管理规范共识。组织形成网络安全新技术、新应用的评估队伍,对所有在网络平台上发布应用程序的企业、个人,均进行评估、整改、再评估,要求其符合信息安全后方可上线。

(三)提高针灸大数据隐私保护与安全技术水平

隐私保护与安全技术指对大数据中隐私数据的处理和计算技术,隐私保护和安全技术可见于数据采集、处理、分析应用和清除的全生命周期的各个阶段。

1. 在数据采集中的隐私保护与安全技术　在数据采集环节,传统的医疗数据隐私保护主要采用数据匿名化技术,其次是差分隐私技术。数据匿名化技术的核心思想是隐藏数据与个体之间的联系,在一定程度上为数据的隐私性提供了保障。典型的匿名保护方法有k-anonymity、l-diversity、t-closeness,也有新的更适用于医疗大数据匿名化技术的方法。有研究者以(a,k)-anonymity模型作为数据采集的隐私保护方案,提出了一种新的基于匿名医疗保健服务的数据采集方法。

差分隐私技术是另一种大数据隐私保护技术。与数据匿名化技术相比,差分隐私技术可成功抵御大部分隐私攻击并能提供可证明的隐私保证。差分隐私技术的引入有效地解决了数据匿名化技术无法对隐私保护水平提供有效证明的问题,另外,差分隐私技术减少了对攻击者已经获取背景知识的考虑,并提供了严格的数学定义和度量隐私泄露的方法。差分隐私技术能在最大化医疗数据可用性的同时,保证患者隐私泄露控制在预期范围内。这些优势使差分隐私技术在中医大数据隐私保护与安全维护中成为一种具有可行性、值得研究的医疗数据隐私保护技术。

以上两种方法的共同特点如下:对采集的中医数据进行去标识化处理,即通过技术手段对个人信息进行处理,达到无法识别相关信息主体的目的。通过去标识化处理去除数据中的敏感信息,可在一定程度上防止数据被再识别。在进行去标识化处理时要遵循合法合规的原则,有效保护数据安全。

2. 在数据处理中的隐私保护与安全技术　用于针灸大数据处理的隐私保护技术有加密存储技术。医疗大数据在采集后被上传云端,而云端服务多由社会第三方信息业提供,存在着较高的数据信息泄露风险。在数据传输和存储过程中,需要采用数据加密技术。目前的数据加密技术包括同态加密技术、混合加密技术等。

同态加密技术是基于数学难题的计算复杂性理论的密码学技术。对经过同态加密的数据进行处理得到一个输出结果,对这一输出结果进行解密,其结果与用同一方法处理未加密的原始数据得到的输出结果是一样的。同态加密分为3种:①全同态加密,支持密文上任意次数的加法和乘法运算操作;②部分同态加密,仅支持密文上加法或乘法运算中的一种;③类同态加密,支持密文上有限次数的乘法运算。通过同态加密,用户可将敏感数据加密后发布到不被信任的第三方,进行加密数据下的加密计算而不泄露明文信息。同态加密技术被应用于医疗大数据的基因数据分析研究中,在中医大数据的隐私保护研究中同样值得进一步求证与应用。

在使用相关隐私保护与安全技术的同时,也应定期对存储数据的电子设备系统进行维护和升级,保障电子设备系统不被勒索病毒、黑客入侵;或者对结构复杂、规模庞大的中医大数据进行分级存储管理,保障信息系统服务器及后台服务安全。

3. 在数据分析应用中的隐私保护与安全技术 在大数据背景下,中医大数据蕴藏的巨大价值必须通过开放、共享,数据挖掘与分析,才能得到合理应用。在数据共享与分析过程中,常用访问控制技术。

访问控制技术是防止对任何资源进行未经授权的访问,从而使计算机系统在合法范围内使用的技术。在医疗信息系统中,由于参与的访问人员较为复杂,需要利用访问控制技术对不同的访问人员设置不同的访问权限,以降低数据泄露风险。访问控制技术主要使用两种身份验证:用户身份验证和数据身份验证。

4. 在数据清除中的隐私保护与安全技术 数据清除一般采用直接删除或覆盖的方式,但仍存在数据残留,容易引起数据泄露。能采用的隐私保护方法有物理销毁和逻辑销毁。物理销毁指借助外力,采用物理破坏的手段使数据存储设备毁坏达到数据彻底清除且不可恢复的目的的方法。这种清除方法往往用于不易搬运的存储设备或密级极高的存储设备。逻辑销毁指向准备销毁的数据中反复输入无意义的随机数据,将原有数据覆盖并替换,达到数据不可读的目的,从而清除数据的方法。

5. 其他数据隐私保护与安全技术 联邦学习是一种分布式学习技术,可保证各个计算参与方在原始数据不出本地的情况下,实现共同建模。根据数据的分布方式,联邦学习可分为横向联邦学习(样本联合)和纵向联邦学习(特征联合)两种。通过联邦学习,可以实现不分享原始数据情况下的模型的联合更新。借助联邦学习技术的参数交换,医疗健康数据得到了有效的隐私保护,使数据与模型保留在本地,极大地降低了数据泄露风险。

联邦学习的特点和优势如下。①保护用户隐私:联邦学习可以保护用户隐私,因为数据不会离开用户的设备。②减少数据传输:联邦学习不需要将数据传输到中央服务器,因此可以减少数据传输和带宽使用。③提高模型精度:联邦学习可以在本地设备上训练模型,因此训练模型训练速度可以更快,并且可以使用更多的数据来提高模型的精度。

目前,联邦学习的前沿技术之一是联邦迁移学习。联邦迁移学习是一种基于联邦学习的技术,它允许在不共享原始数据的情况下将知识从一个设备迁移到另一个设备。联邦迁移学习的优点如下。①提高模型的泛化能力:通过将知识从一个设备迁移到另一个设备,联邦迁移学习可以提高模型的泛化能力,使其能够适应更多的数据集和场景。②加快模型的训练速度:由于不需要传输原始数据,联邦迁移学习可以大大加快模型的训练速度。③提高模型的精度:联邦迁移学习可以利用多个设备上的数据,从而提高模型的精度。

总的来说,联邦学习是一种强大的技术,可以保护用户隐私,提高模型的精度和泛化能力,并加快模型的训练速度。

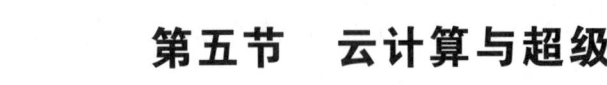

第五节　云计算与超级计算技术

一、基本概念

（一）云计算的定义

云计算（cloud computing）是分布式计算的一种，指通过网络"云"将巨大的数据计算处理程序分解成无数个小程序，然后，利用多部服务器组成的系统对这些小程序所得到的结果进行处理和分析并将结果返回给用户。云计算早期，简单地说，就是简单的分布式计算，解决任务分发，并进行计算结果的合并。因而，云计算又称为网格计算。利用这项技术，人们可以在很短的时间（几秒钟）内完成对数以万计的数据的处理，从而实现强大的网络服务。

（二）超级计算的定义

超级计算（super computing）是一种高性能计算形式，使用功能强大的计算机——"超级计算机"执行确定或计算，缩短总求解时间。

二、云计算和超级计算的应用

（一）智慧医疗

医疗信息服务必须保证高连续性与高安全性。建立医院云平台，需要重构、整合信息资源，构建满足信息服务与集中管控目的的虚拟资源池，提高信息利用率，降低信息建设成本。云平台的建设打破了信息资源孤岛，提高了信息利用率。各业务系统的独立设施由虚拟平台统一管理。建立虚拟共享资源池，保证任何时候均可满足医院信息服务需求，做到按需服务。虚拟资源池统一管理能够让信息人员对资源、系统开展动态、有效的监控，可提高业务系统信息处理能力，保证业务系统遭遇性能瓶颈时能动态调整，对资源进行合理分配。

根据云计算部署选择及功能需求分析，可将信息服务平台打造成满足信息处理需求的存储、计算、网络、桌面资源池，并结合业务系统功能及信息存储利用需求，划分若干模块，部署医院私有云，从而实现软硬件资源隔离，摒弃传统信息系统建设模式。

1.云档案　在云计算平台中，可搭建云档案系统，以便于医务工作者实现档案管理数字化，将档案信息统一上传至系统虚拟云中。若仅对医疗档案、人事档案等简单归置，出现档案变动时操作较为复杂，查找医疗记录难度较高，而利用云计算技术，则能够统一整理档案信息。当查找档案时，可使用云档案系统检索功能，在短时间内即可查找所需档案信息，减小人员工作量，降低档案管理的成本。

2.云管理　在云计算平台中搭建智能管理系统，可使医生在做出诊断后，利用系统统一记录患者服药情况、医疗进度及身体状况，保障医生及时收集患者身体状况数据，提高医疗准确性。另外，医生还能通过云管理系统掌握患者历史治疗数据，规范治疗流程，提高患者康复率，降低工作量。例如，对于心脏病、高血压等慢性病患者，医生可借助云管理系统实时监控患者服药情况及身体状况，利用系统提醒未及时复查、未及时服药的患者，以免患者病情恶化。云管理系统还能定期记录患者血压、心率数据，出现异常后传输给医生，以方便医生及时判断患者病情，做好后期治疗指导工作。

3.云病例　云计算平台可根据时间轴管理病例。患者首次进入医院就诊后,患者数据即可被输入管理系统中,每次接受的治疗均会留下记录,服务器将以云数据方式始终保存医疗数据,便于患者查看医疗记录,掌握自身过敏反应、服药情况、病情发展、手术记录等。特别是部分老年患者,无法准确记住自身过敏史、用药情况等,容易延误治疗。而云病例能够帮助医生了解患者治疗记录,减少时间浪费,提醒医生为下次治疗做准备。

4.云运营　云计算平台可利用私有云方式监督医院运行情况,通过系统实现财务部门与人力资源部门的信息共享。医院可将采购明细、收支等,输入云计算平台内,以便于通过统合计算,降低医院运营难度。云运营系统能够将各部门联系起来,做到医院运营一体化,提高工作稳定性,节约运营成本,助力建设智慧医院。

5.云信息　通过医院对外公开的虚拟服务器,人们能够查看公开的医院信息。例如,患者登录指定账号,即可查看自身身体基础信息及病理检查结果,医院申报信息和近期运营情况等。医院也能以信息公开的方式,寻求医疗合作伙伴,从而节约医院开销,采购更为先进的医疗器械。还能利用该系统跨院转移患者资料,实现数据跨越地区共享,有助于身处外地的患者获取病历信息,进而享受便利的医疗服务。

(二)针灸学教学资源库

针灸学是一门综合性、实践性较强的临床医疗学科。课程要求学生不仅扎实掌握针灸基础知识,还熟练掌握针灸操作技能,如此才能更好地服务于临床。为此,如何使学生在有限时间内高效、规范地掌握各项针灸知识与技能是多年来实践教学中不懈探索的课题。伴随教育信息化的飞速发展,将现代信息技术与教育教学资源有机整合,基于云计算和超级计算建设高质量、大容量的针灸学教学资源库架构平台,开展线上、线下混合式教学,是针灸学教学的一条重要途径。

基于云计算、超级计算建立的针灸学教学资源库是一种利用现代信息化手段对教育教学资源进行多媒体素材的整合、呈现与管理,并通过计算机网络进行教学资源更新、传播与共享的开放式教学资源系统。针灸学教学资源库绝不是单纯在网络上将针灸学课程简单地组织起来,其更注重的是课程品质的提升及教学模式的建设。为此,在进行针灸学教学资源库建设时,应当遵循标准性、多样性、开放性等建设原则,以更好地服务教学与临床为第一要务,以国际标准、国家标准以及相关行业标准为依据,对教学资源进行科学的分类整理,严把多媒体素材质量关。

针灸学教学资源库的主要架构包括文档库、图片库、动画库、视频库、病案库、试题库、学习者数据库七部分,然后依托学校网络教学平台对学生们进行开放与共享,主要用于针灸学线上教学,以及记录和评价学生自主学习行为与效果。与传统针灸学教学方式相比,针灸学教学资源库更有利于多层次、立体化、个性化教学模式的构建与应用,具有系统性、多样性、实践性、能动性、同步性等鲜明特点。

(三)针灸虚拟教研室

以云计算和超级计算为技术基础而构建的针灸虚拟教研室已经开始应用于各大中医药高校。针灸学作为一门传统医学学科,其知识的传承和发展需要更多人参与学习并掌握。通过针灸虚拟教研室,学生可以更深入地了解针灸学的理论知识和实践操作,学习兴趣更高。

针灸虚拟教研室为学生提供了一个开放的学习平台,使学生能够通过互联网获得最新的学习资源。通过与其他高校学生的交流和合作,学生可以获得更广阔的视野和更深入的学习体验。

在课程方面,应紧跟时代发展步伐,体现学科新动向、新进展和新成果;整合优质资源,建设精品课程和精品资源共享课;开展线上线下混合式教学改革;积极完善针灸学专业课程体系设计、虚拟教研室教学资源库建设、虚拟教研室平台建设等。下一步应以针灸虚拟教研室为依托,以"互联网+教育"为载体,建成以针灸学专业为主的优质教学资源库。

随着信息技术的飞速发展,教育信息化已成为促进教育改革和提高教育质量的重要手段。虚拟教研室作为信息技术与教育教学深度融合的产物,是适应现代社会发展需求的一种新的教育工具,为深化教育教学改革提供了新的思路和方向。

第六章
智能针灸的理论基础

在现代医学与人工智能技术日益融合的趋势下，智能针灸作为一个创新领域，不仅承载着传统针灸理疗的精髓，同时也开拓了医疗技术的新境界。本章旨在深入探讨智能针灸技术背后的科学原理和技术架构，详尽揭示如何通过高科技手段优化和创新传统的针灸治疗方法。通过本章的介绍，希望读者对智能针灸的理论基础有全面而深入的理解，同时为进一步探索和应用智能针灸技术奠定坚实的基础。

第一节 数字图像处理

一、数字图像处理简介

数字图像处理技术在医学影像诊断、手术模拟、疾病预防、疾病治疗等医学领域有着广泛的应用。在医学影像诊断应用方面，通过 CT、MRI、超声检查和 X 线检查等医学影像学检查可以获取人体内部密度、厚度、形态等信息，为更全面、更准确诊断疾病提供保障。数字图像是由模拟图像数字化得到的、以有限数值像素为基本元素的二维矩阵。数字图像是可以用数字计算机或数字电路进行存储和处理的图像。数字图像处理对输入的数字图像实行某种变换，如图像增强、图像去噪、图像恢复、图像分割等，然后输出处理过的有意义的图像。

数字图像处理利用算法和数学模型对数字图像进行处理和分析，其目的是增强和提高图像质量，从图像中筛选和提取有意义的信息。数字图像处理是进行图像理解、识别、分类等高层次操作的前提。在基于深度学习的计算机视觉领域里，这种预处理能够显著提高学习模型的性能表现。操控图像，如在图像中添加或者删除对象，在计算机动画和仿真领域应用较多。在医学应用（如基于皮肤镜图像的皮肤病检测）中，图像修复能够去除皮肤镜图像中的伪影，恢复图像的原始状态，保证后续的图像分析达到理想的效果（如正确检测皮肤病变区域以及识别皮肤病类型）。典型皮肤镜图像修复示例如图 6-1-1 所示。

从图 6-1-1 中可以看到，皮肤镜图像中的伪影被明显去除，其对后续基于深度学习的图像识别的影响显著降低。

扫码看彩图

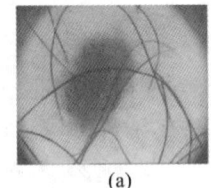 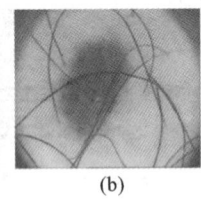 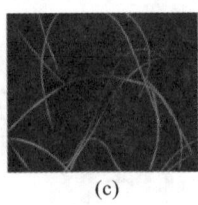 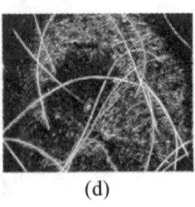 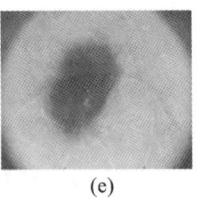

(a)   (b)   (c)   (d)   (e)

图 6-1-1　典型皮肤镜图像修复示例

(a)原始图像;(b)对应的灰度图像;(c)实施底帽运算后的图像;(d)修复的阈值操作图像;(e)最后的图像

二、数字图像及其种类

图像通常被定义为二维函数 $f(x, y)$,其中 x 和 y 是空间坐标,在任一坐标 (x, y) 处的振幅被称为该点处图像的强度。当函数 f 的 x、y 坐标和振幅值都是有限值时,我们称之为数字图像。换言之,数字图像是由按行和列排列的二维矩阵阵列来描述的某种离散函数。矩阵的每一个特定位置和其对应的函数值称为像素。实际上,像素指组成图像的不同位置的小方格和被分配的色彩数值,小方格颜色和位置就决定了该图像呈现的样子。像素是数字图像的基本单元,是构成图像的不可分割的单位。像素越多,图像分辨率越高,图像越清晰,图像尺寸也越大。数字图像由有限数量的像素组成,每个像素在特定位置都有特定的值。根据描述像素的灰度以及颜色模式的不同,数字图像可以分为二进制黑白图像、灰度图像、RGB 彩色图像三类。

(一)二进制黑白图像

顾名思义,二进制黑白图像只包含两个像素元素,即 0 和 1,其中 0 表示黑色,1 表示白色。此图像也称为单色图像。

(二)灰度图像

灰度图像或 8 位图像由 256 种独特的颜色组成,其中 0 值像素强度表示黑色,255 值像素强度表示白色,介于两者之间的其他所有 254 个值都是不同深浅的灰色。

(三)RGB 彩色图像

现实世界中的图像是 RGB 彩色图像,"RGB"表示图像的红色、绿色和蓝色"通道"。每一个通道用一个字节表示,每个通道有 256 种(2^8 种)阶调,则 RGB 三通道在一个像素上最高可以显示 24 位 1677 万种色彩($256 \times 256 \times 256 = 16777216$)。人眼对色彩的分辨能力是一千万色左右,因此 RGB 图像通常又被称为真彩色图像。灰度图像是只有一个通道的图像,即两个坐标可以定义矩阵任何值的位置。RGB 彩色图像有三个大小相等的矩阵(三通道),每个矩阵的值的范围为 0 到 255,堆叠在一起,如此三个唯一的坐标指定了矩阵元素的值。当像素值为 $(0,0,0)$ 时,RGB 图像中的像素是黑色,而当其为 $(255,255,255)$ 时,像素是白色。介于两者之间的任何数字组合都会产生自然界中存在的所有颜色。例如,$(255,0,0)$ 是红色(因为对于该像素,只有红色通道被激活)。类似地,$(0,255,0)$ 是绿色,而 $(0,0,255)$ 是蓝色。图 6-1-2 是不同种类图像的一个示例。

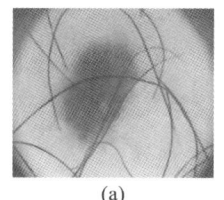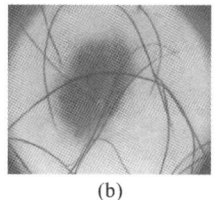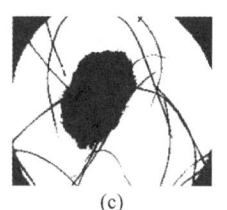

扫码看彩图

(a)　　　　　　　(b)　　　　　　　(c)

图 6-1-2　皮肤镜图像示例

(a)原始彩色图像;(b)对应的灰度图像;(c)二进制黑白图像

三、数字图像特征及提取

在数字图像处理和计算机视觉领域,特征通常是指图像的某个区域是否具有某些特性。特征可以是图像中的特定结构,如点、边或对象,也可以是应用于图像的一般邻域操作或特征检测的结果。特征是普遍存在的,包含与解决特定计算任务相关的任何有意义的信息。机器学习和模式识别中的特征具有相同的含义。在实际的图像处理和计算机视觉应用中,特征选择往往依赖于特定应用场景下的具体问题。特征通常作为图像中有意义的部分,是许多图像识别和计算机视觉算法的前提和基础。因为特征是后续算法的起点和主要前提,所以特征检测器的优劣往往对后续整个算法的表现非常重要。特征检测器的理想特性是可重复性,即能够在同一场景的两个或多个不同图像中检测出相同的特征。特征检测是一种低层次的图像处理,通常是图像处理的前期操作,用于检查每个像素是否存在特征。特征检测通常用局部图像导数运算实现。常用的典型图像特征涉及边、角点、斑、脊等概念。

(一)边

边是两个不同图像区域之间的边界。通常,边可以是任意的形状,可以包括结。在实践中,边通常被定义为图像中一群具有强梯度的点的连接。边的检测算法通常对边的特性(如形状、平滑度和渐变值)施加一些约束。一般说来,边是一种一维结构。常见的边检测算法是基于各种各样的梯度算子。图 6-1-3 是基于 CT 肺部图像的边检测的一个示例。

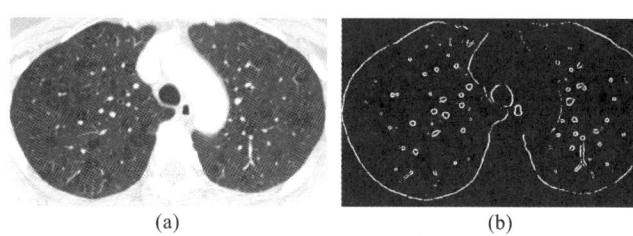

(a)　　　　　　　　　　　(b)

图 6-1-3　基于 CT 肺部图像的边检测示例

(a)原始图像;(b)检测的边图像

(二)角点

角点和兴趣点在某种程度上可以互换使用。角点指图像中具有局部二维结构的点状特征。行角点检测时,可以先进行边检测,边方向的剧烈变化处即是角点。行角点检测时,也可以直接寻找图像梯度中曲率比较大的地方(即方向变化剧烈的位置)。在图像里检测到的不是传统意义上的角点。例如,暗背景上的小亮点,通常被称为兴趣点。图 6-1-4 是基于 CT 肺部图像的角点检测的一个示例。

扫码看彩图

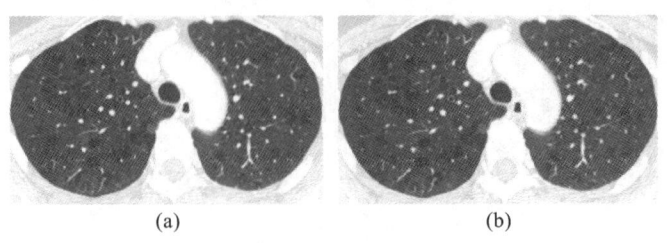

(a)　　　　　　　　　　(b)

图 6-1-4　基于 CT 肺部图像的角点检测示例

(a)原始图像;(b)检测的角点图像

（三）斑

不同于角点是图像中感兴趣的点,斑是图像中感兴趣的平滑区域。斑由于过于平滑而不能被角点检测器检测到。缩小图像,原始图像中平滑的斑会变得尖锐,然后执行角点检测,角点检测器将对缩小后的图像中的尖锐点做出响应。通过变化尺度,斑检测器可以用作角点检测器。角点检测器和斑检测器可针对不同尺度下不同类型图像结构做出响应。图6-1-5是基于 CT 肺部图像的斑检测的一个示例。

扫码看彩图

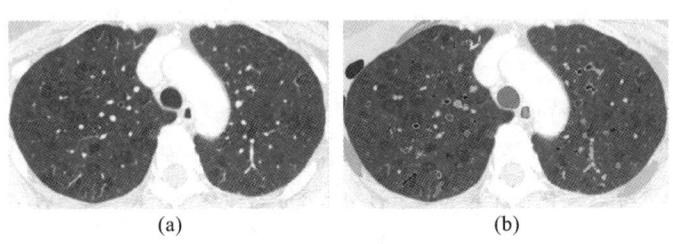

(a)　　　　　　　　　　(b)

图 6-1-5　基于 CT 肺部图像的斑检测示例

(a)原始图像;(b)检测的斑图像

（四）脊

在数字图像处理中,脊是由一个函数的局部最大值的一系列点构成的曲线,类似于地理上的山脊。也可以理解为,脊是在二维平面中两个变量的光滑函数的高处连成的线。固定尺度脊向量对目标宽度是非常敏感的。在二维图像的一个固定尺度上,脊可以通过计算 Hessian 矩阵的特征值进行检测。实际应用中,脊被认为是表示对称轴的一维曲线,局部脊宽度与每个脊点都相关。脊是描述细长物体的一种自然的工具,在灰度图像中,脊被视为中轴的泛化。不同于边检测,脊检测的目的通常是捕捉细长物体的对称主轴,而边检测的目的往往是捕捉物体的边界。脊检测已被成功应用于航空图像中的道路提取、医学图像中的血管提取、刑事侦查中的指纹分析等。

四、图像处理技术

（一）图像增强

图像增强指通过特定技术对原始图像附加一些信息或变换数据,使原来不清晰的图像变得清晰,有选择地增强图像中感兴趣的特征或者抑制图像中某些不感兴趣的特征,使图像与视觉响应特性相匹配的一种技术。图像增强的目的是改善图像的视觉效果,针对给定图像的应用场景增强图像的整体或局部特性,扩大图像中不同物体特征之间的差别,使原来不清晰的图像变得清晰,从而提高图像质量和丰富图像内容信息量,改善图像判读和识别效

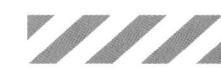

果,满足特殊分析的需要。图像增强技术根据增强处理过程所处的空间不同,可分为基于空域的算法和基于频域的算法两大类。图 6-1-6 是乳房 X 线图像增强的一个示例。

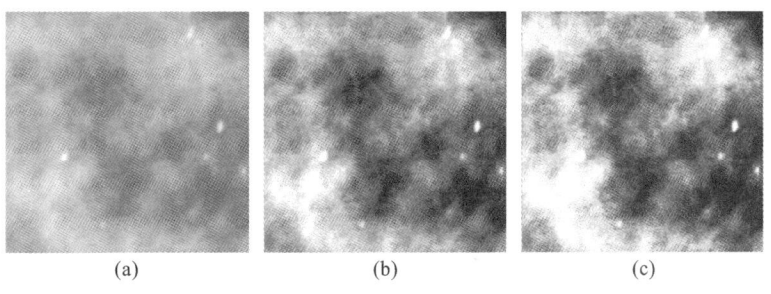

(a) (b) (c)

图 6-1-6　乳房 X 线图像增强示例

(a)带有微钙化区域的乳房 X 线原始图像;(b)通过调整图像强度值对图像进行增强后的图像;
(c)通过直方图均衡增强后的图像

(二) 图像恢复

图像恢复是通过应用合适的数学模型对质量下降的图像进行重建或恢复处理的技术。图像在形成、传输和记录过程中,由于受到摄像机与物体相对运动、成像系统误差和噪声、镜头畸变、传输介质和设备不完善等诸多因素的影响,图像质量会下降,这一现象称为图像退化。图像恢复通过建立图像质量下降或退化的数学模型,然后应用模型反向恢复原始图像,同时运用特定的算法或标准来判定图像恢复的效果。图像恢复涉及从图像中去除噪声或模糊从而使图像外观得到改善,是一个客观的操作过程。图像修复技术可用于修复受损的历史文献。已经开发的基于深度学习的图像恢复算法能够揭示撕裂文档中大量缺失的信息。

图像恢复和图像增强虽然都是为了改善图像的质量,但二者是有区别的,图像增强不考虑图像是否退化,只运用各种技术来增强图像的视觉效果,只要视觉表现不错就可以。而图像恢复则需先计算出图像退化的数学模型,据此应用相应的逆过程变换来恢复原始的图像。实际应用中,如果发现图像已退化,需要先做图像恢复处理,再做图像增强处理。图 6-1-7 是基于 MRI 脑部图像恢复的一个示例。

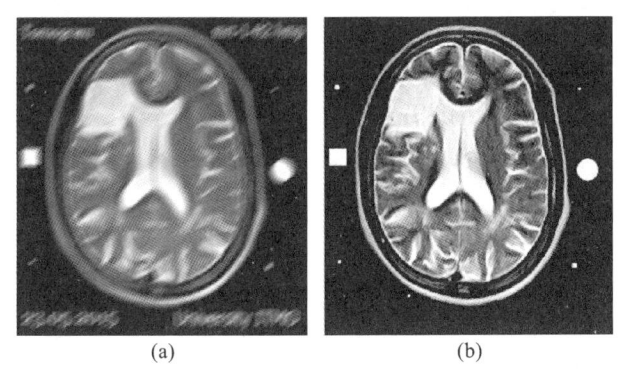

(a) (b)

图 6-1-7　基于 MRI 脑部图像恢复示例

(a)模糊不清的脑部 MRI 图像;(b)恢复后的清晰图像

(三) 图像的形态学操作

图像的形态学操作指在形状的表示和描述中提取有用的图像分量以用于进一步处理或执行更高级操作。例如,腐蚀和膨胀操作分别用于锐化和模糊图像中对象的边缘。形态学操作实质上是根据数字图像的形状对其进行处理的数学运算过程。在形态学运算中,每个图像像素对应其邻域中其他像素的值,通过选择邻域像素的形状和大小,构建对输入图像中的特定形状敏感的形态学操作。常见的形态学操作的有以下四种类型。

（1）膨胀:通过在对象边界上添加像素,背景中与前景连接的像素点合并到相应的前景对象里,使对象的边界向外扩张。膨胀能够填补因为分割等产生的对象内部空洞,也可与相邻的对象连成一体。

（2）腐蚀:腐蚀操作与膨胀操作相反,会删除对象边界上的像素,进而收缩或者细化二进制黑白图像中的前景对象。腐蚀实现了噪声去除和对象分割等功能。

（3）开运算:开运算操作先腐蚀图像,然后对腐蚀的图像进行膨胀,两种操作都使用相同的结构元素。开运算可以实现噪声去除和计数等功能。

（4）闭运算:闭运算操作先膨胀图像,然后对膨胀的图像进行腐蚀,两种操作都使用相同的结构元素。闭运算有助于去除前景对象里的小洞或者去除物体上的黑点。

图 6-1-8、图 6-1-9、图 6-1-10 分别给出了四种类型的形态学运算示例。

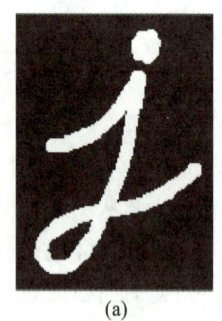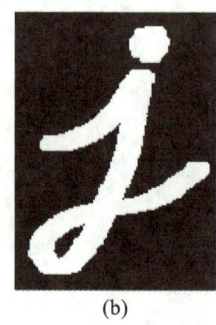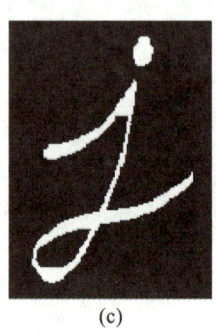

(a)　　　　　　　(b)　　　　　　　(c)

图 6-1-8　膨胀和腐蚀操作
(a)原始图像;(b)执行膨胀操作后的图像;(c)执行腐蚀操作后的图像

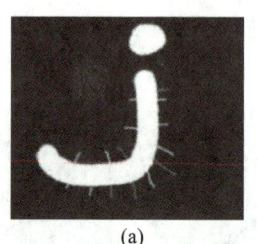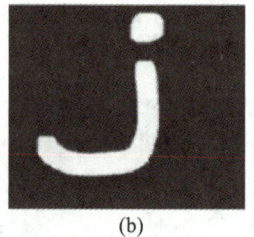

(a)　　　　　　　　　(b)

图 6-1-9　开运算操作
(a)原始图像;(b)执行开运算操作后的图像

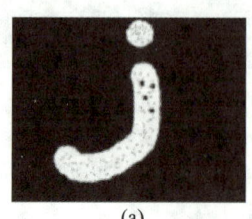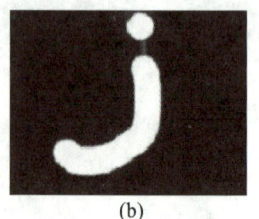

(a)　　　　　　　　　(b)

图 6-1-10　闭运算操作
(a)原始图像;(b)执行闭运算操作后的图像

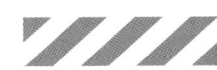

（四）图像分割

图像分割技术是计算机视觉研究的一个重要方向，是图像语义理解的前提。图像分割是将图像划分成若干具有相似性质但互不相交的不同区域的过程。每个区域代表图像中的不同对象，图像分割通常被用于检测对象的预处理。近来随着深度学习的快速发展，图像分割技术有了很大的进步。场景物体分割、人体前背景分割、人脸人体解析、三维重建等技术已经在无人驾驶、增强现实、安防监控等行业得到广泛的应用。现有的图像分割方法有阈值分割方法、边缘检测方法、区域提取方法、结合特定理论工具的分割方法等。图像分割技术从算法进化历程上划分为基于图论的方法、基于像素聚类的方法和基于深度语义的方法三大类。最常用的图像分割方法是阈值算法。例如，二进制阈值处理是将灰度图像转换为二进制黑白图像的过程，转换处理后的图像像素为黑色或白色。预先设定一个阈值，灰度图像中亮度水平低于阈值的所有像素设置为黑，亮度水平高于阈值的所有像素设置为白。图6-1-11是基于脑部 MRI 图像分割的一个示例。

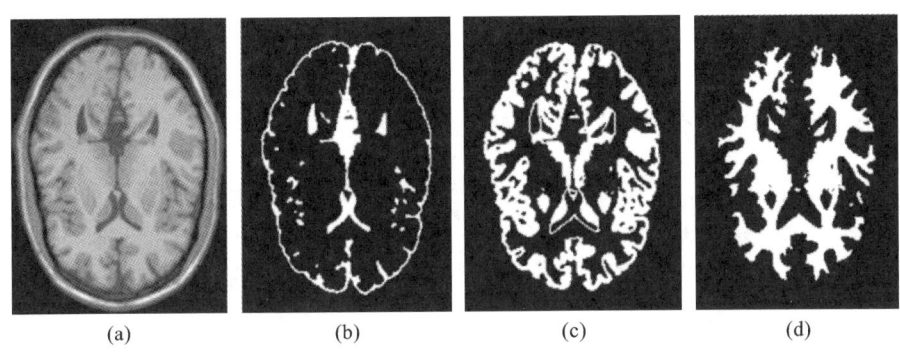

(a)　　　　　　　(b)　　　　　　　(c)　　　　　　　(d)

图 6-1-11　基于脑部 MRI 图像分割示例

(a)原始图像；(b)(c)(d)执行分割操作后的各部分图像

（五）图像识别

图像识别根据图像的模式和特征，使用人工智能和机器学习算法来识别数字图像或视频中的目标和对象并对其进行分类。图像识别是一种高层次的图像理解，属于计算机视觉领域。人脸识别和商品二维码识别是我们生活中常见的两种图像识别应用。一般来说，图像识别可以分为两类：文字识别和物体识别。文字识别相对简单，指识别图像中的字母、数字和符号，包括印刷文字识别和手写文字识别，实际应用十分广泛。早期的图像识别主要集中在文字识别领域。物体识别指对图像中各种不同模式的物体目标进行识别和分类，主要涉及对三维世界的客体及环境的感知和认识，属于高层次的计算机视觉范畴。

图像识别技术在医学领域有着广泛的应用，主要用于医学影像诊断、手术模拟、疾病预防、疾病治疗等。例如，借助图像识别技术，放射科医生可以更准确地检测胸部 X 线影像、CT 影像、PET-CT 影像中的肺结节。肺结节指肺部影像上各种大小、边缘清楚或模糊的圆形或椭圆形阴影。有些结节可能是肺癌的早期症状。图像识别能够帮助医生实现早发现和早治疗。图 6-1-12是 CT 影像的肺结节检测识别的一个示例。

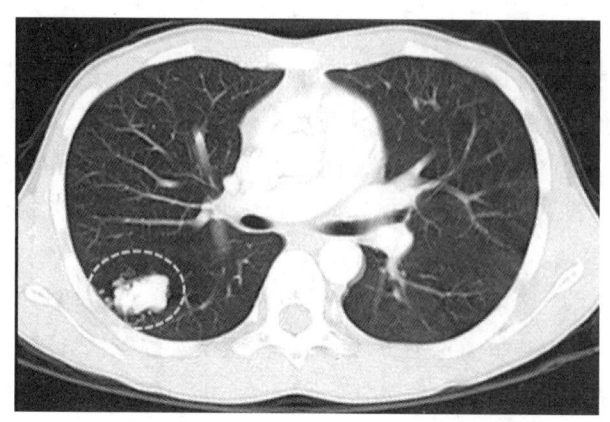

图 6-1-12　CT 影像的肺结节检测识别示例

第二节　深 度 学 习

一、深度学习研究领域与主要分类

研究深度学习,首先要明白深度学习处于哪一个领域中的什么位置。通常来说,如图 6-2-1所示,深度学习是隶属于人工智能研究领域的一种机器学习算法。区别于经典的智能算法,深度学习提取目标特征的方式并不是人工设计的,而是通过一种通用的学习算法实现特征提取,且这种学习算法由数据驱动。区别于以支持向量机与决策树为基础构建的浅层机器学习算法,深度学习通过一些简单的非线性模型把原始数据转变成更高层次的、更加抽象的表达。通过足够多的转换组合,非常复杂的函数也可以被学习。

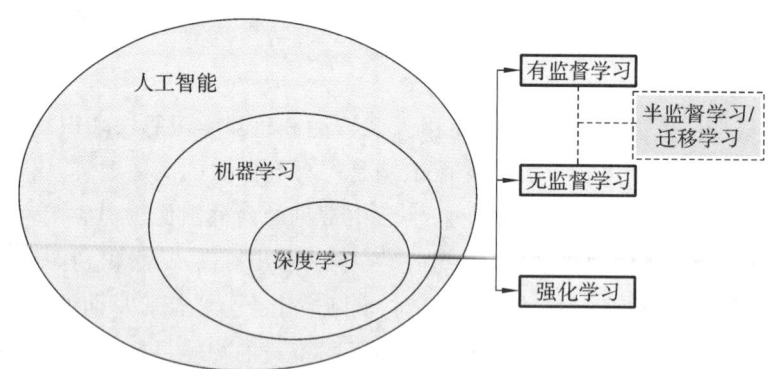

图 6-2-1　深度学习所属研究领域与其主要分类

深度学习本身也是一个足够大的研究领域。根据学习方式的不同,深度学习可分为有监督学习、无监督学习和强化学习。有监督学习与无监督学习的区别在于数据采集过程中是否对采集的样本制作了对应的标签,如果数据集中包含由数据(data)、标签(label)构成的样本对,这种学习方式便被称为有监督学习;若仅有数据而缺乏对应的标签,则称为无监督学习。若仅部分数据具有标签而其他数据缺少对应的标签,则被称为半监督学习或迁移学习,这是一种介于有监督学习与无监督学习之间的方法。如果说有监督学习与无监督学习侧重于学习对环境的感知,那么强化学习就是一种侧重于对决策的学习。强化学习指智能体以"试错"的方式进行学习,通过与环境进行交互获得的奖赏优化行为,目标是使智能体获得最大的奖赏。强化学习不同于连接主义学习中的监督学习,主要表现在强化信号上。强化学习过程中由环境提供的强化信号是对产生动作的好坏做出评价(通常为标量信号),而不是告诉强化学习系统(reinforcement learning system,RLS)如何去做正确的动作。

无监督学习主流的算法目标为对数据进行聚类分析。经典的算法有 K 最近邻(KNN)、主成分分析(PCA)、高斯混合模型、流形学习算法。强化学习算法则有 Q-Learning、Sarsa 算法等。2015 年由 DeepMind 团队提出的 Deep Q Network(DQN)算法将深度学习对应的高维输入与强化学习结合起来,出现了深度强化学习的研究方向。

基于规则的系统是一种传统的方法,它依赖于人工设计的规则和逻辑来处理输入数据,如图 6-2-2 所示。这些规则通常由专家手动编写,用于解决特定领域的问题。例如,一个基于规则的系统可能会使用一系列的 if-then 规则来决定如何处理输入数据并生成相应的输出结果。

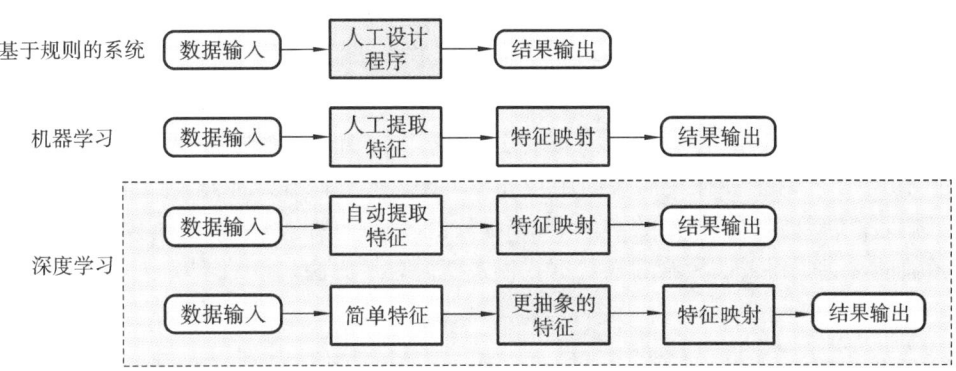

图 6-2-2　基于规则的系统、机器学习、深度学习三者的区别与联系

机器学习是一种从数据中学习模式和规律的方法,通过对大量数据进行学习,从中提取特征,并将这些特征映射到输出结果中。与基于规则的系统不同,机器学习算法可以自动从数据中学习到规律和模式,而无须人工干预。通常,机器学习算法需要人工提取特征,然后通过这些特征来训练模型,如支持向量机、决策树、随机森林等。

深度学习是机器学习的一种特殊形式,其工作原理是通过多层神经网络来模拟人类大脑。深度学习的每层神经元都能够自动学习到数据中的潜在特征,这些特征在多层神经网络中逐层组合,从而形成复杂抽象的特征表示。与传统的机器学习算法相比,深度学习在处理大规模和高维度数据时具有更好的性能,能够更准确地捕捉数据中的复杂模式和规律。典型的深度学习模型包括卷积神经网络和循环神经网络等。

总的来说,基于规则的系统依赖于人工设计的规则和逻辑,机器学习是从数据中学习规律和模式,而深度学习是机器学习的一种高级形式,它利用多层神经网络来实现对数据特征的自动抽象和学习。

二、有监督学习的神经网络结构

有监督学习的神经网络可分为前馈神经网络和循环神经网络(图 6-2-3)。前馈神经网络从全连接神经网络发展到卷积神经网络（convolutional neural network，CNN），基于局部感知的方法使用大量的卷积运算简化了神经网络的训练参数量，形成特定领域处理复杂问题的高效网络结构。而循环神经网络（recurrent neural network，RNN）已经发展出长短期记忆网络（LSTM）及门控循环单元（gated recurrent unit，GRU）。这些网络通过使用多个门控机制解决了困扰传统 RNN 的梯度消失问题。本节将重点探讨前馈神经网络。

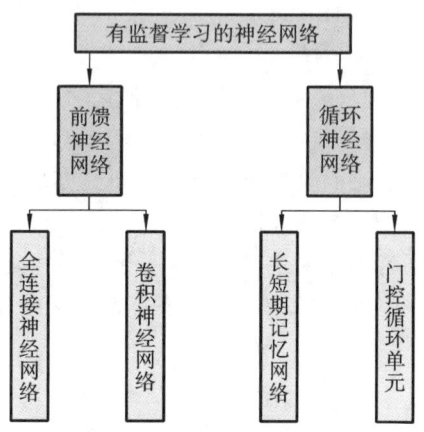

图 6-2-3　有监督学习的神经网络分类

深度学习的经典应用模型为前馈神经网络，同时也被称为多层感知机（multilayer perceptron，MLP）。前馈神经网络的结构如图 6-2-4 所示。前馈神经网络可以理解为一个将一组输入值映射到输出值的数学函数，该函数由多个简单的激活数学函数复合而成，这些数学函数的逐层应用被认为给输入数据提供了新的表示方法。

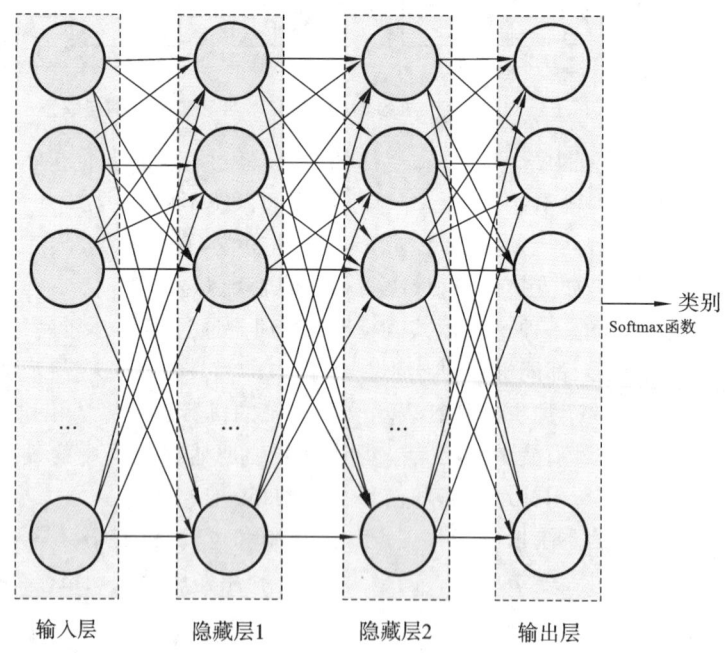

图 6-2-4　前馈神经网络的结构示意图（一）

根据万能近似定理（universal approximation theorem），一个足够大的前馈神经网络能表示任意函数。然而单层的前馈神经网络在表示函数时可能大多无法实现，通过多层结构

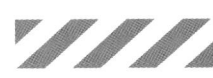

搭建的深度前馈神经网络可以利用分布式处理大大地缩减所需隐藏单元。其中,分布式表示是指系统的每一个输入都应该由多个特征来表示,并且每一个特征都应该参与多个可能的输出表示。实验结果表明,更深层的网络在处理数据的泛化能力方面表现更好。同时,更深的模型在参数数量上也表现得更为高效,因为当目标函数由许多简单函数组合而成时,网络可以通过更简单的表示函数来学习这些组合从而减少表示目标函数所需的神经元数量。

三、神经网络的核心组成

深度前馈神经网络将两个或两个以上的函数逐层复合在一起形成了一个链状网络结构,可以将前馈神经网络(图 6-2-4)简化为图 6-2-5 所示的结构。将三个函数前向连接在链上以形成前馈神经网络最常见的网络结构,其中,$f^{(1)}$ 与 $f^{(2)}$ 分别被称为网络的第一层与第二层,链的长度被称为网络模型的深度。g 被称为网络的输出层。在网络模型的训练过程中,尽量使网络模型接近真实模型 f 的值。通常,隐藏层在整个网络中起着从数据中筛选并提取特征的作用,Softmax 函数则将提取好的特征变化至输出维度并判决属于哪个类别。激活函数用于激活或抑制单个神经元的状态。

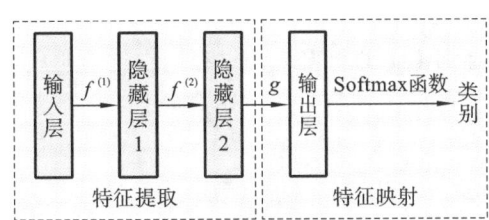

图 6-2-5 前馈神经网络的结构示意图(二)

前馈神经网络是深度学习中被广泛应用的基础网络结构之一。它们的核心特点在于信息的单向流动,即信息从输入层流向输出层,不涉及任何反馈或循环。这种结构使得前馈神经网络在处理一系列不同的问题(特别是那些需要从大量数据中识别模式或趋势的问题)上表现出色。

(一)层级结构

前馈神经网络主要由输入层、隐藏层和输出层组成。

(1)输入层:这是网络的起点,负责接收输入数据。在不同应用中,这些数据可以是图像、声音信号、文本或任何形式的数值数据。

(2)隐藏层:该层位于输入层和输出层之间,可以有一个或多个。隐藏层是前馈神经网络的核心,因为它们负责执行复杂的数据转换和特征提取操作。隐藏层的每个神经元都会对前一层的输出进行加权求和,然后通过激活函数进行非线性转换。

(3)输出层:这是网络的终点,负责输出最终的预测或分类结果。输出层的设计取决于特定任务的需求。例如,在分类问题中,输出层通常使用 Softmax 函数将神经元的输出转换为概率分布。

(二)神经元和激活函数

每个神经元可被视为一个数据处理单元。它接收输入数据,对输入数据进行加权求和,加上偏置,然后通过一个激活函数进行处理。激活函数的作用是进行非线性转换,使网络能

够学习和模拟复杂的关系。常见的激活函数包括修正线性单元函数（rectified linear unit，ReLU）、Sigmoid 函数和 Tanh 函数。

（三）权重和偏置

神经网络中的权重和偏置是在网络训练过程中调整的关键参数。权重决定了输入信号对神经元激活的影响程度，而偏置允许神经元在没有输入或所有输入为零的情况下被激活。

（四）推理计算

在推理计算过程中，从输入层开始，数据经过一系列的隐藏层，最终到达输出层。在每一层，数据通过神经元的加权求和和激活函数的非线性转换，逐步转化为高层次的特征表示。最终，输出层根据这些高层次的特征做出预测或分类。

四、神经网络的学习过程

前馈神经网络的学习过程涉及两个关键阶段：前向传播和反向传播。这两个阶段共同构成了神经网络训练的完整循环，使网络能够从数据中学习并不断优化其性能。

（一）前向传播

前向传播是数据在神经网络中的直接流动过程。在这个阶段，输入数据被输入层接收，并逐层向前传递至网络的输出层。在每一层，数据通过每个神经元的加权求和和激活函数进行处理，最终到达输出层。

（1）数据流动：数据从输入层开始，经过隐藏层（一个或多个），并最终达输出层。

（2）加权求和和激活：在每个神经元，输入数据被相应的权重加权，加上偏置，然后通过激活函数转换为输出。

（3）输出结果：输出层生成的是网络对输入数据的响应。这可能是一个分类的预测、回归结果或其他形式的输出。

（二）反向传播

反向传播是训练过程中至关重要的部分，是一种优化算法，用于通过调整网络的权重和偏置来最小化预测误差。

（1）误差计算：计算输出层的预测结果与实际目标值之间的差异，这通常通过损失函数（如均方误差、交叉熵损失）来实现。

（2）误差反向传播：误差被反向传递回网络，即从输出层传回输入层。在此过程中，每一层的误差导数（相对于该层权重和偏置的导数）被计算出来。

（3）参数更新：利用这些导数，通过梯度下降或其他优化算法调整每一层的权重和偏置。该调整是为了减小输出误差，使网络的预测结果更接近实际目标。

（三）迭代学习

这个前向和反向的循环在整个训练集上重复进行，通常分为多个批次（每个批次包含多个样本）。每完成一个完整的数据集循环，就完成了一个训练周期。

（1）多次迭代：为了有效地学习和调整网络参数，通常需要多次迭代整个数据集。

（2）收敛：随着迭代次数的增加，网络预测的准确度通常会提高，即损失函数的值会逐渐减小，直至达到一个稳定的最小值，这个过程称为收敛。

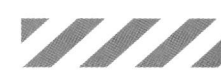

五、神经网络的训练与损失函数设计

在深度学习和前馈神经网络的背景下,训练和损失函数是模型优化和有效性评估的关键组成部分。这个过程确保神经网络不仅能学习如何处理复杂的数据集,还能准确地执行特定任务,如分类、预测或者模式识别。

（一）训练过程的概述

训练神经网络是一个迭代的过程,涉及多个步骤,旨在优化模型以提高其预测的准确性。这个过程如下。

（1）数据的预处理和分割:准备和处理数据,包括规范化、标准化数据及将数据分割为训练集和测试集。

（2）前馈传播:数据通过网络层次结构流动,每层应用加权求和和激活函数,直到输出层。

（3）损失函数的计算:在输出层,损失函数用于评估预测值与实际值之间的差异。

（4）反向传播:基于损失函数的结果,计算误差梯度并将其传播回网络,以更新权重和偏置。

（5）优化算法应用:使用优化算法（如梯度下降等）来调整网络参数,以减小损失函数的值。

（二）损失函数的重要性

损失函数在训练神经网络中扮演着核心角色。它为模型提供了一个明确的目标:减小预测误差。常见的损失函数如下。

均方误差（mean square error,MSE）:在回归任务中广泛使用。它计算预测值与实际值之间差的平方的平均值。MSE 损失函数有收敛速度快的优点,然而其受离群点的影响较大。

平均绝对误差（mean absolute error,MAE）:MAE 计算预测值与实际值之间差的绝对值的平均值。相比于 MSE,MAE 损失函数受离群点影响较小,然而其收敛速度较慢。

Huber 损失:Huber 损失使用分段函数形式,将 MSE 和 MAE 这两种损失函数有机融合。Huber 损失集合了两者的优点,在较快收敛速度的前提下对异常值更具有鲁棒性。

交叉熵损失（cross entropy loss）:在分类任务中常用,衡量模型预测的概率分布与实际分布之间的差异。

（三）反向传播和优化

前馈神经网络的训练包括两个步骤,第一个步骤是计算网络前向传递的信息,第二个步骤是计算网络代价函数带来的梯度反向传播。如图 6-2-6 所示,前向传播可以将输入层提供的初始信息,传播到每一层的隐藏单元,最终产生输出,并获得预测分类值与数据标签值之间的误差代价函数。梯度反向传播算法通过求导链式法,将来自代价函数的误差信息反向传递至输入层,对网络中的权重进行更新。因为梯度表示某一函数在该点处方向导数取最大值的向量,要使误差代价函数值最小,需要调整权重参数使函数值沿梯度方向下降。

梯度计算:在反向传播过程中,首先计算损失函数相对于每个权重的梯度。这些梯度提供了调整权重以减少损失的方法信息。

权重更新:根据这些梯度,使用优化算法（如梯度下降或其变体）更新网络的权重和

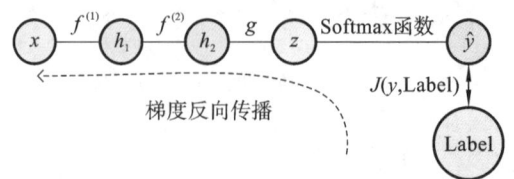

图 6-2-6　前馈神经网络的反向传播示意图

偏置。

学习率：学习率是一个重要的超参数，它决定了模型在每次迭代过程中更新参数的步幅或速度。学习率过高可能导致训练不稳定，而过低则可能导致训练速度过慢。

（四）迭代和评估

迭代次数：整个训练集通常需要多次迭代。每完成一个训练集的迭代称为一次迭代。

性能评估：在每个迭代周期后，使用验证集评估模型性能有助于监控和调整训练过程，如通过调整学习率或早期停止以防止过拟合。

（五）持续优化和挑战

超参数调整：训练过程中，可能需要调整各种超参数，包括层数、神经元数量、学习率等，以获得最佳性能。

过拟合与泛化：防止模型过于适应训练数据（过拟合）同时保持良好的泛化能力是神经网络所面临的持续的挑战。

通过上述训练过程和损失函数的应用，前馈神经网络能够有效地从复杂数据中学习，并为智能针灸学等领域提供强大的分析和预测工具。随着训练的进行，模型在理解和处理相关健康问题方面变得越来越强大，从而为患者提供个性化和更加精确的治疗方案。

六、卷积神经网络结构

卷积神经网络是深度学习中用于分析视觉图像的一种关键架构。卷积神经网络的独特之处在于其能够直接从图像数据中自动和高效地学习空间层级结构，这使得它们在处理图像和识别视频、进行图像分类和医学图像分析等中表现卓越。

（一）卷积层的工作原理

卷积层是卷积神经网络的核心，它通过在输入数据上进行一系列卷积操作来提取重要特征，从而使网络能够进行有效的图像识别和分类。理解卷积层的工作原理是掌握卷积神经网络的关键。

卷积是一种数学操作，涉及两个函数。在卷积神经网络中，这两个函数通常是输入图像和卷积核。卷积操作通过将卷积核在整个图像上滑动来执行，卷积核在每个位置上与输入图像的对应区域进行元素级相乘，然后将所有乘积相加，形成一个单一的输出。

卷积核是一个小的权重矩阵，用于检测图像中的特定特征，如边缘、角点或纹理。每个卷积核专注于捕捉输入图像的一种特征。

卷积层的输出是一系列特征图，每个特征图对应一个卷积核。这些特征图代表了原始

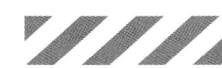

输入图像中不同特征的空间分布。一个卷积层可以有多个卷积核,每个卷积核生成一个特征图,卷积层的深度由卷积核的数量决定。步幅是卷积核移动的距离。较大的步幅会导致特征图的尺寸减小。为了控制特征图的空间尺寸,常在输入图像周围添加零填充。这允许卷积核访问图像边界附近的信息,并控制特征图的尺寸。

在每个卷积操作之后,通常会应用一个激活函数(如 ReLU)。这增加了卷积神经网络的非线性特征,使其能够学习更复杂的特征。ReLU 通过将所有负值设为零来进行非线性转换。这有助于在保持计算效率的同时,减少梯度消失的问题。

在卷积层中,同一个卷积核的权重在整个输入图像上共享。这意味着无论图像多大,每个卷积核都只有一组权重。每个神经元仅与输入数据的一个局部区域相连接。这被称为局部感受野。每个神经元只需要处理输入图像的一小部分,这样有助于捕捉局部特征。

通过以上机制,卷积层能够有效地提取输入图像的特征,为进行复杂的图像处理(如分类、检测和分割)打下坚实基础。这种对局部特征的高效处理使得卷积神经网络在图像识别和处理领域变得极为强大和流行。

(二)池化层

池化层(pooling layer)是卷积神经网络中的一个关键组件,通常紧跟在卷积层之后。它的主要作用是对卷积层输出的特征图进行下采样或降维,从而减小数据的空间尺寸。通过这种方式,池化层可减少卷积神经网络中的参数数量和计算量,同时还能提高特征提取的鲁棒性。池化操作不改变特征图的深度,只减小其宽度和高度。常见的池化操作类型如下。

(1)最大池化(max pooling):最大池化是最常用的池化操作类型,它通过提取特征图中每个局部区域的最大值来实现降维。这种方法特别有助于捕捉图像中的最突出特征,因为它保留了最强的信号。

(2)平均池化(average pooling):另一种常见的池化操作类型。它计算每个局部区域的平均值。平均池化有助于表示平滑特征,但可能不像最大池化那样突出最显著的特征。

(3)池化操作通常涉及一个小窗口(如 2×2 或 3×3 大小),这个窗口在特征图上滑动,对每个窗口内的数据进行最大值或平均值提取。与卷积层类似,池化层也可以通过改变窗口的步幅来控制下采样的程度。较大的步幅会导致更显著的降维效果。池化层具有以下作用和优点。

①特征不变性:池化操作能够提高卷积神经网络对输入特征位置微小变化的鲁棒性,从而使模型所提取的特征在一定程度上具备位置不变性。例如,在图像识别任务中,不管一个对象在图像中的具体位置如何微小变化,最大池化都能够确保对象的关键特征被捕捉和保留。

②防止过拟合:通过减少网络中的参数数量,池化层还可以帮助降低过拟合的风险,从而提高模型在新数据上的泛化能力。

③降低计算负担:池化操作通过减小特征图的尺寸,间接降低了网络中的参数数量和计算负担,这对于构建大规模的深度学习模型尤其重要。

池化层通过这些机制在卷积神经网络中发挥着至关重要的作用。它不仅提高了卷积神经网络处理图像时的效率,而且有助于模型从输入数据中提取出最重要的特征,这对于进行复杂的图像识别和分类至关重要。

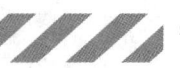
（三）激活函数

激活函数在神经网络（特别是卷积神经网络）中发挥着至关重要的作用。它们在网络的每个节点（或神经元）上应用，以引入非线性变换。因为现实世界中的数据往往不是表现为一种直接的比例关系或均匀变化的状态，所以对数据进行非线性变换是非常重要的。如果不使用激活函数，即使网络层数增加，神经网络也只能实现输入到输出之间的线性映射，从而难以有效地学习图像、声音、文本等复杂的非线性数据特征。通过引入非线性变换，激活函数使神经网络能够学习和执行更复杂的任务。常见的激活函数及其特点如下。

（1）Sigmoid 函数：Sigmoid 函数的输出范围是 0 到 1。它在早期的神经网络模型中非常流行，特别是用于二分类问题时。然而，由于其两端饱和性质，Sigmoid 函数在深层网络中可能导致梯度消失。

（2）Tanh 函数（双曲正切函数）：Tanh 函数是 Sigmoid 函数的变体。与 Sigmoid 函数相比，Tanh 函数的输出范围是 -1 到 1，其在某些情况下比 Sigmoid 函数更优，因为它的输出是以 0 为中心的。

（3）ReLU 函数：ReLU 函数是常用的激活函数之一。ReLU 函数的主要优点是它在正区间上提供线性输出，对于负输入则输出 0。这使得 ReLU 函数在训练过程中非常高效，因为它避免了梯度消失的问题，并且计算成本低。然而，ReLU 函数有一个缺点，即"死神经元"现象，其中某些神经元可能永远不会被激活，从而导致信息丢失。

在设计神经网络时，选择合适的激活函数非常关键，因为不同的激活函数适用于不同的任务和网络架构。例如，在卷积层中，ReLU 函数及其变体（如 Leaky ReLU 和 Parametric ReLU）由于其效率高和有效性高而被广泛使用。而在输出层，Sigmoid 函数和 Softmax 函数常用于任务分类，因为它们能够将输出转换为概率分布。激活函数的选择直接影响到神经网络的学习速度和性能，因此在实践中经常需要根据具体任务和实验结果来进行调整和优化。通过正确选择和应用激活函数，神经网络可以更好地学习复杂的数据表示，使其在各种任务（如图像识别、语言处理等）领域有更好的表现。

（四）全连接层

全连接层是卷积神经网络的一个关键组成部分，通常位于网络的末端。在经历了一系列卷积层和池化层的处理后，全连接层的作用是将前面层次学习到的特征综合起来，完成最终的任务（如分类或回归）。在全连接层中，每个输入节点都与输出层的每个节点相连。这意味着神经网络在这一层中考虑了前面所有层次提取的特征，使得全连接层能够基于这些综合信息做出决策。全连接层的输出是一个固定长度的向量，这个向量的维度取决于特定任务的需求。例如，在分类任务中，它通常代表每个类别的概率。

全连接层的工作机制基于权重矩阵和偏置向量。当输入数据（通常是经过前面卷积层和池化层处理的特征图）传递到全连接层时，它首先被展平成一个一维向量。然后，这个向量通过与权重矩阵相乘，并加上偏置，来生成一个新的特征向量。这个过程可以看作是在高维空间中对输入数据进行线性变换。随后，这个线性变换的结果通常会通过一个激活函数，引入非线性变换，使神经网络能够学习复杂的模式。在存在多个全连接层的情况下，每一层都会进行非线性变换，逐渐将数据从原始的高维特征空间转换到最终的输出空间。

全连接层在神经网络中的重要性体现在其综合并利用前面层次提取的所有特征的能力上。这种全面的特征集成使神经网络能够基于复杂的数据集做出准确的预测。例如，在图

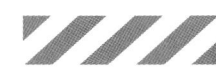

像识别任务中,全连接层能够根据卷积层提取的边缘、纹理等特征,判断图像属于哪个类别。此外,全连接层的参数数量通常占据了神经网络的大部分,这使得它们在神经网络的学习和表达能力中起着决定性作用。然而,正因为其参数众多,全连接层容易引起过拟合,因此在实际应用中常需要配合随机剪裁等正则化技术来避免过拟合问题。总体而言,全连接层是将深度学习模型从特征学习转向特定任务决策的关键环节,对提高模型整体性能至关重要。

(五) 随机剪裁与正则化技术

随机剪裁是一种在深度学习网络中常用的正则化技术,尤其在全连接层中应用广泛。它由 Srivastava 等在 2014 年提出,目的是防止神经网络的过拟合。在训练过程中,随机剪裁通过随机地"丢弃"(即暂时移除)神经网络中的一部分神经元,防止神经网络对特定训练数据的过度依赖和拟合。这种随机移除意味着在训练的每个步骤中,每个神经元都有一定概率不参与前向传播和反向传播,从而使神经网络的结构变得更加稀疏。因为该方法随机丢弃部分神经元,迫使网络无法过度依赖少数特定神经元完成全部特征表示,从而促使网络去学习更具鲁棒性和普适性的特征表示,所以,随机剪裁方法可以提高神经网络对新数据的泛化能力。

随机剪裁的核心机制是在训练过程中对神经元进行随机采样。在每次训练迭代过程中,每个神经元都有一个固定的概率(通常为 0.5)被临时"丢弃",即在这次迭代中不参与神经网络的计算和学习过程。这种做法类似于从原始的全连接网络中随机生成一个更小的网络。在神经网络的不同训练迭代中,由于生成的子网络不同,神经网络不会对训练数据中的任何特定噪声过度拟合。值得注意的是,随机剪裁只在训练过程中使用,在测试神经网络性能时,则使用完整的神经网络结构,此时的神经元权重会根据随机剪裁概率进行相应缩放,以补偿训练时的神经元丢弃。

在神经网络中,正则化是指降低模型复杂度以防止过拟合的技术。随机剪裁作为一种有效的正则化方法,其通过对网络的权重施加惩罚来减少过拟合。随机剪裁的优势在于它不直接对权重施加约束,而是通过增加网络的训练难度来提高其泛化能力。实践中,随机剪裁已被证明在多种类型的网络和任务中都非常有效,尤其是在大型神经网络中,它能显著降低过拟合的风险。此外,随机剪裁的另一个优点是简单和易于实现,可以轻松地集成到现有的网络架构中,而不需要对学习过程或优化算法进行大的改动。因此,随机剪裁成为深度学习中常用的正则化手段之一,帮助提升模型在独立测试数据上的性能。

七、典型卷积神经网络架构

下面将介绍常用的卷积神经网络架构。作为卷积神经网络技术的先驱,LeNet 使用不同大小的卷积核来提取特征,并在图像分类中获得良好的性能。AlexNet 在 LeNet 的基础上从四个方面规范了卷积神经网络的架构。第一,确立了使用图形处理单元(graphics processing unit,GPU)的框架,利用 GPU 提供的强大的计算能力大大提高了模型训练的效率。第二,在模型训练中加入随机剪裁技术以缓解过拟合问题。第三,大规模采用 ReLU 代替 Sigmoid 函数作为激活函数,缓解了深度学习模型训练时随机梯度下降(stochastic gradient descent,SGD)的梯度消失问题。第四,应用数据增强(data augmentation)方法进一步解决了过拟合问题。这四个方面成为随后几乎所有卷积神经网络架构设计的模板,其具有里程碑意义。虽然 AlexNet 具有良好的性能,但由于其卷积核较大,训练时需要占用大量的内存,这限制了 AlexNet 在实际中的应用。在 2014—2016 年,为了提高性能和降低计算成本,人们更倾向于采用带有小型卷积核、具有更多隐藏层的网络架构。如图 6-2-7 所示,VGGNet 采用了 3×3 的内核尺寸,堆叠了更多的卷积层,得到了更好的特征提取能力。

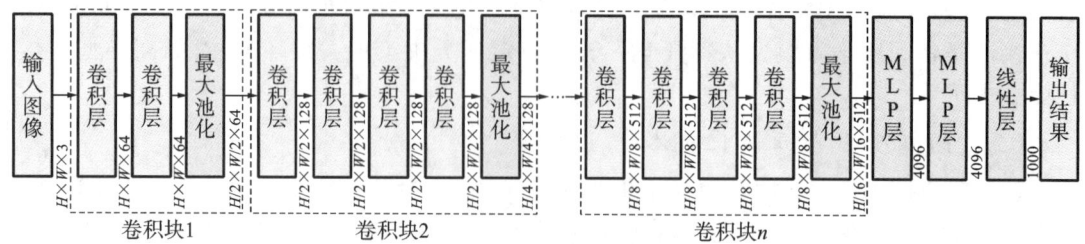

图 6-2-7　VGGNet 的网络架构

一般来说,提升网络性能最直接的办法就是增加网络深度,然而,特别深的网络往往产生巨量的参数,巨量参数容易产生过拟合的同时也会大大增加计算量。对于大规模稀疏的神经网络,可以通过分析特征值的统计特性和对高度相关的输出进行聚类来逐层构建出一个最优网络。为了打破网络对称性和提高学习能力,传统的神经网络都使用了随机稀疏连接。但是,计算机软、硬件对非均匀稀疏数据的计算效率很低。为了在保持网络结构的稀疏性的同时又能利用密集矩阵的高计算性能,GoogLeNet 通过增加卷积神经网络卷积块的宽度,将较大的卷积核转化为多个较小的卷积核,在减少参数数量和降低计算成本的前提下提升卷积神经网络的性能。在 VGGNet 的基础上,GoogLeNet 将 VGGNet 中的卷积块替换为 Inception 模块。GoogLeNet 发展到现在,已经有很多的版本。Inception V1 模块的网络架构如图 6-2-8 所示。

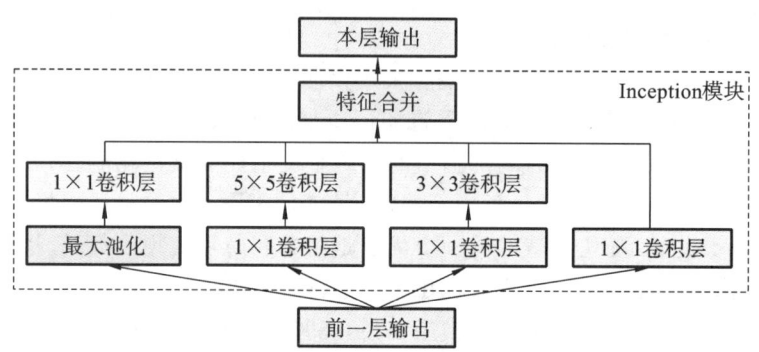

图 6-2-8　Inception V1 模块的网络架构

如图 6-2-8 所示,GoogLeNet 采用不同大小的卷积核感知不同大小的特征区域,最后拼接得到不同尺度特征的融合。其中卷积核大小主要采用 1×1、3×3 和 5×5,以便于特征图的对齐。虽然 VGGNet 和 GoogLeNet 对于图像特征提取是有效的,但它们有两个缺点:如果网络非常深,则可能会导致梯度消失或爆炸;如果网络很宽,大量的参数可能会引起过拟合现象。为了克服过深的网络导致梯度消失或爆炸的问题,2016 年,研究者提出了 ResNet。如图 6-2-9 所示,ResNet 将卷积块设计为残差块。通过残差学习解决模型内部存在的退化现象,模型的深度得到进一步提高。2014 年的 VGGNet 一共有 19 个隐藏层,而 2015 年提出的 ResNet 多达 152 层,网络深度完全不在一个量级。残差学习使超深神经网络摆脱了梯度消失的困扰。

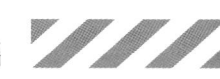

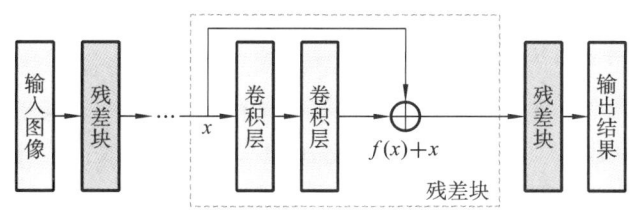

图 6-2-9　ResNet 中残差块的网络结构

目前,这些经典的卷积神经网络架构已经在计算机视觉的各个领域中得到广泛应用,如目标检测、语义分割等领域。针对不同的任务要求,很多学者在这些主要的卷积神经网络主干网络架构上设计与开发了许多实用的变体网络,如 DenseNet。SENet 提出挤压和激发(SE)模块适用于上述任何一个卷积神经网络主干模型,其中挤压操作采用全局平均池化(global average pooling,GAP)将输入图像中的一个通道上整个空间特征编码为一个全局特征,使得较低部的隐藏层能获得更大的感受野和更多的局部信息,最终通过挤压操作得到各个全局描述特征。激发操作则用于抓取特征图像各个通道之间的关系。激发操作通过学习各个通道之间的非线性关系,使模型对各个通道的特征有更高辨别能力。

第三节　医学机器人技术

医学机器人是指应用在诊断、治疗、康复、护理和人体功能辅助等医学相关领域的机器人系统。医学机器人集成了机械学、机器人学、计算机视觉、控制系统和传感器等多学科研究和发展的技术和成果,要求精密度高、精细操作能力强以及可操作性广。医学机器人促进了医学技术的创新和发展,提高了人们的生活质量,推动了人类社会的进步。

一、医学机器人简介

医学机器人的发展历程可分为多个阶段。在早期,医学机器人的应用主要集中在辅助手术方面,如著名的达芬奇手术机器人系统。随着技术的不断成熟,医学机器人的应用范围逐渐扩大,涵盖了心脏病治疗、放射治疗和康复治疗等多个领域。人工智能和大数据技术的进步,使得医学机器人正朝着智能化和自主化的方向发展,仿生学和纳米技术的应用也越来越广泛。

机械电子技术、传感技术和人工智能技术的突破性进展,为医学机器人的发展提供了强大的动力。同时,随着人类社会的进步和生活水平的提高,人们对医疗健康的需求也在不断增加,这进一步推动了医学机器人的发展。

医学机器人技术在医疗领域的应用日益广泛,从手术机器人到康复机器人,从普外科到骨科、介入科等各个科室,医学机器人领域不断涌现创新性成果。医学机器人技术为人们提供了精确、高效和安全的手术及治疗方式,显著减少了人为因素对治疗过程的影响,降低了手术风险,有效提高了患者的生存率和生活质量。医学机器人的高效性和精确性还缩短了手术时间及恢复期,使患者能够更快恢复健康,回归正常生活,从而减轻了家庭、医院以及社会的负担。

以人工智能为核心的智能医学代表了现代医学未来发展的方向,而医学机器人则是智能医学中不可或缺的重要组成部分。医学机器人技术是工程学、机械学、人工智能与医学等多学科交叉融合的产物,它正在革命性地推动医疗行业的创新发展。医工交叉融合不仅是"健康中国"战略的要求,也是推动我国医疗技术创新发展的关键途径。

二、多元化智能医学机器人

医学机器人技术的发展为医疗行业带来了巨大的革新和进步,医学机器人技术在外科手术、影像引导手术、康复训练、辅助诊断和健康护理等领域都取得了显著的成就。以下对几款具有代表性的医学机器人系统进行简要的叙述。

(一)达芬奇手术机器人

达芬奇手术机器人(图6-3-1)是由 Intuitive Surgical 公司开发的一种远程操作外科手术机器人系统,它由手术控制台、机械臂系统和成像系统组成。外科医生坐在手术控制台前,使用双手(通过两个主控制器)及脚(通过脚踏板)通过一个三维高清内窥镜控制机械臂的运动(图6-3-2)来完成手术。这种远程操作模式使得外科医生在操作过程中有很高的灵活性和精确性。

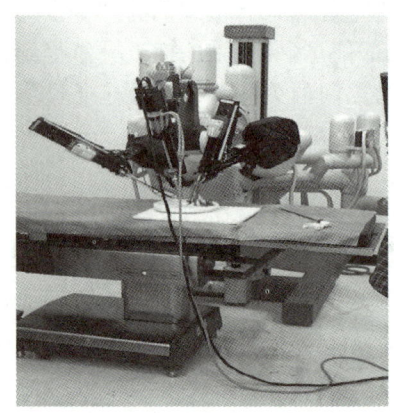

图6-3-1 达芬奇手术机器人

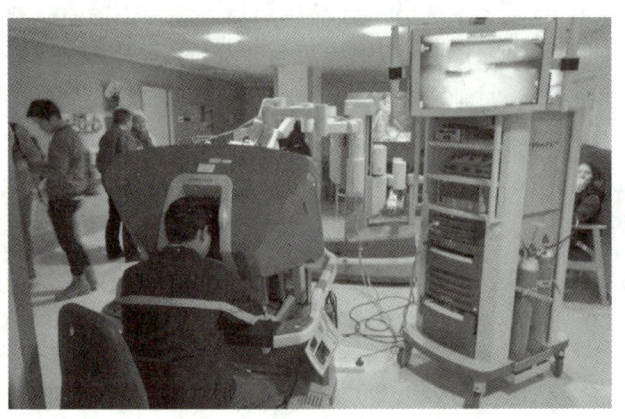

图6-3-2 医生坐在手术控制台前进行手术操作,不再直接接触患者

达芬奇手术机器人的先进性在于其具有高精确度和高清三维视觉功能。借助于微小且高精度的动作,外科医生能够进行更加精细的手术。同时,通过达芬奇手术机器人高清三维视觉功能,外科医生能够在手术过程中清晰地观察手术区域和进行操作。

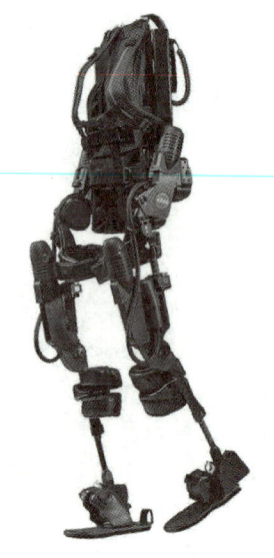

图6-3-3 EksoNR外骨骼机器人

达芬奇手术机器人已经在肾脏手术、前列腺手术、子宫手术、胃肠道手术等手术中得到广泛应用,其优势在于切口更小、出血更少、并发症发生风险更低、术后疼痛更轻,以及患者康复时间更短。通过远程操作和精确控制,达芬奇手术机器人使外科医生能够实施更精确和安全的手术,手术成功率和患者满意度更高。但是达芬奇手术机器人存在费用昂贵、缺乏触觉反馈等缺陷,未来达芬奇手术机器人的发展将以增添触觉反馈、提升人机交互程度、增加虚拟模拟和眼球跟踪功能等为重点。

(二)EksoNR外骨骼机器人

EksoNR外骨骼机器人(图6-3-3)是由 Ekso Bionics 公司开发的一种运动康复辅助机器人,能够帮助行动受限的人进行康复训练从而恢复行走。这款机器人采用智能

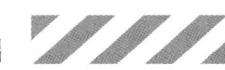

外骨骼技术,结合机器人学和人机交互技术,通过智能感应和电机驱动系统,为患者提供姿势控制和步态训练的全方位支持。

EksoNR外骨骼机器人以其独特的优势而备受关注。它具备先进的智能感应系统,能够实时感知用户的身体姿势和动作。通过内置传感器,这种机器人可以准确检测用户的姿态,并根据需要提供个性化的康复支持,为每位用户量身定制训练计划。EksoNR外骨骼机器人拥有强大的电机驱动系统,通过电动助力,帮助用户控制步态和平衡。EksoNR外骨骼机器人使用户能够获得额外力量和稳定性,有助于用户恢复步行能力,并提高肌肉功能和运动能力。EksoNR外骨骼机器人采用轻量化设计,采用优质轻型材料制造,减轻了患者的负担,提供了舒适的穿戴体验。同时,机器人具备人性化的设计,可根据个人身体特征进行调整。

EksoNR外骨骼机器人主要应用于康复训练和医疗护理领域。它在康复中心和医疗机构中得到广泛应用,为行走不便的患者提供辅助和支持。它不仅可以帮助患者重新恢复行走的自主性和独立性,还能促进康复过程中患者运动功能的恢复(图6-3-4)。

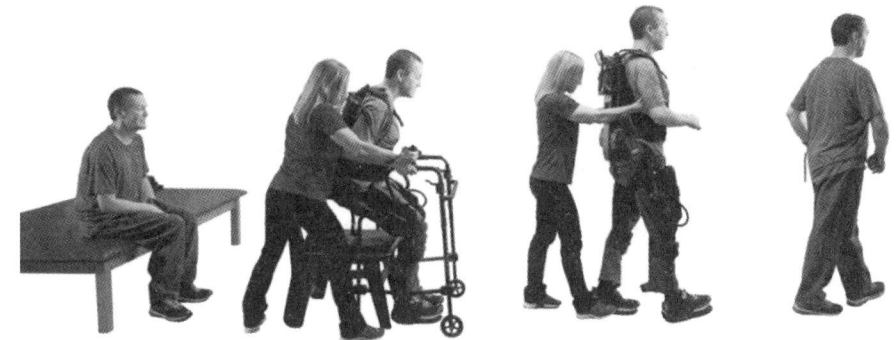

图6-3-4　EksoNR外骨骼机器人促进康复过程中患者运动功能的恢复

（三）Pepper机器人

Pepper机器人(图6-3-5)是Softbank Robotics公司开发的一款人形机器人,主要用于辅助护理和陪伴患者。一方面,它能够用平易近人的语言与患者进行交流,提供情绪支持和基本的心理护理。另一方面,Pepper机器人可为患者提供辅助康复训练,加快患者功能恢复。另外,Pepper机器人可以收集患者的健康数据,为医护人员确定诊断提供参考。

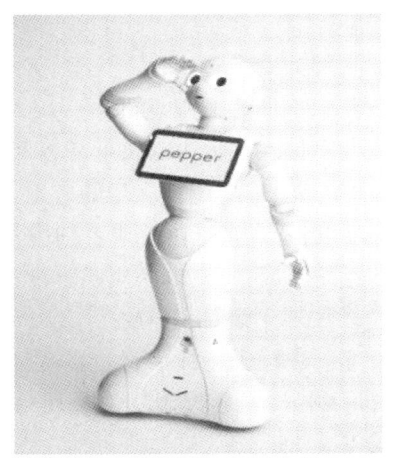

图6-3-5　Pepper机器人

Pepper 机器人多才多艺,可以陪同患者进行锻炼、唱卡拉 OK 和做游戏等。特别是,Pepper 机器人外表可爱、性格友好,而且十分健谈,易于与患者建立情感连接,从而为患者提供精神支持和激励(图 6-3-6)。Pepper 机器人能够通过语音、面部表情和肢体语言对患者进行关怀和安慰,帮助患者减轻焦虑和孤独。Pepper 机器人在医疗过程中还提供咨询功能,可以回答患者的问题,提供有关诊断、治疗和康复的信息,帮助患者更好地理解和应对疾病,有助于提高患者的健康素养和自我管理能力。

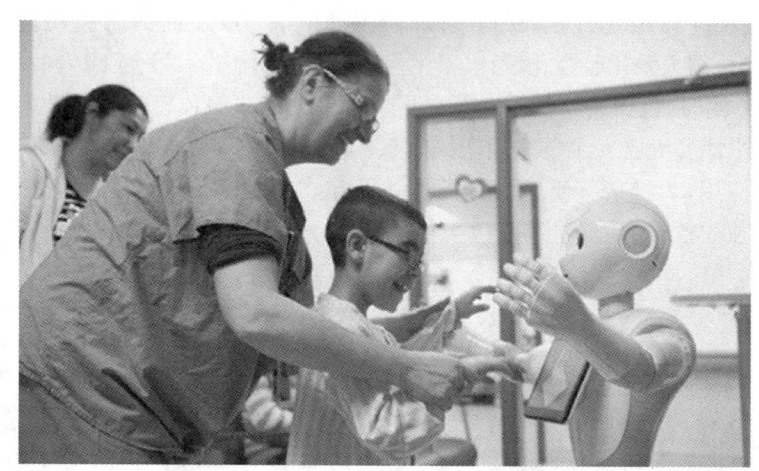

图 6-3-6　Pepper 机器人与患者进行情感交流,帮助患者减轻焦虑和孤独

Pepper 机器人在康复训练方面也发挥着积极的作用。它可以指导患者进行物理活动和运动,监测他们的姿势和动作,给出相应的反馈和指导,有助于提高康复训练的效果,促进患者的功能恢复。另外,Pepper 机器人还可以在医院或诊所等环境中提供导医服务。它可以引导患者到达特定的科室、诊所或医生办公室,减轻他们的焦虑,有利于提高医疗机构的工作效率,减轻医护人员的工作负担。

作为医疗机构和临床环境中的辅助工具,Pepper 机器人在医疗领域发挥着重要作用,能够为患者和医护人员提供更高效和更高质量的服务,减轻医护人员的压力。随着人口老龄化和劳动力短缺困境的到来,医疗机构常难以维持一支足够数量的员工队伍为患者提供优质服务。Pepper 机器人能够提供高效且高质量的服务,为上述困难提供了解决方案。

(四)纳米机器人

纳米机器人是一种微型机器人,其长度通常为 $100 \sim 1000$ nm。由于其尺寸非常小,能够在微米或纳米尺度上运动,因此可以在人体内部执行任务和进行各种操作(图 6-3-7)。纳米机器人在生物医学和精准医学领域具有广泛而多样的应用,其主要应用于以下几个方面。

(1)药物输送:纳米机器人可以将药物、蛋白质或者细胞等有效成分精确地输送到目标部位,从而实现靶向治疗和受损组织修复。例如,利用超声推进的纳米机器人能够将胰岛素输送到糖尿病小鼠体内,并通过近红外光触发其释放。

(2)手术操作:纳米机器人可以进行无创或者微创的手术治疗,对人体组织进行切割、缝合、取样或者进行植入等操作。例如,光场控制下的金属-聚合物杂化纳米机器人能够捕获并杀死肿瘤细胞。

(3)辅助诊断:纳米机器人通过对人体内的物理、化学或者生物信号进行隔离检测,可

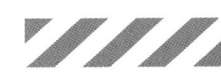

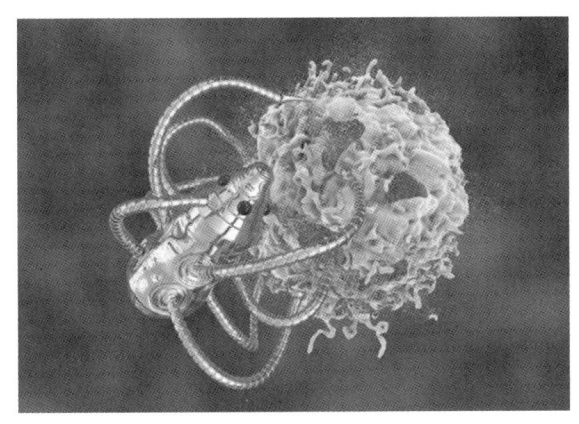

图 6-3-7　纳米机器人

以实现对疾病的监测和早期诊断。例如,正处于研究阶段的利用电磁推进的纳米机器人能够对血液中的循环肿瘤细胞进行检测。

（4）医学成像:纳米机器人通过提高超声、磁共振成像或者放射性成像等的灵敏度和分辨率,能够实现对组织或者器官的高清可视化。例如,利用超声推进的气泡包裹纳米机器人可以对心脏进行高清成像。

综上所述,我们可以看到这些医学机器人在不同的应用领域中发挥着重要的作用,为医疗领域的手术、诊断、康复和护理带来了许多创新和改进。随着"健康中国"战略的推进,医学机器人技术有望在中国医疗领域发挥更大的作用,提高医疗服务的质量和效率,为建设健康中国做出贡献。

第四节　物联网技术

一、物联网技术基础

物联网(internet of things,IoT)技术是在互联网的基础上进一步发展起来的技术,它扩展了互联网的范畴,从人与信息、人与人的连接演变到人与物、物与物的连接。物联网使得物品间的信息交换和通信成为可能,而这一切都不需要人的直接干预。它具备全面感知、可靠传送、智能处理的特点,通过实现物体与物体、物体与人之间的互联,使人们能以更精细、动态的方式管理生活和生产,从而提高社会的信息化水平。

图 6-4-1 展示了物联网的基本结构,它将不同的技术组件紧密地联系在一起。物联网的核心部分包括传感器、网络连接、数据处理单元和用户界面。传感器承担着感知环境和收集数据的工作,它们是物联网感知现实世界的关键入口。传感器可以检测温度、光照强度、压力等各种物理或环境参数,将收集到的数据通过网络连接传送。网络连接可以是 Wi-Fi、蜂窝网络、蓝牙或其他无线技术,负责将传感器收集到的数据安全、高效地传输到数据处理单元。在数据处理单元,这些数据被分析和处理,转化为有用的信息。这个过程通常涉及大数据分析、云计算或边缘计算,目的是从海量数据中提取有价值的信息。处理后的信息被发送到用户界面,如智能手机应用、网页或其他控制系统,使用户可以实时监测和控制物联网系

统。用户界面也提供了与系统交互的平台,允许用户根据收到的信息做出决策或调整系统设置。

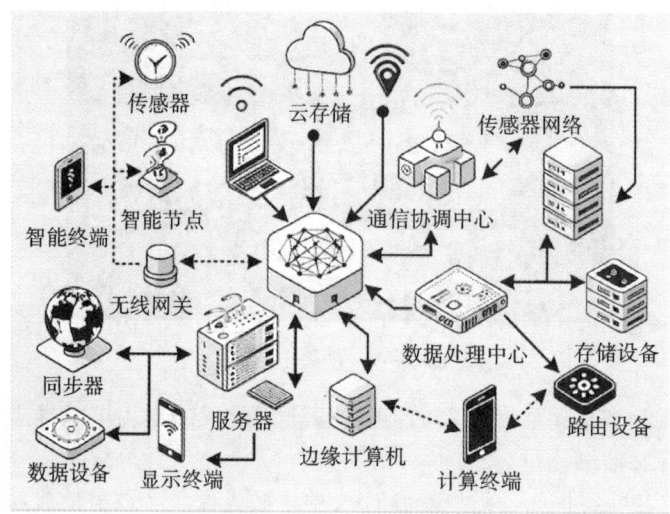

图 6-4-1　物联网技术示意图

在整个物联网系统中,这些核心部分之间的紧密连接和无缝交互是至关重要的。这种紧密的集成和相互作用确保了系统的高效运行,能够实时响应环境变化和用户需求,这是物联网技术的优势。

物联网技术被广泛应用于交通、物流、安防、电力、家居等领域,主要分为环境感知层、网络传输层和应用处理层三部分。环境感知层包括各种感知器件和终端设备,如 RFID 标签、二维码、传感器、摄像头等;网络传输层主要分为接入和传输两部分;应用处理层则包括各种应用服务平台。物联网技术成熟的应用领域包括智能物流、智能交通、智能电网、安防监控、智能卡系统等。

环境感知层:主要使用传感器、二维码等技术来实时收集物体状态信息和周围环境信息。

网络传输层:通过网络(如 Wi-Fi、3G/4G/5G 网络、GPRS 网络等)对收集到的信息进行实时传递。

应用处理层:使用计算机技术对海量数据进行分析和处理,实现智能化的信息控制。

物联网的智能终端要素主要体现在以下方面:传感器、通信模组和中央控制器。传感器是物联网感知世界的关键,它们能够检测和响应外界环境的变化,如温度变化、光线变化等。传感器不仅能采集静态数据,如通过红外感应器识别物体,也能感知动态变化,如通过 GPS 跟踪移动的物体。通信模组则是智能终端的"语言",它通过无线传感网络、Wi-Fi、3G/4G/5G 网络等方式实现设备间的数据传输。这种通信能力确保了信息能够在设备间迅速、安全地流动。最后,中央控制器作为智能终端的"大脑",负责处理和分析收集到的数据,实现对物体的智能控制。这些计算单元不仅使智能终端具备数据处理能力,还使智能终端能够独立完成复杂的任务。这三个要素共同构成了智能终端的核心,它们相互协作,赋予物联网设备感知、分析和响应外界环境的能力,是实现物联网技术应用的基础。

物联网的核心技术是其实现万物互联的基础。首先是射频识别技术,它通过无线电波识别和追踪物品,提供了一种无须物理接触即可进行数据传输和识别的方法。射频识别技

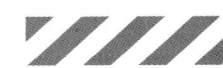

术的应用范围极广,从零售业的库存管理到个人身份验证等多个领域都可见其身影。其次是无线传感器网络(wireless sensor network,WSN),这是一种由多个分布式传感器组成的网络,用于监测和记录环境的物理参数,如温度、声音强度、压力等,然后通过网络协同传递这些数据。此外,ZigBee协议作为一种基于IEEE 802.15.4标准的高效无线通信协议,因其功耗低和长距离通信能力强而在物联网领域占据重要地位。这些技术共同构成了物联网的技术支柱,不仅使得设备间的智能互联成为可能,也推动了数据采集、处理和分析技术的发展,为各行各业的数字化转型提供了强大的技术支持。

物联网的主要优势在于其能够在不同环境中进行长距离、非接触式的自动识别和数据采集,这些优势使得其在多个领域有着广泛的应用。如医疗、交通、物流等。例如,在交通领域,通过安装在道路两端的传感器收集车辆信息,对交通灯系统进行智能化控制,以缓解交通压力;在物流领域,结合全球定位技术、地理信息技术、传感网络技术和移动通信技术,提高物流运输、存储和配送的效率和质量。

物联网技术是数字化基础设施的重要组成部分,它通过连接物品和环境中的各种设备,实现智能化的信息交换和处理。随着技术的发展,物联网在未来的各个领域中将发挥更加关键的作用。

二、物联网中的环境感知技术

物联网中的环境感知技术是物联网系统的关键组成部分,它允许设备通过各种传感器收集有关其周围环境的信息。这些传感器可以检测温度、湿度、光照强度、声音强度等多种环境参数,使设备能够"感知"其所处的环境状况。环境感知技术的一个重要特点是其对大数据的依赖性。传感器收集的数据需要通过先进的数据分析技术进行处理,以便从中提取有用的信息和模式。这通常涉及机器学习和人工智能技术,这些技术能够帮助系统更好地理解环境参数,做出决策。环境感知技术通过多种类型的传感器感知周围世界,使物联网设备能够智能地与周围环境互动。随着技术的发展,我们相信环境感知技术将在更多领域得到应用,为我们的生活和工作带来更多便利。

（一）二维码标签和识读器技术

二维码标签和识读器技术是物联网中用于物品识别和信息交换的关键技术之一。近年来,随着移动互联网和智能手机的普及,二维码成为一种广泛应用的数据编码系统。

1.二维码标签的工作原理 二维码本质上是一种特殊的编码方式,它将数据以黑白色块的形式嵌入一个小方格中。与传统的条形码(一维码)相比,二维码能够存储更多的信息,包括文字、数字、二进制数据等。二维码的核心优势在于其密度高、容量高和效率高。二维码通过不同的编码规则(如QR码等)将数据转换为黑白色块的图案。这些图案按照预定的规则排列,识读器或智能手机的摄像头可以读取这些图案。二维码的边角部位通常包含三个定位图案,用于帮助识读器确定扫描的方向。

2.二维码识读器的工作机制 二维码识读器通常是一种光学扫描设备,它使用镜头、光源和光电传感器来捕捉二维码图案。二维码识读器首先照亮二维码,并通过镜头将其图像投射到传感器上。然后,传感器将二维码图案转换为电信号,电信号进一步被转换成数字信号。一旦获得二维码的数字信号,识读器的内置软件将开始解码过程。这个过程包括识别、定位图案,确定二维码的大小、方向、角度,以及读取色块排列中编码的数据。解码后的数据可以是文本信息、网站链接、商品标识等。

图 6-4-2 展示了二维码技术在艾灸产品制备与溯源中的应用。

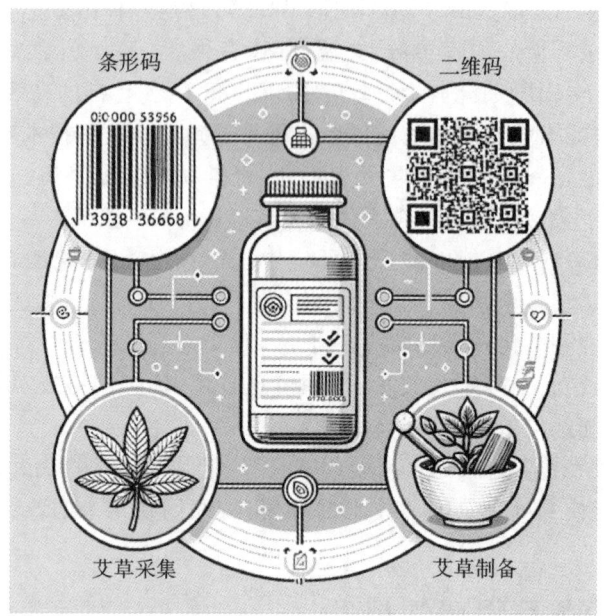

图 6-4-2　二维码技术在艾灸产品制备与溯源中的应用

艾灸产品制备与溯源的实现步骤如下。

（1）药材标记：在艾草的收集和处理阶段，每批药材或药瓶上都会贴上一个独特的二维码标签。这个二维码包含了关于药材的详细信息，如种植地点、采收日期、种类、质量等级等。

（2）数据录入：艾草信息被录入一个中央数据库中。当贴上二维码时，相关信息被同步到数据库，由此创建了艾草的数字身份。这一步骤对于后续的溯源和管理至关重要。

（3）信息跟踪：在艾草的运输和加工过程中，通过扫描二维码可以快速检索到艾草的来源和处理历史。这样，无论艾草处于供应链的哪个环节，都能确保其信息的透明和可追溯。

（4）质量控制：在艾灸产品的制备过程中，通过扫描二维码，可以追踪其使用的艾草的处理方法，确保每一步符合质量标准。这一步对于保证药品安全和效力尤为重要。

（5）最终用户验证：当艾灸产品到达医院或药店时，最终用户（如医生或消费者）可以通过扫描艾灸产品包装上的二维码，立即访问药材的完整历史记录和相关验证信息。这增强了用户对艾灸产品的信任，并提高了医疗服务的透明度。

通过这些步骤，二维码技术在艾灸产品的制备和溯源中起到了关键作用，确保了产品的质量和安全，同时提高了整个供应链的效率和透明度。

在物联网应用中，二维码作为一种简单、高效的数据载体，扮演着至关重要的角色。通过附加在物品上的二维码，物联网系统可以快速获取关于物品的详细信息，如生产日期、来源、成分等。此外，二维码还能作为连接现实世界与数字世界的桥梁。例如，在零售业中，消费者可以通过扫描商品上的二维码来获取商品信息或进行在线支付；在物流行业中，通过扫描包裹上的二维码可以追踪包裹的运输状态。

随着二维码技术的发展，动态二维码、彩色二维码等新型二维码逐渐被用于各种场景。这些新型二维码能够提供更高的安全性和更丰富的数据内容。然而，二维码技术也面临着一些挑战，如安全性问题（二维码被篡改的风险）、环境适应性问题（在某些环境下难以读取）

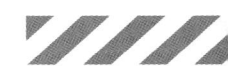

等。为了应对这些挑战,研发人员和企业正在不断改进二维码的设计,提高其安全性和适应性,比如通过加密技术来防止数据被篡改,或者开发更高级的扫描算法以提高在复杂环境下的识别率。

（二）射频识别技术

射频识别(radio frequency identification,RFID)技术是一种无线通信技术,它使用电磁场来自动识别和跟踪附加到对象上的标签。这项技术在物联网领域中发挥着至关重要的作用,特别是在物品跟踪、身份验证和自动化管理中。

1. RFID 系统的组成　RFID 系统主要由三个部分组成:标签、读写器和中间件。

（1）标签:也被称为智能标签,包含一个小型的射频模块和天线。标签根据是否需要电源分为被动标签和有源标签。被动标签不需要内置电源,其能量来自读写器的电磁波;有源标签需要内置电源,可以主动发射信号。

（2）读写器:用于发射电磁波(对于被动标签)和接收标签的响应信号。读写器可以是固定式或移动式的,用于读取和写入(在可写标签的情况下)标签信息。

（3）中间件:处理从读写器接收到的数据,并将其转换为有用的信息,通常连接到更广泛的数据库和网络系统。

2. RFID 系统的工作步骤　RFID 系统基于无线电波进行工作。当标签进入读写器的工作范围内时,RFID 系统工作步骤如下。

（1）激活:对于被动标签,读写器发出的电磁波激活标签并为其供能;对于有源标签,内置电源保证其持续工作。

（2）数据传输:被激活的标签通过其内置天线向读写器发送包含编码信息的信号。这些编码信息通常包含识别号和其他数据。

（3）数据解码:读写器接收信号并解码,提取标签蕴含的信息。

（4）数据处理:解码后的信息被传输到中间件,然后转换成可用的格式,供最终用户系统使用。

相比于二维码技术,RFID 技术的主要优势有标签不需要与读写器直接视线对准,这使得它在各种环境下都非常有效。RFID 系统具有高速读取的特点,其可以快速读取多个标签,适用于快速移动的物品。RFID 技术可以实现远距离识别,尤其是有源标签,可以在较远距离处被读写器识别。同时,RFID 技术具有数据存储和写入功能。RFID 标签允许数据写入,这意味着标签信息可以更新或修改。

在传统中医医院中,RFID 技术被用于提高药品管理和患者治疗的效率和准确性。如图6-4-3所示,医院中的中药材和制剂,如药瓶或药品包装,均贴有 RFID 标签,这些标签存储着关于药品的详细信息,包括名称、成分、有效期、来源等。医护人员通过使用 RFID 读写器设备,能够快速扫描这些标签,无须手动输入即可获取药品信息。这样不仅减少了手动记录的工作量,还大大降低了因人为错误导致的药品混淆风险。

在患者治疗过程中,RFID 技术同样发挥着重要作用。例如,患者的医疗手环上可能也附有 RFID 标签,其中记录了患者的基本信息和治疗历史。医生和护士能够通过读写器快速访问这些信息,确保提供个性化且准确的医疗服务。此外,通过与医院的中间件系统连接,RFID 技术还能帮助医院管理人员实时监控药品库存,预测和调整库存水平,从而优化药品的采购和存储流程。

整体而言,RFID 技术在医疗体系的应用不仅提高了药品管理的效率和安全性,也为患

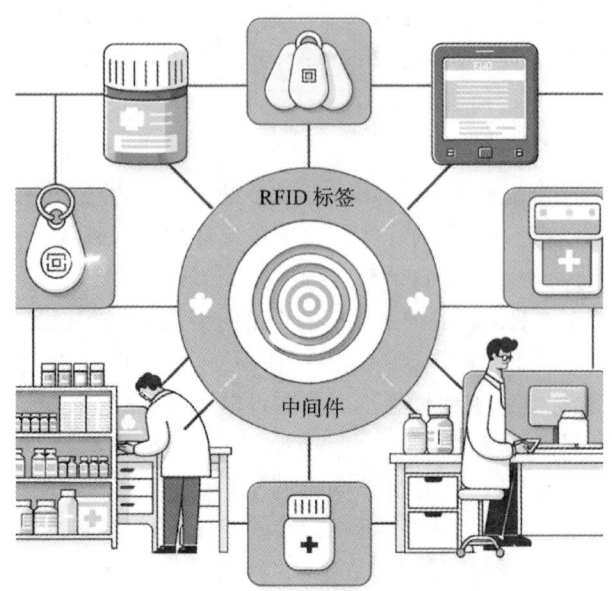

图 6-4-3　医学场景下 RFID 技术的应用示例

者提供了更加准确和高效的医疗服务,展现了现代技术在传统医学领域中的融合和创新。

（三）传感技术

传感技术是物联网的核心技术之一,它们是连接物理世界与数字世界的桥梁。传感器的基本功能是检测环境中的各种物理或化学变化,并将这些变化转换成可量化的电信号。

传感器工作的基本原理是能量转换。在大多数情况下,传感器将物理信号(如温度、湿度、压力等)转换成电信号。这一过程通常涉及两个主要环节:感测和转换。

（1）感测:传感器的感测部分负责检测特定的物理或化学变化。这些变化可能是温度变化、光照强度变化、电磁场变化等。

（2）转换:一旦感测到变化,传感器内的转换机制会将这些变化转换成电信号。这一转换通常通过特定材料(如热电阻、光电池、压电材料等)的物理属性变化来实现。

根据其检测的物理量不同,传感器可以分为多种类型,包括但不限于以下几种:①温度传感器:如热电阻和热电偶,用于测量环境的温度。②压力传感器:常用于检测气体或液体的压力。③湿度传感器:用于测量空气中水分的含量。④光电传感器:通过检测光照强度来感应光线变化。⑤声音传感器:如麦克风,用于将声波转换成电信号。传感器的设计和制造要考虑多种因素,如灵敏度、范围、准确度、响应时间和稳定性。例如,一个高质量的温度传感器应该能够准确地反映温度的微小变化,并且在不同环境下都能保持其准确性。

在物联网应用中,传感器通常被集成到各种设备中,用于实时数据收集和环境监测。传感技术正变得越来越重要,患者可以通过各种可穿戴设备,如健康监测手环或配备传感器的手镯,为医生提供关键的健康数据。这些设备配备有多种传感器,能测量和监控患者的生理参数,包括心率、血压、体温和血氧水平。在针灸治疗过程中,这些数据会实时传输给医生,帮助医生监控患者的健康状况,确保治疗的安全和有效。

如图 6-4-4 所示,当患者接受治疗时,可穿戴设备上的压力传感器可以监测体表压力的变化,帮助医生判断治疗的效果,而温度传感器可用于监测患者的体温变化,以评估身体的反应。同时,这些设备还能够通过无线技术实时将数据发送到医院的中央监控系统,使医生

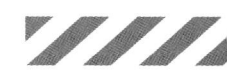

能够迅速做出调整或应对紧急情况。此外,这些传感技术不仅增强了医生对患者状况的了解,也提高了患者的参与度和对治疗过程的信任。总的来说,这种传感技术的应用不仅提高了医学治疗的效率和精确度,也为传统医学带来了现代化的技术支持。

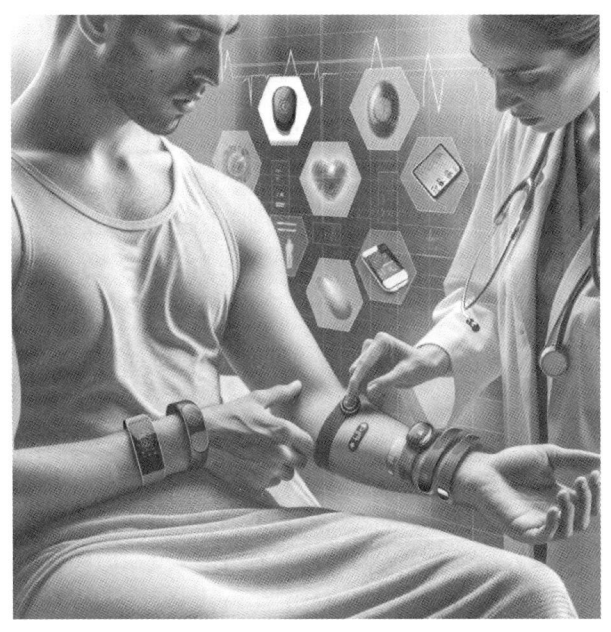

图 6-4-4　传感技术应用示例

三、物联网中的网络传输技术

物联网中的网络传输技术是连接传感器、设备和数据处理系统的重要环节。这些技术确保从设备到中央处理系统的数据流动既高效又可靠。低功耗广域网(LPWAN)技术为物联网设备提供了广域覆盖和低功耗的数据传输能力,非常适合用于远程监控和智慧城市应用。蓝牙和 Wi-Fi 技术则主要用于短距离的高速数据传输,广泛应用于智能家居和个人穿戴设备。随着 4G 和 5G 网络的发展,Wi-Fi 技术为物联网带来了高速、低延迟的网络连接,使得实时视频监控和自动驾驶等成为可能。而近场通信技术在移动支付和安全验证领域展现了其短距离通信的优势。这些技术共同构成了物联网中多样化的通信网络,满足了不同应用场景下的特定需求。

（一）低功耗广域网技术

低功耗广域网技术的核心在于其能够在较低的数据传输速率下提供广泛的网络覆盖,同时保持设备的低功耗。低功耗广域网技术具有以下三个特点。

（1）长距离通信能力:低功耗广域网的设计目标是实现远距离通信,通常通信距离可达数千米甚至更远。这是通过使用特定的无线频率和调制技术实现的,这些技术能够在较低的信号强度下保持通信的可靠性。

（2）低数据传输速率:为了降低功耗和增大信号的传输范围,低功耗广域网通常在较低的数据传输速率下运行。这意味着低功耗广域网技术更适合用于周期性传输少量数据,而不是高速数据流或大容量数据传输。

（3）低功耗设计:低功耗广域网设备通常具有非常低的功耗,这种特点使其能够在电池

供电的情况下持续运行多年。这是通过优化电路设计和采用低功耗模式实现的。例如,低功耗广域网可在非数据传输期间进入休眠状态。

低功耗广域网技术是物联网领域的关键技术之一,其主要目标是提供广域覆盖和低功耗的网络连接,尤其适用于那些需要长距离传输和有低功耗要求的应用。下面介绍常用的三种低功耗广域网技术。

1. LoRa 技术　LoRa(Long Range)技术是一种基于扩频技术的无线调制方法,它通过扩展信号的频谱来增大通信距离。LoRa 技术的核心优势在于其能够在较低的功耗下提供广泛的网络覆盖,为低功耗广域网提供了强大的解决方案。

LoRa 技术能够利用高效的扩频技术实现长距离通信,通常通信距离可达数千米。LoRa 设备的功耗非常低,使得基于电池供电的设备可以长期运行。同时,LoRa 通信在噪声环境下具有较强的可靠性。因此,LoRa 技术特别适用于那些需要低功耗和长距离通信的场景。

然而,LoRa 技术不适合高速数据传输。由于其具有低功耗和长距离通信的特性,LoRa 技术在数据传输速率方面受到限制。另外,与传统无线通信技术相比,LoRa 网络的容量较小,这意味着它可能不适合密集的设备部署环境。

2. Sigfox 技术　Sigfox 技术由法国 Sigfox 公司开发,旨在为广泛的物联网应用提供连接服务,特别是那些不需要大量数据传输但需要广泛网络覆盖的场景。

Sigfox 技术使用一种被称为超窄带(ultra-narrow band, UNB)的无线传输技术。这种技术的关键在于它使用非常窄的频带来传输数据。由于信号传输在非常窄的频带上进行,Sigfox 设备能够以极低的功耗发送信息。这种低功耗特性使得设备能够长时间运行而不需更换电池。同时,超窄带传输在噪声环境下展现出较强的抗干扰能力。它能够在频繁的干扰和信号衰减中维持稳定的通信。

Sigfox 技术支持长距离通信,通信距离可以达到数千米,甚至在有利的条件下可达数十千米。它专为小数据包设计,非常适合那些只需要发送少量数据的应用。

3. NB-IoT 技术　NB-IoT(narrow band internet of things)是一种基于蜂窝网络的低功耗广域网技术。它提供了广泛的覆盖范围、低功耗连接,并支持大量设备接入。NB-IoT 技术作为蜂窝网络技术的延伸,专门针对物联网应用进行了优化。

NB-IoT 技术特点如下:①基于蜂窝网络:NB-IoT 技术是在现有的蜂窝网络基础上实现的。这意味着 NB-IoT 技术可以利用现有的蜂窝网络覆盖,快速部署并降低成本。②窄带技术:NB-IoT 技术在一个非常窄的频带(约 200 kHz)内工作。③低功耗设计:NB-IoT 技术允许设备在不传输数据时进入深度睡眠状态,从而大幅降低功耗。④优化的数据传输:NB-IoT 技术支持低速率传输数据,非常适合周期性传输少量数据的场景。⑤强大的覆盖能力:NB-IoT 技术通过重复传输技术提高了信号穿透能力和覆盖范围,使其能够覆盖地下和远程地区。

作为蜂窝网络技术的一部分,NB-IoT 技术提供端到端的安全性,包括数据加密和身份验证机制。NB-IoT 技术特别适合那些需要深入覆盖和高连接密度的应用,如地下或室内环境。

（二）蓝牙和 Wi-Fi 技术

蓝牙和 Wi-Fi 技术是当今应用较普遍的无线通信技术,被广泛应用于日常生活和工业环境中。它们在物联网领域中也扮演着重要角色,特别是在短距离通信和数据传输方面。

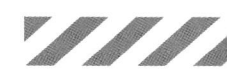

1. 蓝牙技术　蓝牙是一种无线通信标准,旨在简化设备之间的连接和信息交换,主要用于短距离(通常在 10 m 左右)的数据交换。蓝牙技术使用 2.4 GHz 的工业、科学和医疗频段,这是一个全球可用的无线电频带。蓝牙的核心技术包括频率跳变扩频和低功耗通信,这些技术使其在短距离内高效且安全地传输数据。

蓝牙技术在设计上侧重于低功耗运行。BLE 专为需要电池寿命较长的设备设计,如健康监测设备、位置追踪器和智能家居设备。BLE 通过减小数据包的大小、简化的连接和通信协议以及改进的睡眠模式来降低功耗。在 BLE 中,设备可以在不传输数据时进入低功耗模式,这显著降低了设备的整体功耗。此外,BLE 设备在建立连接和数据传输时非常高效,能在极短的时间内完成数据交换,进一步降低了功耗。这种高效的能源管理使得 BLE 设备能够在小型电池的支持下运行数年之久,非常适合那些需要持久而间断连接的应用。

2. Wi-Fi 技术　Wi-Fi 技术是一种广泛应用于无线局域网的技术,允许电子设备通过无线信号连接到互联网或电子设备之间连接。Wi-Fi 技术的核心在于它能够在无线电频率上进行高速数据传输,同时支持多种设备的连接,从而构建一个灵活、高效的无线网络环境。

Wi-Fi 技术主要在 2.4 GHz 和 5 GHz 的无线电频段上运作。这些频段属于工业、科学和医疗频段,全球大多数地区可免费使用。Wi-Fi 设备使用无线电波在这些频段上传输数据,其中 5 GHz 频段提供了更高的数据传输速率和更少的信号干扰,但其信号穿透力较 2.4 GHz 频段弱。Wi-Fi 网络通过无线路由器来广播这些无线电波信号,而 Wi-Fi 兼容的设备如智能手机、平板电脑和笔记本电脑等可以接收这些信号,并通过它们访问互联网。

Wi-Fi 技术通过其高速的无线连接和对多种设备的支持,已成为现代无线通信不可或缺的一部分。它在家庭、办公室、公共场所以及增长最快的物联网领域都有广泛应用。随着技术的发展,Wi-Fi 技术正在变得更加快速、可靠和安全,持续推动着无线网络技术的进步。

(三) 近场通信技术

近场通信(near field communication, NFC)技术是一种短距离高频无线通信技术,允许电子设备之间在非常近的距离(通常是几厘米)内交换数据。NFC 技术建立在 RFID 技术基础上,特别适用于需要安全和快速通信的场景,如移动支付、电子票务和简化的设备配对。

NFC 技术在 13.56 MHz 频率上操作,属于高频范畴的 RFID 技术。这种通信方式通过感应电磁场来传输数据,而不是传统的无线电波。NFC 设备可以在三种不同的模式下工作:①读/写模式,允许 NFC 设备读取或写入附近的 NFC 标签,这在广告和产品信息获取中非常有用;②对等模式,使两个 NFC 设备能够相互通信和交换数据;③卡仿真模式,NFC 设备模拟成一个智能卡,使得 NFC 设备能够像智能卡一样工作,用于移动支付和电子票务等场景。NFC 技术的关键在于其能够实现快速的设备配对和数据交换,同时由于通信距离短,它天然具有较高的安全性和隐私保护能力。NFC 技术数据传输速率相对较低,为 106～424 kbps,适合小容量数据的传输,如身份验证、电子票务和简短的信息分享。

NFC 技术在设计上重视安全性和隐私保护,特别适用于敏感的交易和数据交换场景。NFC 的短距离通信特性本身就是一种安全机制,因为它要求交易设备必须非常接近,从而大大降低了远程攻击的风险。此外,NFC 通常综合使用多种加密技术来保护数据传输。例如,它可以使用安全通道协议来加密传输的信息,防止数据在传输过程中被窃听或篡改。对于涉及支付或敏感信息的场景,NFC 设备通常包含一个安全元素,这是一个专用的硬件芯片,用于安全地存储敏感信息(如支付凭证和个人身份信息)。安全元素确保了即使设备被入侵,存储的敏感数据也能得到保护。此外,NFC 交易过程中还常常采用双因素认证机制。

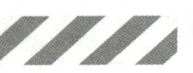

例如,在支付过程中,除了 NFC 通信外,还可能需要输入密码或使用生物识别技术进行身份验证。这些多层安全措施共同作用,确保 NFC 技术在保持便利性的同时,也提供了高度的安全保障。

四、物联网中的应用处理技术

物联网的应用处理技术涵盖了从数据收集、传输到最终的数据处理和分析的整个过程。物联网的应用处理技术不仅使设备能够互联互通,还能从这些设备收集到的海量数据中提取有价值的信息,为决策提供支持。

(一)数据收集与预处理

在物联网的应用处理技术中,数据收集与预处理是基础且关键的第一步。这一阶段涉及从各种传感器和设备收集原始数据,这些数据能够反映设备的运行状态、环境变化或用户行为等多种信息。传感器的种类繁多,包括但不限于温度、湿度、光照、运动和声音传感器。每种传感器根据其特定功能收集特定类型的数据,如温度传感器收集温度数据,光照传感器收集光照强度数据等。这些数据对于理解和控制物联网系统的行为至关重要。然而,原始数据通常是未加工的,可能包含噪声或不相关的信息,因此需要经过预处理以便于后续更高效地传输和分析。

预处理阶段的主要任务是将收集到的原始数据转换成更加适合传输和分析的数据格式。这一过程可能包括数据的清洗、格式化、标准化以及压缩。例如,数据清洗可以去除无关或错误的数据,如传感器偶发的错误读数;数据格式化则涉及将数据转换成标准格式数据,以便不同系统之间可以互相理解和处理这些数据;数据标准化则是将数据转换为统一的度量标准,例如,将不同传感器的温度读数转换为统一的温标;数据压缩则是为了缩窄数据在网络上传输时所需的带宽,特别是在网络带宽有限的场景下尤为重要。此外,预处理还可以包括一些初步的数据分析,如计算平均值、最大值和最小值等。通过有效的数据预处理,可以确保数据的质量和可用性,为物联网系统提供准确和有价值的信息输入,从而使后续的数据传输、处理和分析更加高效和有效。

(二)数据传输与通信

应用处理技术中的数据传输涉及将从传感器和设备收集到的数据有效地传输到数据处理中心或云平台。这个过程需要确保数据的快速、安全和高效传输,以支持实时监控、远程控制和智能分析等高级功能。数据传输在物联网架构中扮演着桥梁的角色,连接着数据源(如各类传感器)和数据消费者(如分析系统和最终用户)。物联网设备通常利用各种无线技术进行数据传输,包括上述的 Wi-Fi、蓝牙、NB-IoT、LoRa 等技术,选择哪种技术取决于应用的具体需求,如传输距离、传输速率、功耗和网络覆盖范围。在某些应用(如工业物联网应用)中,可能还会使用有线连接以确保更稳定的数据传输。数据在传输过程中可能需要跨越多个网络节点,包括路由器、网关和中继器,这些设备确保数据能够从源头顺利传输到目的地。

数据传输的安全性在物联网应用中尤为重要,因为它经常涉及敏感信息的交换,如个人隐私数据、商业机密或关键基础设施的控制信号。因此,物联网数据传输通常包含多种安全措施,如加密、身份验证和访问控制。加密措施确保数据在公共网络上传输时的安全性和隐私性,防止数据在传输过程中被窃听或篡改。身份验证和访问控制措施确保只有被授权的

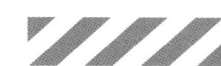

用户和设备才能访问网络和数据。此外,数据传输过程中还可能涉及对数据完整性的检查,确保数据在传输过程中未被损坏或更改。为了进一步提高数据传输的效率和可靠性,物联网系统可能采用数据压缩、重传机制和负载平衡技术。随着物联网技术的发展和应用场景的多样化,数据传输策略和技术也在不断进步,以适应日益增长的数据量和日益复杂的网络环境。

（三）数据处理与分析

应用处理技术的数据处理与分析阶段涉及将从各种传感器和设备收集的数据转换为有价值的特征和知识。当数据经过传输并到达数据处理中心或云平台后,它们需要被有效地存储、管理和分析。在这个过程中,原始数据被转换成有用的信息,可用于支持决策制定、预测未来趋势、优化操作流程等。为了处理来自成千上万个设备的大量数据,物联网系统通常依赖于强大的数据库和数据处理架构。这些系统能够处理高速流入的数据,同时保证数据的完整性和一致性。数据处理不仅包括将数据存储到数据库中,还包括数据清洗、归一化、聚合和编码等步骤,以确保数据的质量和适用性。

数据分析是物联网应用中另一个关键的组成部分,它使得从大量收集的数据中提取有价值的信息成为可能。通过应用各种高级分析技术,如统计分析、机器学习、深度学习和预测建模,物联网系统可以从原始数据中发现模式、趋势和异常。这些分析不仅可以提供即时的见解,帮助用户理解当前系统的状态,还可以预测未来的事件或行为,从而实现更加智能的决策和自动化。

（四）应用集成

一方面,物联网中的应用集成是确保物联网系统与其他企业和技术环境无缝对接的关键环节。这一阶段涉及将物联网技术与现有业务流程、应用程序和数据管理系统集成,以实现数据和流程的统一和自动化。应用集成不仅需要考虑技术层面的兼容性,如不同系统间的通信协议和数据格式,还需要考虑业务层面的整合,如将物联网数据应用到业务决策、客户服务和产品开发中。在许多情况下,这需要物联网平台与企业的核心业务系统(如企业资源规划、客户关系管理和供应链管理系统)的集成。通过有效的应用集成,物联网数据能够为企业带来更强的洞察力,提高业务流程的效率和智能化程度。例如,在制造业中,通过将传感器数据集成到生产管理系统,可以实现更精准的生产控制和质量管理;在零售业中,通过集成消费者行为数据,可以提升个性化营销水平和客户体验。

另一方面,物联网的应用集成还包括开发面向最终用户的界面和应用程序,以使用户能够轻松访问和使用物联网系统。这包括为用户提供直观、易用的控制面板、应用程序和通知系统,使他们能够实时监测和控制物联网设备,或从物联网系统中获取有价值的信息。用户界面的设计需要考虑到易用性、可访问性和用户体验,确保不同技术背景的用户都能够轻松理解和操作。在智能家居领域,用户通过手机应用就可以控制家中的智能设备,如灯光、温度和安全系统;在工业物联网应用中,操作员可以通过中央控制面板监控和管理工厂设备的运行状态。随着物联网技术的发展和普及,物联网应用集成正成为连接物理世界和数字世界的重要桥梁,为企业创造新的价值,为用户提供更加智能化和个性化的体验。

第七章

智能辅助针灸诊疗

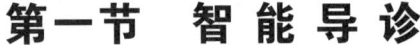

第一节　智　能　导　诊

　　智能导诊是一种基于疾病智能导诊技术、人脸识别技术、自动分诊技术等建立起来的人工智能新型门诊导诊模式。该模式的成功实施提高了医疗机构门诊的服务质量,有效节约了医院的人力成本,提高了患者就诊效率,进而优化了医疗资源配置。

一、智能导诊发展背景

　　挂号作为医疗机构为患者提供医疗服务的开端,是患者享受诊疗服务的凭证,因此在挂号过程中对于科室的正确选择非常重要。但患者对于病症的信息往往没有太过深入的了解,这是"看病难"的原因之一。大多数患者是知症不知病、知病不知科,因而会出现挂错号和找错医生的情况,导致患者的疾病无法得到及时诊治,甚至延误最佳治疗时间,同时也会造成医疗资源的浪费。

　　我国传统导诊模式以医疗机构导诊台护士根据患者的主诉、症状和体征等进行分诊判断,并安排患者挂相应科室的号这一流程为主。这种模式意味着医院需要在门诊投入部分人力资源进行分诊、导诊服务。

　　然而,截至 2022 年底,我国每千人口注册护士约 3.7 人,全国医护比为 1∶1.18,医护的压力仍较大,无法实现为需要医疗服务的患者提供一对一服务。同时由于导诊台护士能力水平有差异,不少患者所选科室与其实际病情关联性不强,导致需要重复挂号、排队、等候,进一步浪费了我国有限的医疗资源,挤兑了患者的有效治疗时间,加剧了医患矛盾。

　　基于当前优化医疗资源配置的需求,以及患者对专业、及时、便捷的医疗服务的需求,在大数据、人工智能、云计算等技术迅速发展的背景下,旨在帮助医疗机构将精确的分诊服务前置于到院挂号的智能导诊系统应运而生,患者可以通过智能导诊系统获取专业的医疗建议,获取关于就诊的科室、医院等建议,从而提高医疗服务效率和患者就医体验。

　　需要明确的一点是,开发智能导诊系统的初衷并不是彻底取代人工导诊,而是对有限的医疗资源进行整合分配,通过将部分患者分流给程序辅助来减轻导诊人员的压力,把有限的人工导诊台留给更需要的人,如子女不在身边且没有智能手机或无法熟练使用智能手机的老年人、没有文字识别能力的人、聋哑人等。

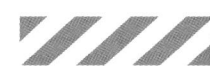

二、智能导诊运作流程

智能导诊系统可以对医院的门诊病历、住院病历、影像学检查内容、实验室检查内容等数据进行分析,建立包括医院功能科室及其对应位置、常见疾病和诊断的分诊流程等相关数据的知识库,患者只需要在智能导诊系统中输入性别、年龄、症状等信息,智能导诊系统在将采集到的用户的病情描述与知识库数据进行匹配后,就能为患者提供建议就诊科室及科室地理位置等信息。这一系统用到的相关技术主要包括人工智能、大数据分析、卫星定位系统、人脸识别算法等,其主要流程如下。

(1)患者输入性别、年龄、症状等信息,智能导诊系统通过人工智能技术来识别、分析患者输入的文段中的主诉,然后利用大数据分析为患者提供具体的就诊指导。

(2)通过患者手机的定位系统来获取患者当前的位置,并对患者所需的相应就诊、检查检验、取药等科室的具体位置给出引导。

(3)运用人脸识别以及行人再识别算法实时确认患者就诊医院各楼层的挂号、缴费人数以及获取患者就诊报到时排队就诊人数,为患者提供预计就诊时间指导,以尽量减少对患者时间的不必要浪费。

(4)创建数学模型,基于排队论,以最小化患者诊疗时间和医院服务成本为目标函数进行寻优,从而为患者合理规划就诊路线(图7-1-1)。

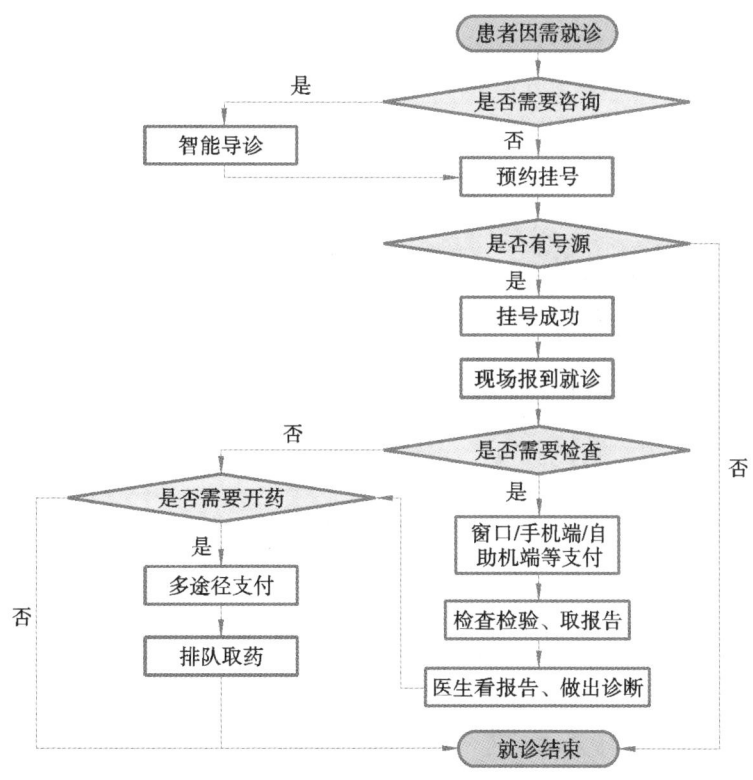

图 7-1-1 智能导诊流程

三、智能导诊平台

目前国内的智能导诊主要分为基于移动服务系统的智能导诊平台和线下智能导诊系统两种形式,前者以公众号的形式居多,后者则主要以医院门诊内的智能导诊机器人的形式出现。

(一)基于移动服务系统的智能导诊平台

随着近年来智能手机的普及以及移动平台的发展,各医院已推出官方公众号、小程序、网页等方式实现智能导诊、预约挂号、院内导航、智能问诊、报告查询、自助缴费、就诊记录查询等。患者只需要在手机端进入相应医院的公众号(小程序、网页)即可查询当日坐诊医生信息,并选择自己方便的时间段预约挂号。此类智能导诊平台一般具有院内导航功能,可以帮助患者轻松找到就诊科室,极大地缩短了患者的就诊时间。

此外,基于移动服务系统的智能导诊平台还具备远程就医功能。患者通过互联网医院挂号之后,智能导诊平台会对相应医生进行提示,包括互联网医院平台提示和线下院内电话提醒。患者通过互联网平台就诊,医生完成开药之后,医院药房将相应药品邮寄至患者预留的地址,可以帮助患者实现足不出户看病就诊。

(二)线下智能导诊系统

线下智能导诊系统分为两大类,其一是医院门诊自助机端导诊系统,其二是智能导诊机器人。目前各大医院基本配备了自助机端导诊系统(图 7-1-2),患者可以相对便捷地完成预约挂号、签到等候就诊等流程。

智能导诊机器人(图 7-1-3)是基于人工智能技术与智能机器人技术的一种智能导诊系统,其在帮助患者进行心理调节方面能够发挥良好的改善作用,可以缓解患者紧张、焦虑、抑郁等不良心理情绪。自然语言交互令人亲切,不受患者文化程度影响。同时智能导诊机器人由于其具有移动特性,能够为不方便移动的患者提供持续的高精度导诊服务。

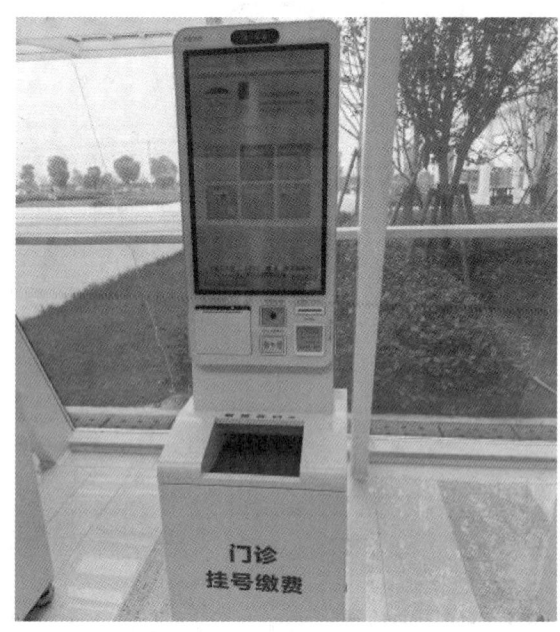

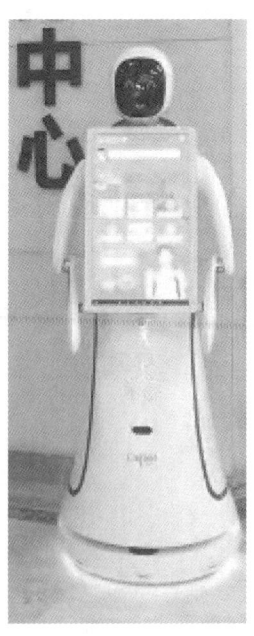

图 7-1-2　自助机端导诊系统　　　　　图 7-1-3　智能导诊机器人

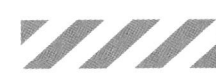

第二节　智能针灸诊疗设备

　　随着现代科学技术的发展与成熟,智能设备越来越多地出现在大众视野中,并在医疗机构为患者提供医疗服务过程中发挥着越来越重要的作用。新时代给针灸的传承发展提出了新的要求。《"十四五"中医药发展规划》明确提出推动设立中医药关键技术装备项目,数字化、自动化、智能化是针灸设备的发展方向。应用现代先进技术,加强针灸学与其他学科的交叉融合,研发新型数字化针具、灸具等智能针灸诊疗设备是针灸现代化、国际化发展的必经之路。

　　智能针灸诊疗设备可辅助医生对患者进行诊断和治疗,目前主要运用于针刺、艾灸、按摩、康复等方面。

一、智能针刺设备

　　针刺这种独特的治病方法起源于新石器时代,最原始的针具是石头,被称为砭石。随着人类社会的发展和生产力的提高,针刺工具得到不断改进,先后出现骨针、陶针、竹针等。人们发明金属冶炼技术后,针具制造得到了较大的发展,催生出铜针、铁针、金针、银针等金属针具。而金属针具的出现极大地推动了针刺临床治疗理论和技术的发展,特别是《黄帝内经》中"九针"的创制基本确立了针刺的临床治疗体系。"九针"中的毫针到目前为止仍是临床中最为广泛使用的针具。现代科学技术的快速发展,推动了脉冲电针、电热针、超声针、激光针、微波针、电磁针等的出现,数字化智能针刺设备也在持续研发中。回顾针刺器具发展史可发现,针刺器具的革新推动了针刺理论与临床治疗的进步。智能针刺设备的出现推动了针刺诊疗技术的提高。

(一)数字化针刺设备

　　在针刺治疗疾病方法中,除了毫针刺法外,在临床上经常使用的还有三棱针、皮肤针、皮内针、火针、芒针等特种针具的刺法。这些刺法如皮肤针、火针刺法极其考验医生的技术水平。皮肤针刺法操作时需要运用腕部发力垂直叩刺,叩刺的强度也因患者的病情、体质及疼痛耐受程度的不同而存在较大的个体差异,难以有量化的统一标准;火针刺法操作时动作要求快、准、稳,且火针加热方法存在一定的安全隐患,操作难度较大,烧针温度及进针位置、深度、速度均依靠医生的个人临床经验。这只能靠医生在长期临床实践中通过反复练习积累经验,最终熟练掌握。基于目前的临床现状,人们依托现代技术研制出了一些智能针刺设备,这些智能针刺设备极大地推动了特种针刺疗法的运用与发展。

　　目前研发的一种新型数字化电梅花针(图7-2-1)基于机电效应原理,可实现自动叩刺,且运针力度、频率等可以根据不同疾病进行精准调节,叩刺与脉冲电流结合,在患者皮肤形成循环回路以增强疗效。它能够准确地控制治疗参数并记录治疗数据,有利于治疗参数的量化分析;用自动叩刺代替手工叩刺,既省事又省力。本仪器是对传统梅花针的一大创新,不仅可用于临床治疗,还可以用于家庭保健,实现数字化医疗、便捷医疗。

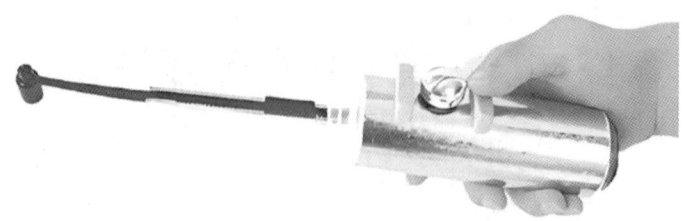

图 7-2-1　新型数字化电梅花针实物图

　　针对传统火针操作难度大、存在安全隐患和不良反应,以及现有电火针器治疗参数不明确等局限性,目前研发出了一种新型数字化电动火针(图 7-2-2)。其为枪式结构,由枪体、设于枪体上的电源接口、显示单元以及设于枪体内的驱动单元、加热单元、冷却单元、定位单元和进针单元构成。通过数字化实现对火针进针温度、深度及速度等参数的调控,具有智能烧针、精确定位、操作安全简便等优势。新型数字化电动火针是基于火针疗法的改革与创新,既符合火针疗法"红、准、快、稳"的治疗原则,可实现参数精准量化,又安全、便捷、环保。这种新型数字化电动火针的研制,克服了传统火针在临床使用上的缺点,更容易被患者接受,有利于火针疗法在临床上广泛使用和推广(图 7-2-3)。

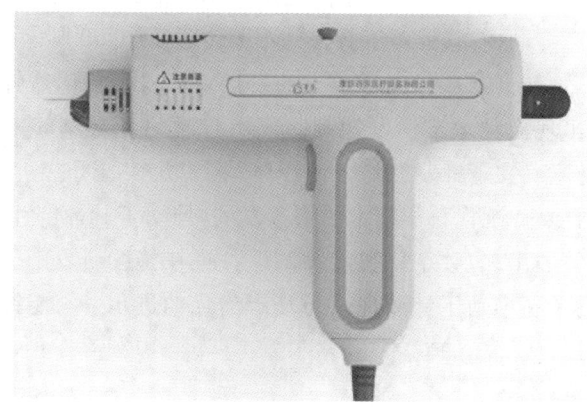

图 7-2-2　新型数字化电动火针实物图

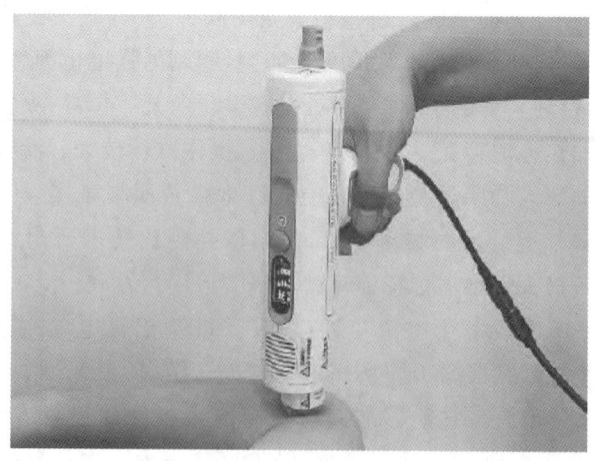

图 7-2-3　新型数字化电动火针治疗肱骨外上髁炎操作示意图

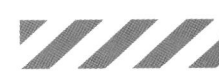

（二）针刺机器人

针刺机器人（图 7-2-4）是辅助医生进行针刺的机器人，因此能进行针刺治疗是对针刺机器人的核心要求。针刺机器人是利用传感技术、计算机视觉和自动控制技术等实施针刺治疗的机器人系统。在智能中医和医学机器人应用领域，针刺机器人具有广阔的应用前景。针刺机器人能够调整和计算针刺深度、针刺速度和入针角度等参数，执行精准的进针、行针和取针等针刺操作，可以辅助针刺师进行针刺治疗。

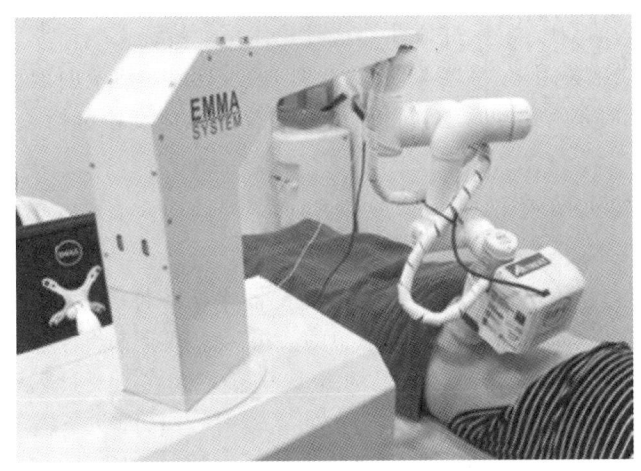

图 7-2-4 针刺机器人

当前针刺机器人的核心技术——进针及手法模拟的技术已经相对成熟，因此目前对于针刺机器人的核心研发点已经相对转移到了对穴位诊断技术背后的算法及自动定位穴位，甚至是辨证配穴这一功能的探讨。现有的寻穴技术主要分为两类：基于人脸关键点的穴位检测和基于深度学习网络的穴位检测。

（1）基于人脸关键点的穴位检测。例如：通过多任务卷积神经网络（multi-task convolutional neural networks，MTCNN）获取图像中的人脸区域，然后利用实用面部标志检测算法（practical facial landmark detector，PFLD）对人脸区域进行关键点检测，最终得到 98 个人脸关键点。对面部穴位与 98 个人脸关键点的位置关系进行研究，并结合中医学的骨度分寸法，给出穴位的定位算法。

（2）基于深度学习网络的穴位检测。利用自制数据集，通过训练深度学习模型——高分辨率网络（high-resolution net，HRNet）和 PFLD 实现背部腧穴的识别。深度学习网络模型训练需要大量数据，因此人们构建了人体背部数据集，并将其分为图片集和标签集。图片集要求收集的人体背部图片是裸露的，这样制作标签集时不仅能更好地找到穴位，也便于腧穴识别深度学习网络更好地找到背部腧穴特征。

目前南京中医药大学针灸推拿学博士徐天成领衔跨校科创团队研发的"数字经络—智能针灸机器人系统"，已经具备自动定位穴位、智能配穴、扎针、模拟人的手法等功能。其主要由机械手、选穴系统、经络仪等组成。该机器人是徐天成博士团队运用高数混沌理论、分形几何学、图论等理论研发出的初级阶段的智能针灸机器人，机械手上配备了力学、电学等传感器，其在工作前会参照人的臂长和皮脂厚度等数据，测算好穴位后下针，测量精度能达到 0.34 mm。人体常用的约 300 个穴位中，智能针灸机器人已能找到 40%。智

能针灸机器人系统内的30多万条专业数据为实现智能配穴、开具针灸处方打下了坚实基础。

二、智能艾灸设备

艾灸作为中医学中一种简易的外治方法,临床应用历史悠久,通过燃烧艾叶制成的艾条、艾炷,熏烤刺激体表穴位或特定部位,以激发经气活动来调整人体紊乱的生理功能,从而起到防病治病的作用。数千年来,历代医家和劳动人民在与疾病做斗争的过程中,积累了大量利用艾灸治疗疾病的临床经验,并逐步形成理论体系。传统艾灸需要人工操作,并在实施艾灸操作时时刻关注施灸距离、温度等,较为耗费人力,且存在施灸时温度难以控制、艾火易掉落、艾草燃烧时有烟雾刺激等问题。目前研发的智能艾灸设备包括数字化艾灸治疗仪及智能艾灸机器人。

(一)数字化艾灸治疗仪

随着医学的进步,艾灸的作用机制受到了人们的广泛关注。以往多数研究者认为艾灸发挥作用的本质是热效应,通过高热刺激皮肤感受器来调节神经系统,但是在一些研究中,研究者发现热刺激穴位后,并不都能达到理想的效果。这提示艾灸存在其他效应,并在治疗过程中起着重要作用。随着光谱测量技术的进步,人们发现在艾灸过程中,艾灸的光尤其是红外光起着关键作用,此种效应也被称为艾灸的光辐射效应,即艾灸辐射能量被机体吸收、转化为内能,从而调节机体生理功能和代谢状态的生物效应。现今大多数学者认为艾灸的作用机制主要包括四种,分别是药物刺激、温度刺激、光刺激和艾烟刺激。随着智能化的发展,人工智能与传统艾灸相结合成了创新热点,基于灸疗作用机制的多样性,人们研发出各类智能设备,以改进传统灸疗的不足。温度刺激为艾灸之本,器械多保留此种刺激。艾烟虽有抗炎、抗氧化等广泛药理活性,但长期在高浓度艾烟环境中则可能对机体造成一定程度的损害,主要表现为对呼吸系统、免疫系统和血液循环系统等方面的不良影响,故智能艾灸设备多有控烟、除烟装置。下文主要介绍基于药物刺激、光刺激的智能艾灸设备。

1. 基于药物刺激的智能艾灸设备 此类设备是在传统艾灸的基础上改良制造出来的,其加热方式分为明火加热方式和非明火加热方式两种。智能艾灸设备的核心技术多集中在温度感应与控制方面,既要防止艾条离患者过近而灼伤皮肤,又要防止距离过远而导致刺激的温度不够,从而影响疗效。

(1)明火加热方式。此类设备可分为医用式和家用式两类。家用式智能艾灸设备大多易于收纳和携带,有绑带、低导热底座等辅助装置,满足现代人养生保健的需求;医用式智能艾灸设备大多应用于医院等专业医疗场所,起到治病、提高医生工作效率等作用。智能艾灸设备可提前设定最适温度,通过微控制单元(microcontroller unit,MCU)等装置对设备进行智能管理,同时保留传统明火灸疗特色,有智能控温、净烟祛味、执行多种灸法等一种或多种功能(图7-2-5)。

①智能控温:智能艾灸设备最主要的功能是控温以防烫伤。智能艾灸设备在艾条(炷)燃烧区域设置温度检测装置,温度传感器将检测到的温度传至MCU等,调控燃烧部位的进氧量或艾条(炷)所在位置等,从而进行智能控温防烫。当温度高于设定温度时,减少进氧量或后拉艾条(炷);当温度低于设定温度时,增加进氧量或推进艾条(炷)。

②净烟祛味:利用抽风或负压装置吸收废气,废气经过导管进入除烟装置内。除烟装置由吸油棉、活性炭等材料组成,可吸收大颗粒废物和焦油样物质。部分除烟装置可拆卸清

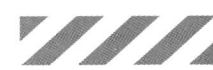

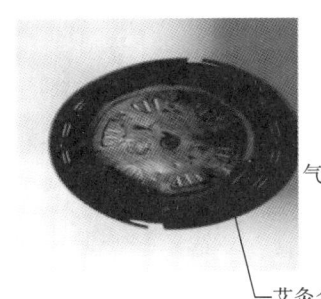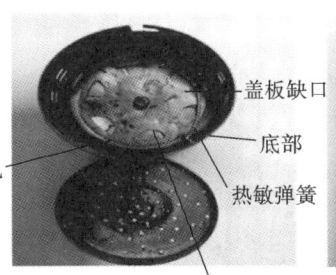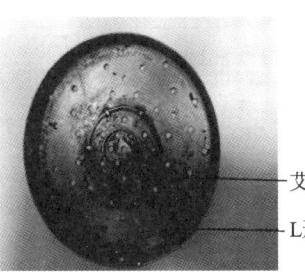

气孔
艾灸盒下体

盖板缺口
底部
热敏弹簧
导热层

艾灸盒上体
L形固定支架

扫码看彩图

图 7-2-5　全自动控温艾灸盒实物图

洗,回收艾油。

③执行多种灸法:应用可进行转向、伸缩等位置调节的自动悬臂或自动升降系统,执行回旋灸、雀啄灸等多种灸法。

此类设备还有一键点火、聚焦热力、超长续航、LED温度实时显示、快充等功能。智能艾灸设备的发展可减少人力浪费,降低由艾烟导致各类疾病的风险,具有透灸效果好、操作智能化、使用简便、安全环保等优点。用明火加热方式更具有传统文化气息,使用过程中需要注意火源安全和防止烟雾弥漫。

(2)非明火加热方式。无明火智能艾灸设备大多利用电的热效应来加热艾片以刺激穴位。一般来说,这种加热方式方便、卫生、安全,加热温度和时间也相对更加稳定和易于控制,保证了灸疗的相对稳定性,且基本可以做到无烟和免过滤。此种设备大多采用高分子材料加热工艺,具有温控调节功能,能够在短时间内加热艾片;同时配备伸缩绑带,适合身体不同部位的捆绑,从而释放双手、轻松艾灸。由于其基本无烟雾问题,因此一般无抽风设计,可减小噪声。其因形态和作用部位不同,可分为智能艾灸盒、智能艾灸箱、智能艾灸椅、智能艾灸坐垫等。

2.基于光刺激的智能艾灸设备　此类设备大多利用红外线照射产生灸疗作用。红外线灸疗是用红外线照射人体,使经穴产生热效应和红外辐射效应的现代灸法,具有热效应确定、温度易于调控等特点。相比于利用艾条(炷)或灸片的智能艾灸设备,基于光刺激的智能艾灸设备可以完全消除艾烟和明火,提高了设备安全性。以温军玲团队设计的一种新型红外线温和灸装置(图 7-2-6)为例,经检测可得,当发热片温度稳定后,设备温度的变化幅度为0.50 ℃,实现了精准控制仪器温度的目标并可进行多穴位操作。

研究表明,艾条(炷)燃烧时辐射的红外光谱波长大约为 3.5 μm,波长范围为 2.8～5.6 μm,传统隔物灸如隔姜灸、隔蒜灸、隔附子灸的红外光谱波长范围为5～12 μm,新型红外线温和灸装置的发热片辐射的红外光谱波长范围为3～13 μm,与艾灸和隔物灸的红外光谱波长范围部分重叠,可产生较理想的光热效应。除此之外,还有利用LED红外技术研制出的智能光灸环,其利用LED自身的发热效应,提高了设备安全性,当智能光灸环内温度达到一定限度时,设备会自动断电以防止对人体造成热损伤;加之LED灯体积小、功耗低,其便携性、环保性较高;将智能光灸环戴于手腕、脚踝,可以实现手、足三阴经和三阳经多经络同时施灸,增强艾灸效果。除了以上两种具有代表性的基于光刺激的智能艾灸设备外,还有智能红外光灸床、智能光灸垫、智能光灸康复治疗仪等。

(二)智能艾灸机器人

国内已有许多学者对智能艾灸机器人进行了研究。

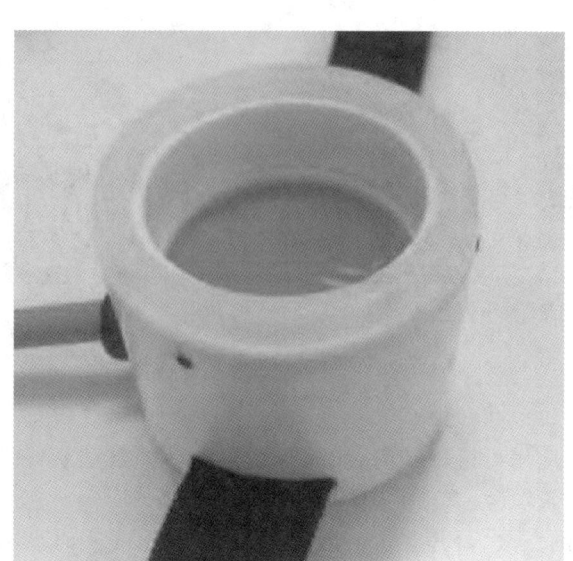

图 7-2-6　新型红外线温和灸装置

2020 年,赵国友等对艾灸机械臂进行了设计,利用嵌入式系统实现了对艾灸过程的温度控制和参数调整;此后,夏世林等在该艾灸机械臂的基础上设计了一种末端艾灸器,实现了对距离的调控和对艾灸时产生的艾烟的控制,并通过恒温艾灸实验,验证了艾灸过程中通过调整施灸距离执行恒温艾灸的可行性。

2022 年,张子昂进行了基于单目视觉的艾灸机器人识别定位与跟踪研究,为艾灸机器人单目视觉定位系统的构建提供了解决方案;同年,刁吉瑞等进行了艾灸辅助治疗机器人概念样机的设计和运动学分析,通过模型样机的运动控制实验,验证了机械臂应用于实际艾灸辅助治疗的可行性。

2023 年,马蓓蓓等针对艾灸机器人缺乏系统的控制方案,难以实现运动规划控制以及穴位定位不能满足自动艾灸的需求等问题,设计了一套适用于由主端和从端构成的新艾灸机器人系统,实现了对艾灸过程的协调控制,并将艾灸过程中的信息在人机交互界面展示给操作者。

当今市面上艾灸机器人种类繁多,如珞石新一代柔性协作机器人珞石 SR4(图 7-2-7),其外观轻盈灵动,成本低,性价比高,可负载 4 kg,自重约 16.5 kg,工作半径 919 mm,自由度 6,重复定位精度可达 0.05 mm。珞石柔性协作机器人 xMate SR4 搭配艾灸仪,能够通过视觉识别、精准运动控制等实现自动艾灸治疗,替代传统的艾灸理疗方式。同时,它能合理运用人工智能、结合红外诊断,利用肌骨定位系统提供个性化、精准的艾灸康养方案。其搭载了高精度力控系统,能够实现模拟刮痧和推拿动作。钧控机器人也推出了一款智能艾灸机器人,目前该款智能艾灸机器人已广泛应用于中医理疗、养生保健、按摩推拿、产后康复、美容美体等场景,旨在帮助打破行业人力瓶颈,实现服务标准化,降本提效。

目前的智能艾灸机器人已经能够实现包括悬起灸、雀啄灸、回旋灸、往复灸、循经灸等在内的多种灸法;其定时自动弹灰功能解放了医生的双手,除此之外,还能自动净烟祛味,有效地解决了艾灸时烟雾较多的问题,基本实现了艾灸期间无须医生全程值守的目标。热敏灸是江西中医药大学陈日新教授带领团队历经 30 余年科学研究创制的灸疗技术,是采用点燃

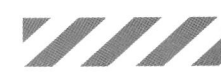

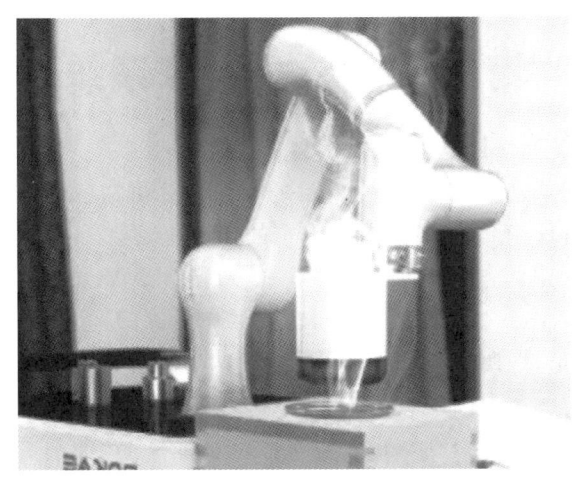

图 7-2-7　珞石 SR4 艾灸机器人

的艾材产生的艾热悬灸热敏穴位，激发热敏灸感和经气传导，并施以个性化的饱和消敏灸量，从而提高艾灸疗效的一种疗法。此种灸法于 2006 年开始在全国推广应用，极大地提升了艾灸的临床疗效。

与其他艾灸机器人相比，热敏灸机器人具有施灸方式上的特异性。2020 年 7 月 9 日，热敏灸机器人首次在江西文化发展巡礼展的中医药文化馆亮相。热敏灸机器人具有的随动功能使其能够随着被灸者移动而移动，而一旦被灸者起身的幅度超过了安全限额，机器人的灸头会自动回到安全点，这样可以尽量保护被灸者不被烫伤。

热敏灸机器人的操作十分简单。只需在热敏灸机器人控制平台上输入被灸者的疾病种类、需要热敏灸的穴位以及艾灸手法的次数与时长，热敏灸机器人就可以自动为患者进行具体的热敏灸治疗，有效地解决了医院临床人手不足、灸疗标准化不够等问题，将临床医生从重复的简单灸疗中解放出来，从而以智能化、现代化的科学技术推动了医院整体医疗效率的提升。

三、智能针灸诊疗设备优点与面临的挑战

智能针灸诊疗设备作为旨在更好促进人类健康事业、优化医疗资源分配等的医用智能设备的一个子类，具有非常显著的优点：①操作精度高，能够进行长时间、高强度的工作；②节省患者时间，提高诊疗效率；③减轻患者的痛苦及医疗费用负担；④将医生从烦琐的不需要太高专业水平的操作中解放出来，有效减少了精力与时间的浪费。这些现代仪器设备在一定程度上促进了经穴的基础和临床研究，丰富了现代针灸经穴理论。智能针灸诊疗设备的研发与应用，推进了针灸治疗疾病走向现代化、专业化、标准化的进程。

随着医疗和人工智能技术的不断发展，智能针灸诊疗设备越来越多地进入人们的视野，其在为医疗机构提供便利的同时也面临着诸多争议与挑战。智能针灸诊疗设备研发费用高、成本高、维护费用高等，且目前尚缺乏有效的临床验证和规范，故这些智能设备目前难以在临床上推广使用。目前关于数字化智能针灸诊疗相关仪器研发、优化与系统集成的研究并不少，但大多数还处于设计研究阶段，接下来还需开展临床试验，观察临床效应，以期为其安全性及疗效提供依据。此外，也存在诊疗设备取代医务人员人工诊疗的争议，这也是诊疗设备在临床上推广使用面临的挑战之一。

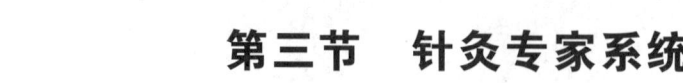

第三节　针灸专家系统

专家系统是人工智能的一个分支,主要目的是使计算机在各个领域中起到人类专家的作用。它是一种智能程序,存储有大量人类专家的知识和经验,能利用人类专家的知识和解决问题的方法来解决问题。

一般专家系统有以下三个特点:①启发性,能运用专家的知识和经验进行推理和判断;②透明性,能说明本身的推理过程,能回答用户提出的问题;③灵活性,能不断积累知识,更新原有的知识。专家系统早期先导者之一,斯坦福大学的 Edward Feigenbaum 教授,把专家系统定义为"一种智能的计算机程序,它运用知识和推理来解决只有专家才能解决的复杂问题"。也就是说,专家系统是一种模拟专家决策能力的计算机程序,其在商业、医学以及工程等领域已得到了广泛的应用。

一、专家系统基本结构

专家系统中的知识可以是从书籍、杂志等中获得的知识。用户提供事实或其他信息给专家系统,相应地获得专家建议或专业知识。专家系统内部包括两个重要部分,即知识库和推理机(图7-3-1)。知识库包含使用推理机所得出结论的相关知识。这些结论是专家系统对用户询问的响应。专家系统与一般的计算机程序不同,其知识库和程序是分开的,易于修改和增删,具有很大的灵活性。而在一般的计算机程序中,知识是以隐含方式存在的,程序完成之后就确定了,一般不易修改。与一般的数据库的不同之处在于,专家系统的数据库与逻辑推理有联系,具有启发性,而一般的数据库只是对大量数据进行组织和管理,提供检索方法。与模拟系统不同之处在于,专家系统是从解决问题所依据的机理出发,根据逻辑推理来描述客观过程,而模拟系统是采用假想的模型来模拟客观过程。

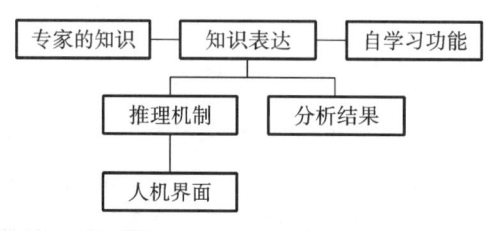

图 7-3-1　专家系统基本结构

二、针灸专家系统设计

针灸专家系统诊疗板块主要由三大部分组成:①检测系统;②分析系统;③治疗输出系统。针灸专家系统在知识表达上采用知识图谱技术构建结构化规则,推理方法上采用深度学习模型(如 BERT 模型)解析文本,完成症状-穴位映射,推理策略上采用混合模式,注重中医证型与现代医学指标相结合,在数字信号处理方面采用汇编语言和高级语言进行混合编程,有效降低系统运行费用,实现了诊断、治疗一体化。针灸专家系统建立在现代针灸学的疾病治疗数据库的基础上,具有统计分析、吸收专家经验、提炼与现代化针灸学密切相关知识的能力。针灸专家系统根据功能可分成四大模块:①信号检测模块;②信号处理模块;

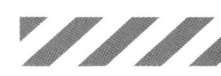

③系统分析模块;④施治立法模块。信号处理模块及系统分析模块是系统的核心。对于信号处理模块和系统分析模块的设计,既要注重专家系统的基本结构,又要突出人机交互界面的重要地位,使整个系统有一个合理的结构。

针灸专家系统由用户界面、推理机、知识库、针灸信息库和解释器等组成。其中,针灸信息库是在运行中用于存放中间结果或数据的仓库,它提供推理过程中所得到的各种结论,提供专家系统各模块的共享信息;解释器的任务是对检测到的信息做出最终的响应,给出诊断方法,同时利用动态数据库、全局数据库建立完整的患者档案(图7-3-2)。

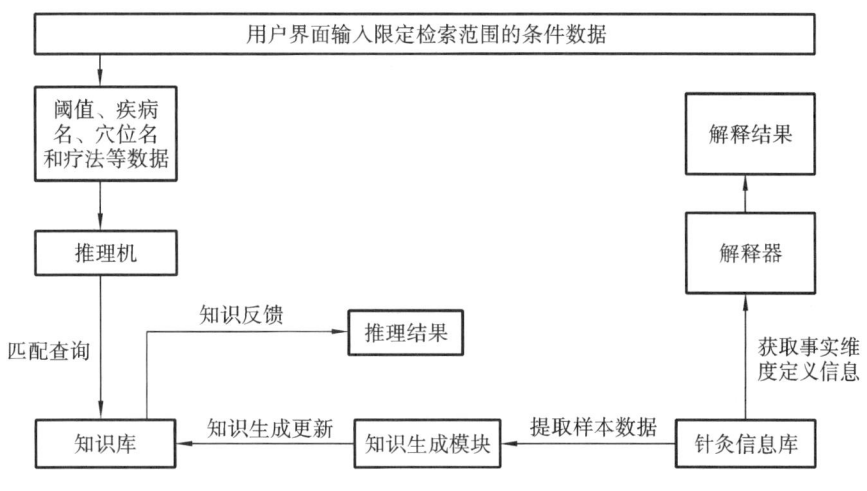

图 7-3-2　针灸专家系统结构

使用针灸专家系统能实现以下目标:首先,实现了穴位和疾病数据库的录入、编辑;其次,实现了针灸处方分析功能,能判断处方正误;再次,可以根据患者的临床表现由系统自动生成电子处方(可对生成的处方进行修改),并实现处方打印功能;最后,实现了针灸文献的录入和编辑功能。使用针灸专家系统提高了业务数据处理效率和正确性,提高了工作效率和经济效益;实现信息资源共享,提高了资源的利用效率;规范了针灸工作流程,促进了科室的现代化和科学化。

三、针灸专家系统应用分析

针灸专家系统是基于人工智能技术构建的,其应用场景如下。①辅助临床诊断:为中医师提供治疗参考,尤其在复杂病症或罕见病中,针灸专家系统可快速检索类似病例,辅助诊断。②远程医疗:结合物联网技术,实现远程针灸指导。例如,对于偏远地区患者,可通过视频连接,由专家远程操控针灸机器人进行治疗。③科研与教育:支持针灸机制研究、疗效对比分析等科研工作。同时,作为教学工具,针灸专家系统可帮助学生系统化学习针灸理论。④健康管理:针对亚健康人群,提供日常保健方案,如穴位按摩、艾灸指导等方案。

四、针灸专家系统发展趋势

神经网络技术、数据库技术、多媒体技术以及云技术的日新月异,推动了针灸专家系统的发展,现简述如下。

(一)针灸专家系统与神经网络技术相结合

针灸专家系统应用神经网络技术可以较好地解决系统的学习和知识更新问题。早在20

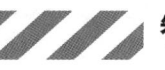

世纪 50 年代,研究人员就开始模拟神经系统的某些功能,提供了多神经网络的感知模型,如 BP 模型和 Hopfield 模型。针灸专家系统结合神经网络技术将会极大地提高针灸专家系统的智能化程度,从而完善针灸专家系统的学习功能。

（二）针灸专家系统与数据库技术相结合

人工智能与数据库技术是计算机科学的两大重要领域,越来越多的研究表明,这两项技术的相互渗透将会给计算机应用带来更广阔的前景。针灸专家系统可借鉴数据库关于信息存储、共享、并发控制和故障恢复的技术,改善系统的知识库管理、设计等,使其规模提高到实用水平。

（三）针灸专家系统与多媒体技术相结合

随着多媒体技术在计算机领域的广泛运用,我们可以将多媒体技术的实时图像处理运用于中医体征的识别,可将原来只能依靠医生的经验来模糊判断的舌、脉、色等症状,利用计算机进行客观量化处理,达到直接获取中医体征相关信息的目的。

第四节　智能随访系统

一、智能随访系统简介

随着互联网技术的不断发展以及"全民健康""全生命周期管理"的落实,医院传统的人工电话随访方式已不能适应需求,将逐渐被智能随访系统替代。智能随访系统是指结合互联网技术等,以专业的随访知识库为基础,提供医患沟通,院前、院中、院后随访,健康宣教等服务的服务平台。随访是医疗活动的重要组成部分,在延续患者服务、满意度调查、慢性病管理、专病质量控制等方面都发挥了重要作用。

智能随访系统的建设,能使医疗机构与患者保持长期联系,从而提高患者的依从性和优化其就医体验;同时能辅助医护人员更全面、高效、连续地管理患者并汇集专病数据,减少医护人员工作量,持续提升医疗质量和科研水平,从而助力医院完成智慧服务等级评审及电子病历评审,提高医院品牌效应,打造权威科室。智能随访系统基于不同渠道(如微信、短信、电话、二维码等)实现符合医院需求及制度的多层次诊后疾病管理,同时围绕患者管理及疾病管理双重要求设置随访、健康宣教、提醒内容。

医院智能随访系统涵盖八大建设目标:①助力医疗机构打造智能随访管理平台,涵盖出院关怀、健康宣教内容;②在传统电话随访基础上进行随访抽查,严格管控随访质量;③对随访工作量进行统计,对异常随访情况进行跟踪;④通过自动外呼、微信移动端推送、发短信、打电话、推送二维码等不同渠道,结合互联网医院等自动发放、回收表单,减少医护人员工作量;⑤随访异常情况智能处理,对患者、医生/护士及时双向提醒;⑥就医健康宣教,实现不同患者在院点对点宣教;⑦内置丰富的出院随访计划方案,为业务流程提供支撑;⑧提供有据可查、实用丰富、覆盖多病种的宣教知识库。

二、智能随访系统设计

智能随访系统采用网络服务器架构,主要使用对象是医护人员和患者。系统入口一般

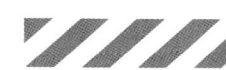

为网页端/移动 App 端,根据医患使用习惯不同,智能随访系统可在网页端/移动 App 端配置不同的功能。将患者列入随访系统的方式一般有三种:①从患者列表获取,医院信息系统筛选完成后直接通过接口将患者信息以列表的方式传送至系统;②自定义筛选:从医院信息系统中获取所有患者的信息,医护人员在创建随访规则时可自定义科室、诊断、手术、年龄等作为筛选患者的条件,随访计划生效后,符合随访规则的患者自动被列入相应的随访计划中;③医护人员自主添加。

系统为每位医护人员自动生成一个名片,患者用微信扫描医护人员名片后绑定自己的信息,医护人员就可以在云平台看到患者信息,并将患者添加到对应的随访计划中。系统为医护人员在云平台个性化定制随访表单,根据随访需求在网页端/移动 App 端设置随访计划(图 7-4-1)。在每个随访节点,系统自动发送随访提醒,患者通过医院微信公众号收到随访提醒链接。患者点击链接即可填写随访表单,医护人员可在网页端/移动 App 端完成需要医护人员填写的表单并实时查看随访结果,及时给予患者合适的建议和诊疗服务。

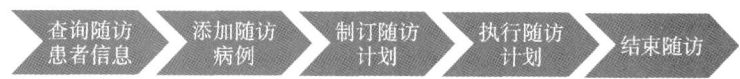

查询随访患者信息 → 添加随访病例 → 制订随访计划 → 执行随访计划 → 结束随访

图 7-4-1 智能随访计划

智能随访云端是以可个性化编辑的随访模板为基础,提供智能语音和智能问卷两大服务的应用与管理平台。智能语音服务基于统一部署的语音呼叫平台,提供语音呼叫、语音合成、语义解析以及多轮人机对话等基础服务,可按照医生制订的随访计划自动进行语音外呼随访。语音随访内容以是非题、单选题、简单问答题为主,题量在 10 道以内。在实际应用过程中,语音呼叫随访在复杂的随访环境下完成率较低,效果较差。系统通过与相应 App、公众号对接,对多次语音呼叫未接听的对象推送问卷随访消息,引导其完成随访表单。

医疗机构的用户可以直接引用区域内共享的随访模板,也可以主动将自定义模板在区域内共享,在制订具体随访任务时,还可以根据不同管理对象的需求,对模板进行个性化编辑,以提供更加人性化的随访服务。当前系统预置的共享随访模板达数十个,覆盖高血压、2型糖尿病、高血压合并糖尿病、孕产妇保健、儿童保健、中医随访等场景。

(一)随访系统医护端

系统支持医生基于医生工作站直接导入医院信息系统、慢病管理系统等的患者信息,逐一或批量为随访对象配置随访计划,系统根据随访计划自动生成周期性或单次随访任务并定时执行。随访任务的制订过程中,需要充分考虑随访对象的类型和生活起居习惯,根据不同年龄段人群生活习惯选择不同时间随访。例如,年长的对象一般起床比较早,早上 8 点左右打电话,他们往往有充裕的时间沟通。如果是年轻对象,一般应避免早上 10 点前或晚上打电话,年轻人通常更有可能起床晚或正忙于工作,早上 10 点前或晚上打电话一般被拒绝的概率较大。相对来说,推送随访表单后可以给随访对象相对宽松的填写时间,但同样要考虑随访对象是否有时间去填写。医生在网页端/移动 App 端均可实时接收到随访对象的咨询留言,通过在线聊天和图文留言的形式,解答随访对象的提问或追踪随访对象的相关情况,还可以查阅随访日志等信息(图 7-4-2)。

(二)随访系统患者端

患者通过电话的形式接收语音随访服务,随访过程中电话那头会先简要介绍来电意图和来源,消除患者的疑虑,并通过多轮问答的形式,完成语音随访服务。患者可接收来自相

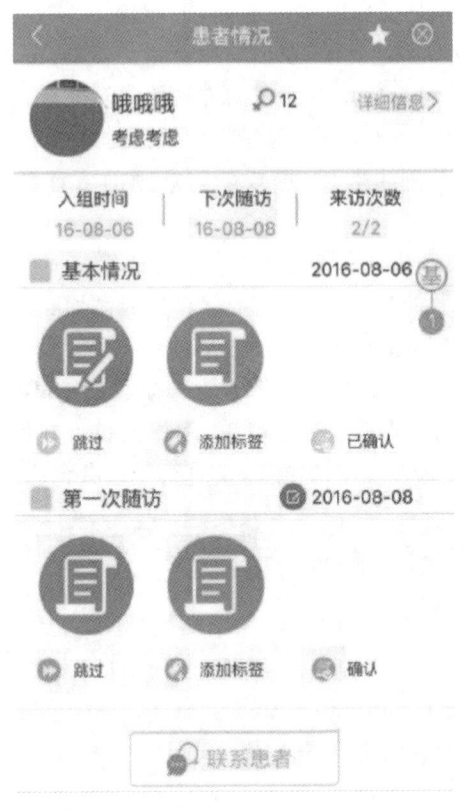

图 7-4-2　随访系统医护端

应 App、公众号推送的问卷随访消息,从而完成随访。患者可通过具体随访事项进入健康咨询页面,针对随访过程中或个人相关情况进行在线互动或图文留言,医护人员在医护端可接收到实时的消息提醒,并回答相关问题。

三、智能随访系统应用价值

智能随访系统的应用价值主要体现在以下几个方面。

1. 便于采集患者信息　系统通过配置接口,定时自动从系统抽取出院患者信息作为随访基础数据,减少了手工录入的工作量,降低了录入错误率。

2. 随访方式多样化　系统提供网络电话、短信、人工智能和微信集成等多种方式进行随访,极大地扩展了随访的方式。

3. 实现三级随访　实现主管医生和责任护士自主随访的第一级随访,行风监督员对本科室患者抽查回访的第二级随访,医院抽查随访的第三级随访。

4. 提高随访质量和减少工作量　系统自动生成随访任务,借助预置的基础模板或专业模板,随访人员只需简单操作鼠标即可在轻松完成随访工作的同时获取规范的随访结果。

5. 提高就诊率　通过患者随访、医患交流、问题解答等拉近医患间的距离,从而提高医院的就诊率。

6. 提高随访效率　不再以单一集中式的人工拨打电话方式随访,而是采用自动获取随访对象联系电话并通过网络电话拨打的方式进行随访,这在极大程度上减少了医生随访工作量,提高了随访效率。利用专用的设备,智能随访系统在随访时可自动拨打随访对象的联系电话,大大减少了在手工拨号过程中产生的错误,同时回拨显示功能可以帮助医生继续完成随访工作。

7. 提高临床科研与医疗管理水平 对随访结果的不同指标进行统计分析，可推动科研工作的开展和业务水平的提高。智能随访系统可提供全院、科室和个人的随访率、工作量、患者满意度、患者复诊率、患者疾病症状分析结果等信息。

新型冠状病毒（简称新冠）感染（前期称新冠肺炎）流行期间，华中科技大学同济医学院附属同济医院上线了新冠肺炎智能随访系统。该系统利用人工智能帮助患者和医院实现管理监测及复诊，对患者实行全流程管理，更好地促进患者恢复健康。患者只需出院时扫描"新冠肺炎智能随访"二维码，或者关注"华中科技大学同济医院"微信公众号，点击菜单栏"智慧医疗"进入智慧医疗，点击"新冠复诊"。医生通过微信端对患者进行连续随访、病情监测，患者也可以通过手机随时查看自己的随访管理计划，了解康复进程。通过智能随访系统，医院可以对患者进行跟踪观察，及时掌握患者健康状况，从而更好地指导患者康复。管床医生根据每位患者情况制订随访方案，人工智能助理会定期按照约定流程提醒患者在线填写相关信息，如症状变化、接触史变化、服用的药品、检查时间等，医生则会在第一时间收到这些信息，随时了解患者身体情况。患者也可以通过手机上传各项检测报告、病历照片等，帮助医生更好地了解其出院后的康复情况，实现在线轻松复诊（图7-4-3）。

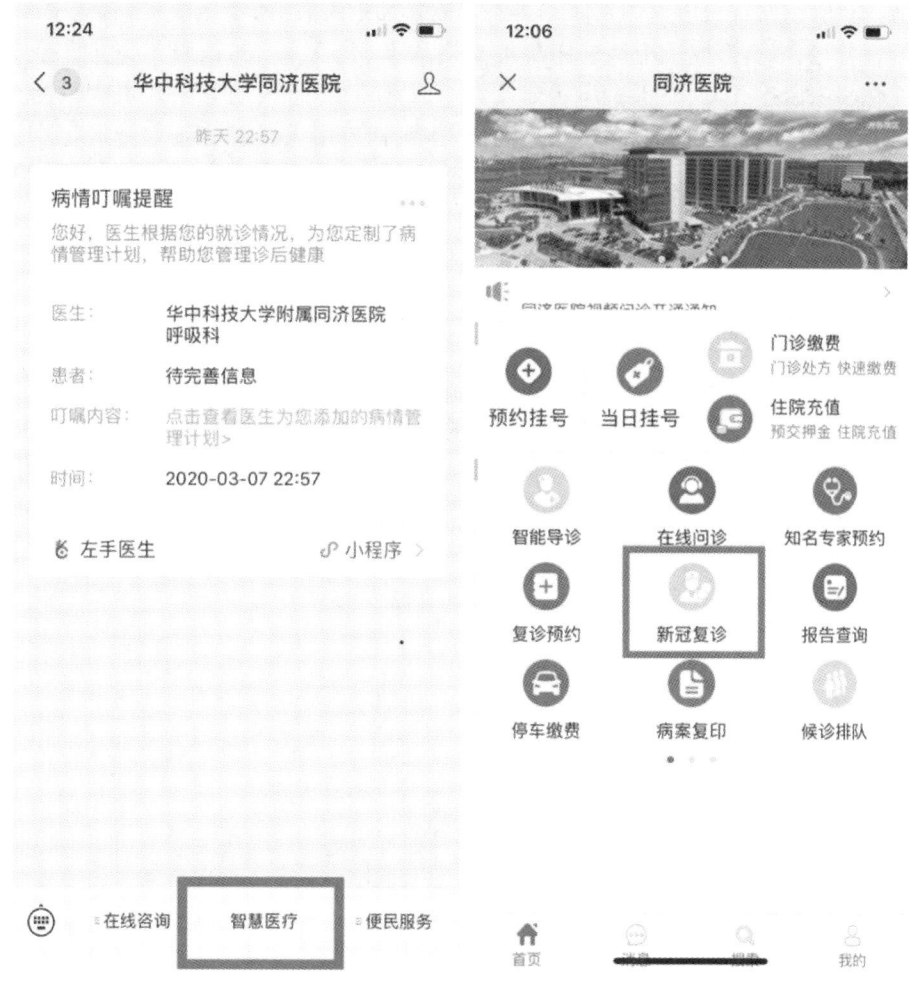

图 7-4-3 智慧医疗新冠复诊

第五节　智能辅助针灸诊疗的前景与展望

　　随着我国经济的快速发展,人们生活水平逐步提高,健康意识不断增强,群众的健康需求呈现多样化趋势。具有个性化诊疗、辨证论治特点的中医药产业(如操作简便、疗效佳的针灸治疗),在我国居民健康管理中展现出巨大的潜力。目前,环境政策和丰富技术的支持已经为智能辅助针灸诊疗打下发展的基石。

　　从环境政策来看,国家政策的支持为智能辅助针灸诊疗提供了肥沃的土壤。目前,国家高度重视中医药和人工智能技术的综合发展,强调统筹推进中医药发展,鼓励人工智能技术在中医药领域的拓展应用。党中央强调统筹推进人工智能中医药发展,颁布约 20 项中医药智能化发展政策,不断鼓励人工智能技术在中医药领域应用的拓展,并积极探索在医疗资源薄弱地区、基层医疗机构应用人工智能辅助技术以提高诊疗质量,从而大幅度提高健康管理效率,努力实施"健康中国 2030"发展战略。

　　从技术层面来说,目前数据挖掘技术的总结分析能力强,中医针灸诊疗技术丰富,两者结合可推动智能辅助针灸诊疗的发展。人工智能采集中医典籍、临床病例、名老中医经验等数据进行整合与分析,形成了中医临床决策支持系统、中医医案知识服务与共享系统等,最终实现优化临床诊疗方案,分析疾病转归及影响因素,对异常值的监测和疾病预测。此外,中医药相关 App、知识库和智能终端产品的研发,包括应用人工智能技术开展智能中药房,研发脉诊仪、舌诊仪、针灸机器人等,完善了就诊、分析、治疗等全过程,使得智能辅助针灸诊疗不再遥不可及。

　　为了进一步推进辅助针灸诊疗,实现辅助针灸诊疗高速发展,还需要制定相应发展策略,包括多学科背景人才培养、完善发展保障制度两大方面。

　　在当前智能辅助针灸诊疗发展阶段,应着力培育多学科交叉复合型人才。鼓励中医针灸学专业人才学习信息技术等专业知识,培养多学科综合性人才。此外,还应逐步建立完善的发展制度,为智能辅助针灸诊疗发展所面临的问题提供保障。具体而言,需组建相关监管机构,制定行业规范,以及完善人工智能产品的准入、监管制度等。还应加大对智能中医健康管理研究经费的投入,制定适当倾斜政策。为研究设备、启动资金提供资源,并建立较长周期的支持。

　　总的来说,智能辅助针灸诊疗的发展应用具有巨大的潜力。

第八章
智能针灸机器人

智能针灸机器人是能够执行针灸操作，模拟中医师对患者实施针灸治疗的机器人。它将人工智能技术引入传统针灸治疗，可为人们提供更加方便、精准的治疗服务。典型的智能针灸机器人主要由寻穴子系统和针灸子系统组成，寻穴子系统确定人体的经络和穴位，针灸子系统执行进针、行针和艾灸等操作。

第一节　智能针灸机器人简介

智能针灸机器人利用深度学习算法，通过大量医疗数据进行训练和建模，可以准确辨识人体穴位的位置，调整和计算针刺深度、针刺速度和入针角度等，执行精准的进针、行针、取针和艾灸等针灸操作，从而辅助针灸师进行针灸治疗。在智能中医和医学机器人应用领域，智能针灸机器人具有广阔的应用前景。相比于传统的中医师人工针灸治疗，智能针灸机器人针灸技术具有下列无可比拟的优势。

一、治疗的标准化

传统的针灸治疗过于依赖针灸师，具有很大的主观性。智能针灸机器人施行针灸操作极大地减少了人为因素的干扰，使针灸治疗趋于标准化，从而可以保障治疗效果的稳定性和可复制性。同时针灸师通过与智能针灸机器人协作，能够更好地专注于对患者病情的分析和治疗方案的制订。

二、可进行数据采集和分析

智能针灸机器人可以记录和采集数据，不断积累针灸治疗知识和经验，为中医学研究的开展提供宝贵的资源和参考。同时，智能针灸机器人可以对存储的大量医疗数据进行统计和分析，发现潜在的规律和趋势，帮助医生更好地制订治疗方案。

三、治疗效果更好

智能针灸机器人可以针对不同患者的个体差异和疾病状况，通过对其病史、检查结果等数据进行分析，给出个性化的治疗方案。它还可以实时监测患者的生理指标，并根据患者的反馈调整治疗方案。这不仅提高了治疗效果，也降低了治疗成本和缩短了治疗时间。

四、工作效率更高

智能针灸机器人能够 24 小时不间断地为患者提供治疗服务。现实中能够准确选穴的合格的中医师非常紧缺,因而针灸治疗效果很受影响。对于一些常见疾病,往往需要大量重复性针灸治疗,故针灸师易出现工作疲劳。针灸的疗程通常较长,至少为 1 个月,每次治疗需要半小时以上,并且效果不是立竿见影的,需要患者坚持治疗相当长的一段时间。为了解决中医师数量不足、患者治疗时间紧等问题,针灸治疗需要向智能化方向发展,智能针灸机器人的研发推广势在必行。智能针灸机器人可以随时对患者进行治疗,特别是对需要长期治疗和行动不便的患者,其能提供非常方便、贴心的服务。

针灸作为中医传统疗法的重要组成部分,通过刺激特定的穴位来调节人体的气血运行,技术含量高,治疗效果的个体差异较大。对智能针灸机器人的设计、研发,需要在利用大量临床数据和经验构建针灸治疗的知识库和算法模型的基础上进行。通过对大量临床案例进行研究,智能针灸机器人能够更好地分析患者的病情及个体特征,并给出相应的治疗方案和建议。智能针灸机器人还需要准确地模拟人工针灸的操作手法,解决个性化治疗等问题,以施行更加精准和有效的治疗。

总之,智能针灸机器人是一种新兴的中医治疗前沿技术,在实际应用中有许多优势,在中医领域具有广阔的发展前景。通过不断的技术创新和临床实践,智能针灸机器人有望为中医针灸治疗带来突破,并在医疗领域中得到快速推广应用,以增进人类健康福祉。

第二节　针灸穴位的识别

传统的穴位识别方法根据身体各部分的位置、手指与身体的比例、身体各器官之间的距离划分为体表标志法、手指比量法和骨度分寸法三种。具体来说,体表标志法将人体五官、毛发、指甲、乳头、脐窝、骨关节和肌肉隆起等体表标志明显的部位作为基准来确定人体各个穴位的位置,如鼻尖处为素髎、两眉心之间为印堂,张口时下颌骨根部凹陷处为听会等;手指比量法以手指或手指的某一部位与身体的比例作为依据,用手指比量来确定穴位;骨度分寸法将人体各部位划分成若干等份,每一等份定为一寸,通过测量身体各部分之间的长度来确定穴位的位置,如前额两发角之间距离为九寸,眉心与发际之间距离为三寸等。传统的穴位识别需要识别者具备非常专业的人体结构和穴位知识,现实生活中很难掌握,普通人使用传统的穴位识别方法不容易准确地识别穴位。

随着科学技术的不断进步,人们开发和设计出了多种新方法来识别穴位。这些方法基本上可以分为两类,一类是通过设计的特殊仪器来识别穴位,另一类是使用软件算法来识别穴位。基于仪器进行穴位识别在现实应用中非常不方便,而且仪器价格昂贵或者操作烦琐。代表性的穴位识别仪器基于生物电阻抗法,通过人体非穴位点和穴位点呈现不同阻抗值、电压值,进而探测穴位。随着人工智能技术和大数据分析技术的不断发展和推广应用,基于软件算法的穴位识别技术开始出现。基于软件算法的穴位识别技术可以进一步分为两种:基于数字图像处理技术的穴位识别方法和基于机器学习的穴位识别方法。基于数字图像处理技术的穴位识别方法结合滑动搜索窗口与梯度下降算法对人体穴位进行辨识和定位,此法容易受到复杂背景和噪声的影响,有时难以计算准确的梯度值而不能得到准确的定位。基于机器学习的穴位识别方法通过机器学习特别是深度学习模型检测人体各部位的关键点,

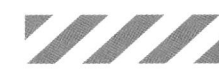

并以关键点作为标志来确定人体穴位。关键点检测指输入一张包含目标(如手掌、人脸、人体)的图像等,系统通过机器学习输出目标上一组有意义的关键点的位置,如手掌的各个指节、人脸的五官与脸部轮廓、人体的各个关节等。关键点检测是人体位姿估计的重要部分。

当前比较流行的关键点检测工具是 MediaPipe。MediaPipe 是一款由 Google Research 开发并开源的多媒体人体位姿估计软件,提供跨平台的常用机器学习(包括深度学习)方案。MediaPipe 集成了许多先进的机器学习和计算机视觉算法,包括人手检测、人手关键点标注、手势识别、人脸检测、人脸关键点标注、头像分割和人体姿态识别等各种模型。开发人员可以使用预先训练的执行各种任务的深度学习模型,如音频、图像和文本处理模型。这些预先训练的模型是采用最先进的技术在大型数据集上训练完成的。许多重要产品,如 Google Lens、ARCore、Google Home 等已经深度整合了 MediaPipe。

这里介绍 MediaPipe 的手部标注模型和脸部标注模型。

MediaPipe 手部标注模型能够检测到手部的 21 个指节坐标的关键点位置,该模型是在大约 3 万例的真实世界图像和在不同背景下渲染的合成人手模型上进行训练的。MediaPipe 手部标注模型包含两个子模型:手掌检测模型和手部关键点检测模型。手掌检测模型将输入的图像内的人手划分出来,手部关键点检测模型识别由手掌检测模型划分出来的手部图像上的特定关键点。图 8-2-1 显示了 MediaPipe 手部标注模型及其定义的手部 21 个指节坐标的关键点。图 8-2-2 显示了用 MediaPipe 手部标注模型检测到的真实人手掌面和背面各 21 个指节坐标的关键点。

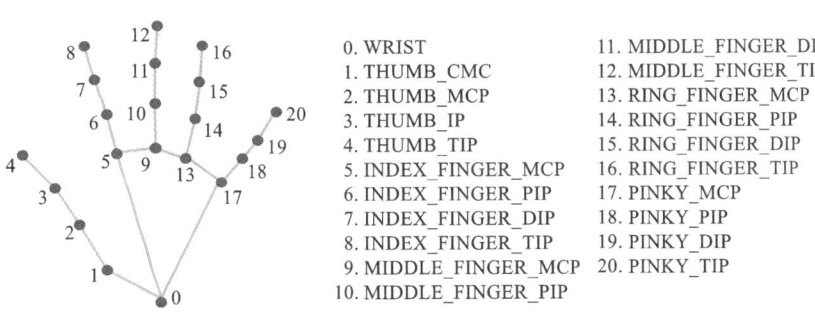

0. WRIST	11. MIDDLE_FINGER_DIP
1. THUMB_CMC	12. MIDDLE_FINGER_TIP
2. THUMB_MCP	13. RING_FINGER_MCP
3. THUMB_IP	14. RING_FINGER_PIP
4. THUMB_TIP	15. RING_FINGER_DIP
5. INDEX_FINGER_MCP	16. RING_FINGER_TIP
6. INDEX_FINGER_PIP	17. PINKY_MCP
7. INDEX_FINGER_DIP	18. PINKY_PIP
8. INDEX_FINGER_TIP	19. PINKY_DIP
9. MIDDLE_FINGER_MCP	20. PINKY_TIP
10. MIDDLE_FINGER_PIP	

图 8-2-1　MediaPipe 手部标注模型及其定义的手部 21 个指节坐标的关键点

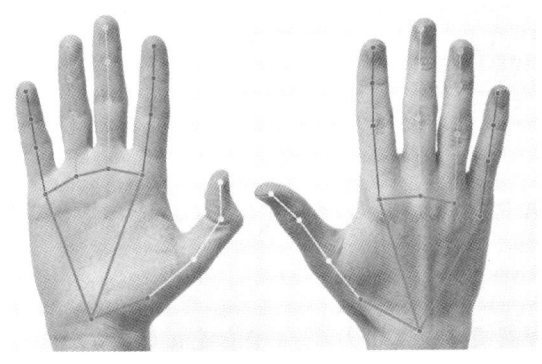

图 8-2-2　用 MediaPipe 手部标注模型检测到的真实人手掌面和背面各 21 个指节坐标的关键点

左图为掌面检测到的关键点,右图为背面检测到的关键点

MediaPipe 脸部标注模型使用 478 个三维面部关键点进行人脸描述。该模型通过一系列操作来确定人脸特征,先从输入的图像中检测出人脸,然后辨识人脸上的关键点,最后通过这些关键点来识别人脸特征和表情。相应地,该模型由三个子模型组成:人脸检测模型,

脸部网格模型,混合形状预测模型。人脸检测模型通过几个关键的面部标志来检测人脸。脸部网格模型描绘出脸部的完整贴图,同时输出 478 个三维面部关键点的估计值。混合形状预测模型接收脸部网格模型输出的 478 个三维面部关键点数据,计算出 52 个混合形状分数,这些分数是表示面部不同表情的系数。图 8-2-3 是用 MediaPipe 脸部标注模型描述的真实人脸,可以显示出脸上的 478 个三维面部关键点和添加的人脸网格。

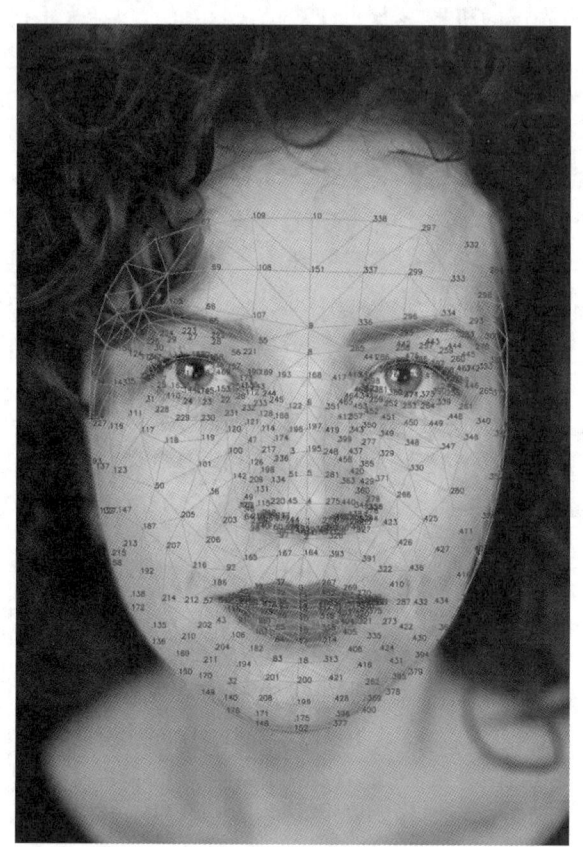

图 8-2-3   用 MediaPipe 脸部标注模型检测到的真实人脸,可以显示出
脸上的 478 个三维面部关键点和添加的人脸网格

基于机器学习的穴位识别过程中,首先使用各种学习算法或工具(主要是深度学习)检测出人体的关键点,然后通过穴位和关键点的关系来进行计算和判断穴位位置。

第三节   智能针灸操作的实施

智能针灸机器人控制机械臂实施针灸操作的流程可分为图像信息获取、穴位识别与定位、手眼标定、穴位的位姿估计、机械臂运动规划、施针和施灸等主要步骤。

首先,相机捕获患者图像,并使用图像处理技术和人工智能算法对图像进行穴位的识别与定位(俗称寻穴)。相机在此步骤中获取的是二维图像信息,若为深度相机,则可获取深度信息。这一步骤通过计算机视觉技术与机器学习算法相结合实现,旨在自动识别患者身上的穴位并确定其位置。

接着，进行手眼标定，即二维图像坐标系到三维世界坐标系的转换，目的是使视觉坐标系下的物体位姿转换到机器人坐标系下，由机械臂完成施灸作业。机械臂需要进行从像素坐标系到图像坐标系，再到相机坐标系，最终到达机器人世界坐标系的一系列坐标转换来统一相机和机器人的坐标系。相机与机械臂之间的手眼标定保证机械臂在正确的坐标系下进行运动规划和施灸操作。通过手眼标定，针灸机器人得到了目标穴位在机器人世界坐标系中的位置信息。

然后需要对穴位进行位姿估计。位姿估计是指通过传感器-相机、激光雷达等，获取物体的视觉或几何信息，计算物体在三维空间中的位置和方向。这里我们是计算穴位的位置和方向。位姿估计分为基于几何形状的位姿估计和基于视觉的位姿估计两类，前者利用物体的几何形状和相机的内、外参数，后者利用图像特征点匹配和相机的内、外参数计算物体在相机坐标系中的位姿。位姿信息传递给机器人操作系统，供其实施针灸动作。

控制系统根据得到的位姿信息计算相应的运动轨迹，进行路径规划和轨迹生成，控制机械臂执行准确、平稳的施灸动作。施灸就是实施针灸操作，具体包括针刺和艾灸两种操作方法。

整个智能针灸机器人集合机械学、计算机视觉、运动规划等关键技术，为患者提供精准、可靠的针灸辅助治疗，给患者带来舒适的体验。智能针灸机器人实施针灸操作的流程图如图 8-3-1 所示。

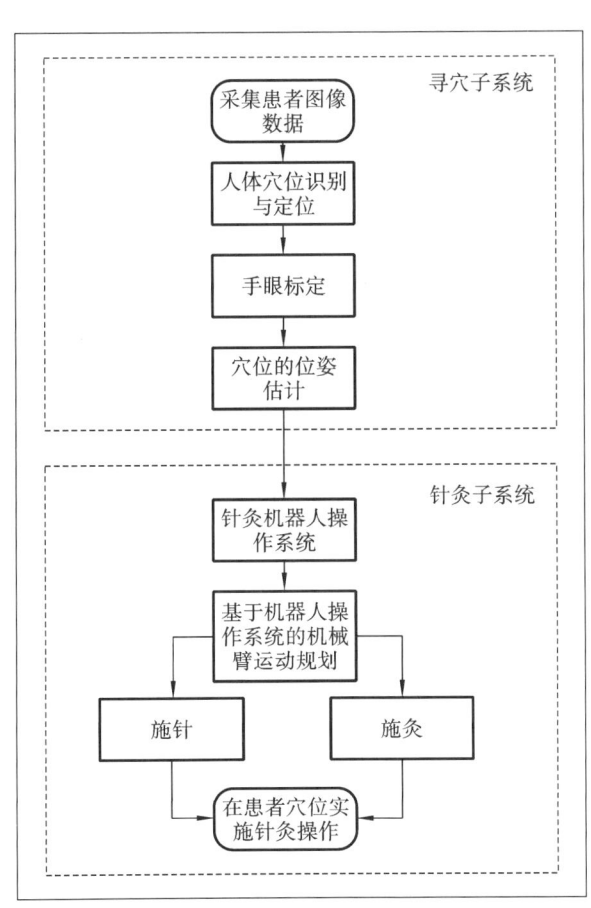

图 8-3-1　智能针灸机器人实施针灸操作的流程图

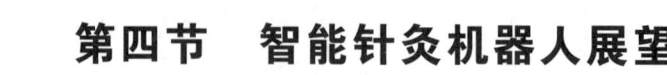

第四节　智能针灸机器人展望

　　虽然智能针灸机器人的发展取得了显著的进步,但是未得到广泛的临床推广,智能针灸机器人的研究和应用还面临着不小的困难和挑战,具体如下。

　　(1)准确的穴位识别和定位:智能针灸机器人需要具备高精度的穴位定位和识别能力。精确的穴位定位对于成功施行针灸治疗至关重要。人体的解剖结构复杂,智能针灸机器人要准确识别穴位和定位非常困难。

　　(2)个性化的针灸治疗:针灸治疗计划通常要根据每位患者的病情和特征而制订。智能针灸机器人需要适应不同患者的治疗需求,为其提供个性化的治疗。

　　(3)安全性:因为智能针灸机器人需要对人体进行针刺操作,所以保证患者安全是智能针灸机器人的第一要务。如何设计精准和可靠的运针路径是智能针灸机器人执行安全操作的重要保障。

　　(4)可靠的人机交互:智能针灸机器人与患者之间有效的人机交互可以为患者提供舒适、贴心的治疗体验,同时也可保证针灸治疗的安全。

　　未来智能针灸机器人的发展有望在以下方面取得突破。

　　(1)提高穴位定位准确度和针刺操作精度:通过引入更先进的感知技术、识别算法、路径规划,不断提高智能针灸机器人的穴位定位准确度和针刺操作精度。智能针灸机器人通过轻柔的方式进行治疗,使用微小的针头,结合准确的穴位定位,使患者几乎感觉不到针刺的存在,大大减轻了患者的疼痛感。这大大提高了患者的接受度和治疗效果。

　　(2)开发智能化的算法和系统:结合大数据和深度学习等技术,研究和开发智能针灸机器人的个性化治疗算法,实现针灸治疗方案的自动优化和个性化推荐。

　　(3)提高安全性和可靠性:在智能针灸机器人的设计中,提高其安全性和可靠性,确保针灸操作安全,并降低潜在的风险和减少误操作。

　　(4)多模态治疗的研究和应用:将智能针灸机器人与其他治疗手段(如中药疗法、电疗等)相结合,实现多模态的综合治疗,探索针灸治疗的协同效应和优势。

　　(5)数据分析与预测建模:智能针灸机器人通过收集和分析大量治疗数据,运用数据挖掘和预测建模方法发现治疗规律和趋势,帮助医生制订更有效的治疗方案,从而提高治疗效果。

　　随着智能针灸机器人技术的不断发展和应用的推广,智能针灸机器人有望提供高效、精确、个性化的针灸服务,满足人们对高质量生活的需求,在康复护理、健康养生、疑难杂症诊治等领域发挥不可或缺的作用。

第九章
扩展现实技术在针灸学中的应用

以数字化、网络化、智能化为根本特征的新一代科技革命，使得人工智能、虚拟现实（virtual reality，VR）、5G 通信等新兴信息技术逐步推动我国经济的发展，并丰富和改善人们的生活。近年来，随着计算机显示技术和硬件计算能力的发展与增强，VR 产业发展迅猛，从 VR 技术的兴起到增强现实（augmented reality，AR）技术的面世，再到混合现实（mixed reality，MR）技术走进大众视野，扩展现实（extended reality，XR）技术给用户带来了卓越的视觉感受和交互体验。2016 年出台的《"十三五"国家科技创新规划》强调，要大力发展自然人机交互技术，尤其是在 VR 和 AR 方面；这意味着 VR、AR 及 MR 技术将得到进一步的革新与发展，也会得到更广泛的应用。

本章将从概念、特征、核心技术等方面对 VR、AR 和 MR 技术进行介绍，并概括三大技术在针灸学中的应用情况，对其在未来与针灸学的进一步结合进行预测与展望。

第一节 扩展现实技术概况

VR、AR 和 MR 共同构成了 XR 的技术框架，各自展现了从完全虚拟到部分虚拟与现实融合的不同层次。图 9-1-1 展示了 XR 技术与 VR、AR 及 MR 技术的关系。VR 技术为用户提供了一种完全沉浸式的体验，用户通过头戴设备进入一个完全由计算机生成的环境，与现实世界隔绝。在这个虚拟空间里，一切交互和体验都是数字化构建的，用户可以在这个环境中自由移动和操作，体验与现实世界截然不同的情景。这种技术广泛应用于游戏、模拟训练和教育等领域，其核心在于创造一个完全脱离现实、独立于用户物理环境的虚拟世界。VR 技术的发展不断推动着图形渲染、用户交互和传感技术的进步，使得虚拟世界的真实感和交互性不断增强。

与 VR 技术相比，AR 技术和 MR 技术则在不同程度上将虚拟内容融入现实世界中。AR 技术在用户可见的现实环境中叠加虚拟信息和对象。这些信息一般以平面叠加和标注的形式出现，如在智能手机或 AR 眼镜上显示的虚拟图像和数据，可增强用户对现实世界的理解和与现实世界的互动。AR 技术的应用范围广泛，可用于导航、零售、游戏和教育等领域。MR 技术则不仅在现实环境中添加虚拟元素,还使这些元素能与现实世界交互和响应。MR 技术利用高级传感器、摄像头和显示技术,使虚拟对象能够以三维形式出现在用户的真实环境中,并且这些对象能够根据物理规则与现实世界进行交互。这一技术在设计、制造和医疗等领域显示出巨大的潜力。

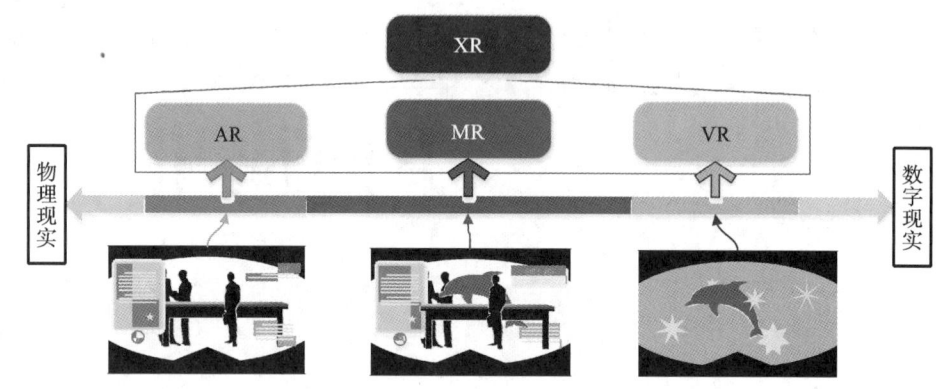

图 9-1-1　XR 技术整体框架

第二节　虚拟现实技术

一、VR 技术的概念

VR 是一种计算机仿真系统,它可以通过特定的软硬件组合,创建一个让用户感觉仿佛置身其中的虚拟环境。这个系统从用户的脑部活动开始,通过视觉和听觉输入,影响用户的感知觉。用户通过佩戴头戴显示器进入虚拟环境,头戴显示器是一种装置,它能够跟踪用户的头部动作并根据这些动作调整三维图像的显示画面,以维持视觉的一致性和深度感。

VR 体验的关键在于其提供的沉浸式感受,使用户能够全身心地投入。用户不仅可以看到和听到虚拟世界,还可以在其中自由移动和操作,感受到与现实世界截然不同的体验。这种体验通常需要高级图形渲染、声音处理以及高精度的用户输入追踪,以实现真实感和交互的自然流畅。

图 9-2-1 是技术的示意图,展示了用户身处中心,佩戴头戴显示器的场景,这种显示器连接到一个虚拟环境中。用户的双手握有交互设备,如控制器或手套,它们在用户与虚拟环境互动中扮演关键角色。这些设备能够跟踪用户的身体动作,并在虚拟环境中复现相应的动作,从而增强用户的沉浸感和交互感。图 9-2-1 强调了 VR 技术的三个关键要素:头戴显示器、交互设备,以及图像渲染技术。

二、VR 技术的特征

1994 年 *Virtual Reality* 出版,该书描述了 VR 技术的"3I"特征,即交互性(interaction)、沉浸性(immersion)、构想性(imagination)。

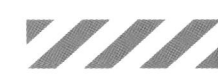

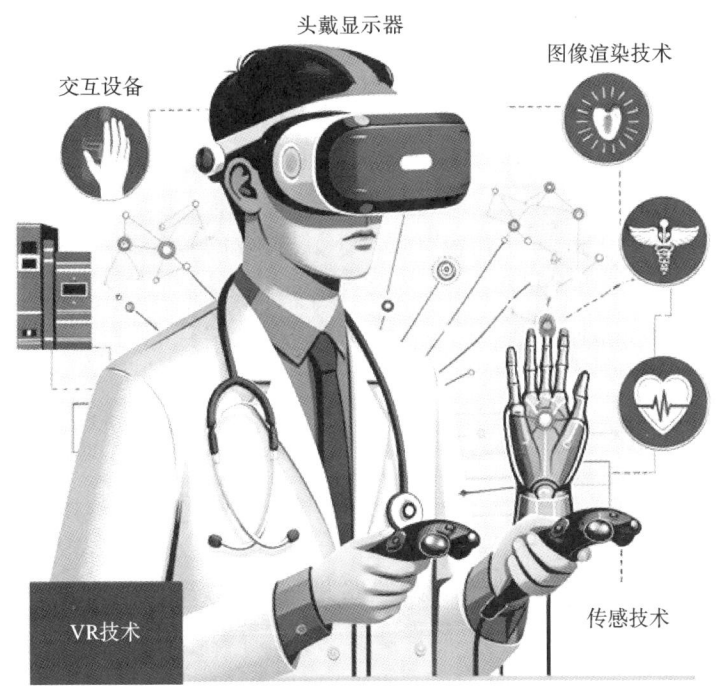

图 9-2-1　VR 技术示意图

（一）交互性

交互即信息的交流与反馈，指人作为主体参与虚拟化环境，以自然的方式与该环境进行信息的交流，并得到实时有效的信息反馈，包括对象的可操作程度和用户从环境中得到反馈的自然程度。传统多媒体技术的人机交互通常是人坐在计算机前借助键盘和鼠标进行一维、二维的交互，而 VR 技术要求的交互是自然的，完全摆脱键盘和鼠标的束缚，以一种近乎人与人或人与真实世界交互的方式在虚拟环境中交互。简单来说，人置身于虚拟环境中与虚拟世界进行自然的交互，完全感觉不到自己身处虚拟环境中，交互的效果与真实世界近乎一致，但前提是借助特殊的硬件设备，如头盔、数据手套、力反馈设备等。总之，与传统多媒体技术相比，VR 技术以人为主体而不是计算机，人是虚拟环境中一切变化产生的前提，而且交互的时效性更强。

（二）沉浸性

沉浸性又称存在感、临场感，是指用户作为主体参与并存在于虚拟环境所感受到的融入程度和真实程度。沉浸性包括多感知性和自主性两个方面。

多感知性（multi-sensation）是指 VR 能为用户提供除传统多媒体技术所具备的视觉和听觉感知外的其他感知功能。理论上讲，VR 应该具备人体在真实世界中所具备的所有感知功能，包括视觉、听觉、触觉、力觉、运动觉，甚至包括嗅觉和味觉等感知功能，由于受到目前科学技术尤其是传感技术的局限，嗅觉和味觉感知功能尚不成熟，仍在研究之中，但前几种感知功能已经在 VR 中得到广泛而成熟的应用。

自主性（autonomy）是指虚拟环境中所有物体的运动及人与环境交互都要依据物理定律

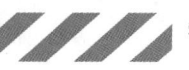

来进行。这样产生的虚拟环境才能更真实,从而使参与者能更深地融入虚拟环境中,进而提高 VR 的沉浸感。

（三）构想性

人在虚拟世界中是作为主体而存在的,是一切变化产生的前提,因此虚拟世界中的一切变化都是人的思想的体现。在虚拟世界中,用户可以按照自己的思想来演练和模拟已经验证过或者待验证的方案,或者体验曾经去过或从未涉足的景色和地域,锻炼用户思维和实践能力,从而激发想象力和创造力,进而提升用户认识世界和改造世界的能力。

综上所述,VR 技术具备"3I"特征,能使用户作为主体更好地融入虚拟世界并与该环境进行自然的交互,从中不断地认识、学习、实践、创造、再学习和再创造,从而不断地提升认识世界和改造世界的能力。

三、VR 系统的分类

VR 系统的分类方法很多,按照沉浸程度分为非沉浸式、部分沉浸式和完全沉浸式 VR 系统,按照用户沉浸方式可分为视觉沉浸式、触觉沉浸式和体感沉浸式等 VR 系统,按照用户参与规模不同可分为单用户式、集中多用户式和大规模分布式 VR 系统。诸如此类的分类方法还有很多,但目前常用的是将沉浸程度与用户参与模式相结合进行分类的方法,分为4 类,即桌面式 VR 系统、沉浸式 VR 系统、增强式 VR 系统和分布式 VR 系统(图 9-2-2)。

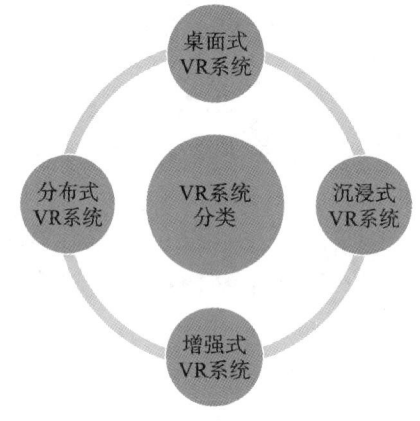

图 9-2-2　VR 系统分类简图

四、VR 技术的核心技术

VR 技术的核心组件包括头戴显示器、图形渲染技术、用户交互接口和传感器等。头戴显示器能够提供高分辨率的视觉输出,通常配备有追踪器,能够捕捉用户的头部运动,实时调整视角,以增强用户沉浸感。图形渲染技术可创造出真实感强烈的虚拟环境,包括复杂的光线追踪、纹理映射和动态阴影生成,以及对物理规则的模拟,以增强环境的真实感。用户交互接口通过各种输入设备(如手柄、手套、运动追踪器)允许用户与虚拟环境进行交互。这些设备能够捕捉用户的身体运动,并将其转换为虚拟世界中的相应动作。传感器包括运动传感器和位置传感器,帮助系统跟踪用户的头部和肢体位置,以实时调整视角和交互。下面具体介绍核心组件的技术原理。

（一）头戴显示器

头戴显示器（head-mounted display，HMD）是 VR 体验中最直观的硬件接口。它是一种佩戴在头部的设备，内含一个或多个显示屏，用于呈现三维的虚拟世界。HMD 的关键在于其能提供高分辨率和宽视场角（field of view，FoV）的视觉输出，通常这个视场角达到 100°以上，以覆盖人眼的主要视觉区域。一般而言，HMD 采用下列公式计算视场角：

$$\text{FoV} = 2 \times \arctan\left(\frac{d}{2f}\right)$$

其中，d 是显示屏对角线长度，f 是显示屏到眼睛的距离。

为了增强沉浸感，HMD 通常配备有追踪器（如陀螺仪、加速度计和磁力计），它们可以捕捉用户的头部运动，并据此调整显示内容，以保证显示内容的连续和准确。这种技术被称为头部跟踪（head tracking）技术，允许系统根据用户头部的旋转和位置移动（x、y、z 轴）实时调整视角。

（二）图形渲染技术

图形渲染技术是 VR 技术的关键组成部分，它负责生成用户所见的虚拟世界。为了创造出真实感强烈的环境，VR 系统需要利用先进的图形渲染技术，将三维数据转换为用户通过 HMD 看到的二维图像。这一转换过程需要在虚拟环境中模拟光线如何传播，以及光线如何从各种表面反射和折射。先进的图形渲染技术（如光线追踪技术）能够高度真实地模拟物理世界中的光照效果，包括光源、阴影、反射等。实时光线追踪（ray tracing）可模拟复杂的光照效果，物理基础渲染（physically based rendering，PBR）可确保材质和材质表面的真实感。光线追踪技术通过模拟光线与物体的相互作用来计算像素颜色值。

此外，图形渲染技术还包括纹理映射技术，纹理映射技术将详细的图案或图像覆盖到虚拟环境中的物体上，以增强物体的质感。动态阴影生成则是通过计算光源与物体的相对位置来实现的，可增加场景的深度和立体感。

（三）用户交互接口

用户交互接口指允许用户在虚拟环境中执行操作的设备和技术，定义了用户如何与虚拟环境进行互动。交互设备可以是实体的手柄或手套，也可以是无须直接触摸的运动追踪器。设备内置的传感器能够将用户的物理动作转换为虚拟环境中的响应。例如，手部追踪设备可能会使用反向运动学（inverse kinematics，IK）算法来推断手和手指的位置和姿态。利用这些设备，用户的手部和肢体运动可以被系统捕捉并转换为虚拟世界中的动作，如抓取、移动和指向。

每个交互设备都有其独特的传感器，这些传感器能够准确地跟踪用户的手势和动作，并且能够快速地将这些物理动作翻译成虚拟环境中的响应。这种交互不仅需要高度的精确性，还需要低延迟的反馈，以保证用户体验的连贯和直观。

（四）传感器

传感技术为 VR 系统提供用户位置和动作的相关数据。传感器包括运动传感器和位置传感器，它们可以测量用户在虚拟空间中的方向、位置和运动数据。运动传感器（如加速度计和陀螺仪）可以测量用户的头部和手部运动数据，位置传感器则能够确定用户在空间中的确切位置。这些数据经过处理后，主要用于调整用户的视角，以及在虚拟环境中模拟用户的运动。传感器不仅要精度高，还要响应快速，以便于用户的每一个动作都能得到

即时反映。

创造 VR 体验是一项综合技术,旨在通过精密的 HMD 和高度互动的用户界面,使用户完全沉浸于一个由计算机生成的三维世界中。用户的感官被全面包围,视觉、听觉甚至触觉得到模拟,故虚拟环境几乎不可与现实区分。图形渲染技术在 VR 体验的创造过程中扮演关键角色,它不仅能实时生成逼真的图像和环境,还能确保视觉效果与用户的移动和交互同步。这一体验是通过精确的传感技术和复杂的算法协同工作实现的,它们共同处理用户的动作和位置数据,确保虚拟环境的响应性和连贯性。创造 VR 体验是一种将高度技术化的系统和人的自然感知相结合的尝试,目的是产生一种全新的、令人信服的现实感。

VR 技术的发展面临诸多挑战,其中最大的挑战是如何平衡高度的真实感与系统性能。高质量的图形渲染和复杂的物理模拟需要强大的计算资源,而这可能导致系统响应时间延长,降低用户体验的流畅性。此外,为了维持用户的舒适度,VR 系统需要解决由于长时间佩戴 HMD 造成的疲劳问题,以及减轻或避免晕动症,后者是因虚拟与物理运动不匹配而引起的。VR 技术的另一大挑战是实现自然、直观的用户交互,这要求传感技术具有极高的精度和低延迟,以及交互设备的设计能够符合人体工程学原则。

第三节 增强现实技术

一、AR 技术的概念

AR 技术是在 VR 技术的基础上发展起来的新的人机交互技术,是 VR 技术的重要分支,通过可视化技术和计算机图形技术产生现实环境中不存在的虚拟对象,并通过传感技术将虚拟对象准确"放置"于真实环境中,借助显示设备将虚拟对象与真实环境融为一体,并为用户呈现一个具有真实感的新环境,对真实环境进行扩展与补充,增强了人对真实世界的感知与交互。

AR 技术的原理是将计算机生成的数据和图像融合进用户的现实世界视野。它通过特殊的软件算法识别现实世界的物体和表面,并在这些物体上叠加数字图像或信息。与完全沉浸在虚拟环境中的 VR 技术不同,AR 技术强化了用户对现实世界的认知,添加虚拟元素来扩展用户的自然感知。在实现 AR 的过程中,首先需要捕捉现实世界的视图,通常通过摄像头或其他视觉传感器完成。随后,AR 系统利用图像识别技术在捕捉到的视图中定位和识别对象或特定的模式。一旦定位和识别成功,AR 系统将计算机生成的图像与现实世界视图叠加,创建一个增强后的视觉输出。

图 9-3-1 中的医生佩戴着透明眼镜显示器,这种显示器的核心功能在于在医生视野的前端直接覆盖数字图像,这些数字图像可能包括患者的医学数据、诊断信息,甚至治疗建议。此外,医生手中的移动设备屏幕显示了通过其摄像头捕获的现实世界图像上叠加的数字内容,这进一步强化了医生对患者状况的理解和分析。这种技术的运用不仅提高了医生的诊断能力,还提高了治疗的准确性和效率。AR 技术通过将实时数据和图像直观地展现在医生眼前,可以为医生提供一个全面、深入的视角,帮助他们更好地理解和分析患者的健康状况。

这种叠加需要精确的空间定位和视角跟踪,以确保虚拟元素能够随着用户视角的变化

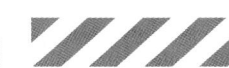

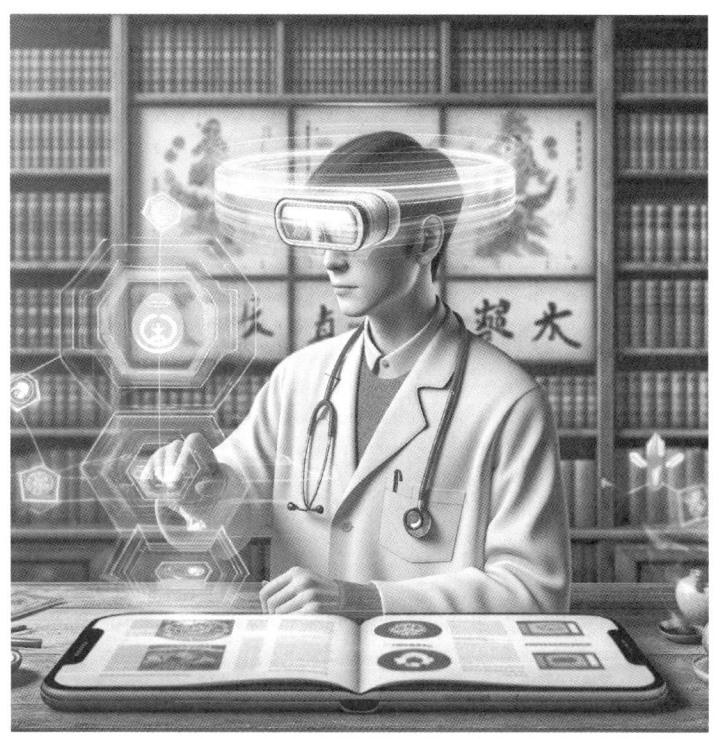

图 9-3-1 医学场景下 AR 技术示意图

而保持在正确的位置。这就要求 AR 技术能够实时处理大量的传感器数据，以及快速渲染虚拟图像以匹配现实世界的动态。通过这种方式，AR 技术不断扩展着人们与世界互动的方式，使信息和知识能够以全新的形式出现在人们的现实生活中。

二、AR 技术的特征

AR 是现实世界与虚拟世界的实时结合，也是现实世界与虚拟世界的桥梁。1997 年，北卡罗来纳州立大学 AR 领域著名学者 Ronald Azuma 提出 AR 技术具有三大特征，即虚实结合、实时交互和三维注册。

（一）虚实结合

虚实结合是指虚拟世界与现实世界的结合。AR 技术既允许用户看到真实世界，也能让用户看到叠加在真实世界上的虚拟对象，计算机生成的图像与用户在真实世界获取的真实信息组合在一起，使用户产生全新的体验，提高对现实世界中事物和物理现象的洞察力。不同于 VR 技术完全沉浸于虚拟世界，AR 技术并没有完全取代现实世界，相反它比较依赖现实世界，是对现实世界的扩展和补充，它的存在就是为现实世界服务的。

（二）实时交互

实时交互是指用户在现实世界信息发生变化后得到及时反馈信息，AR 技术迅速识别现实世界信息的变化，并在设备中进行信息的混合，最终通过传感技术将混合后的信息反馈给用户，使真实物体和虚拟物体能够进行实时交互，从而能够真正实现虚实结合。VR 技术的交互性是指用户与虚拟世界进行交互，是与真实世界完全隔离的，而 AR 技术的实时交互是 VR 交互的进一步发展，这也是 AR 的难点所在。

（三）三维注册

三维注册的原理是将计算机生成的虚拟环境与真实环境中的物体进行匹配，通过实时跟踪相机的姿态计算出相机影像的位置及虚拟图像在真实场景中的注册位置，以实现虚拟场景和真实场景的完美结合。

三、AR 技术的分类

AR 给患者带来的是真实世界与虚拟世界实时结合的逼真的感官体验，这对 AR 系统来说是一个巨大的挑战。目前常见的 AR 系统主要有两种，即以显示器呈现的 AR 系统和穿透式 AR 系统。

以显示器呈现的 AR 系统：该系统以计算机显示器为基础，将摄像机拍摄到的真实图像输入计算机，与计算机生成的虚拟景象结合，然后输出到屏幕显示器呈现给患者。该系统操作简单，对硬件要求低，成本也不高，因此受到实验室中 AR 系统研究者们的青睐。但该系统沉浸感差，不能带来良好的感官体验。

穿透式 AR 系统：该系统以头盔显示器为基础，根据具体实现原理的不同分为视频透视式头盔显示器 AR 系统和光学透视式头盔显示器 AR 系统两种（图 9-3-2）。

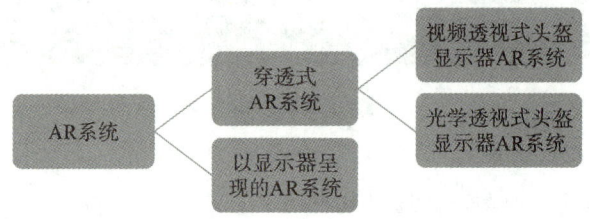

图 9-3-2　AR 系统分类简图

视频透视式头盔显示器 AR 系统：通过头盔上的一个或多个微型摄像机获取真实环境的实时图像，然后通过视频融合器与计算机生成的虚拟信息融合形成虚实结合的图像，最后通过显示系统将虚实结合的图像反馈给用户。它的优点是虚实场景融合更好、沉浸感强、视野宽、时间延迟短，但是存在视点偏差。

光学透视式头盔显示器 AR 系统：如 Google glass，利用光的反射原理，在用户的眼前放置一块半透半反的光学组合器，现实世界的实时场景可以直接透过透镜呈现给用户，计算机生成的虚拟场景通过半反组合器反射给用户，用户可以看到虚拟三维物体与真实场景相互融合的画面。它的优点是结构简单、分辨率高、安全性好、不存在视点偏差，但是定位精度要求高、延迟匹配难、沉浸感稍弱、视野相对狭窄、成本高且受自然光线影响大。

四、AR 技术的核心技术

AR 技术的核心技术有四种，即显示技术、环境感知技术、跟踪和定位技术、交互设计。下面具体介绍这四种核心技术。

（一）显示技术

AR 的显示技术是实现虚拟信息覆盖现实世界的核心。可以采用多种形式实现虚拟信息覆盖现实世界，如投影、透明眼镜显示器显示和移动设备屏幕显示。这些实现形式的共同

特点是它们能将数字内容实时呈现在用户的视野中。例如,通过透明眼镜显示器,AR系统可以直接在用户视野的前端覆盖数字图像,而移动设备屏幕则通过摄像头在捕获的现实图像上叠加虚拟信息。显示技术必须保证现实世界有足够的透明度和亮度,以使虚拟信息在各种光照条件下清晰可见。

（二）环境感知技术

AR设备必须对其所处的环境有深刻的感知能力,以便在适当的位置和方向上叠加虚拟信息。这通常通过摄像头、深度传感器、光学传感器以及运动传感器来实现。摄像头提供对环境的视觉认识,深度传感器(如激光雷达)可以测量物体之间的距离,光学传感器则用于检测环境光线的变化。这些数据经过融合处理,让AR系统理解用户周围的物理空间和物体位置。

（三）跟踪和定位技术

跟踪和定位技术用于确保虚拟对象能在现实世界中保持准确的地理位置。跟踪和定位的实现方法包括视觉跟踪、传感器跟踪和全球定位系统(global positioning system,GPS)定位。视觉跟踪通过识别环境中的特征点或预置的标记来确定位置。传感器跟踪通过结合加速度计和陀螺仪的数据来估计AR设备的移动距离和方向。GPS可提供AR设备在更大空间范围内的地理位置信息。这些技术共同发挥作用,为虚拟世界和现实世界的融合提供坐标和方向的参照。

（四）交互设计

交互设计在AR中发挥着桥梁作用,可连接用户与AR世界。AR系统的交互设计关键在于创建一种直观的用户界面,使得用户可以自然地与虚拟信息进行互动。这涉及多种交互方式,如触控、语音命令、手势控制和眼动跟踪。触控交互依赖于用户触摸屏幕的动作,语音命令交互通过语音识别技术接收和处理用户的指令,手势控制交互通过摄像头或专门的传感器识别用户的手势,眼动跟踪交互通过分析用户的视线方向来进行控制。

信息叠加是AR中的核心过程,涉及将数字图像和数据与现实世界的视觉内容融合。这需要AR系统能够实时渲染虚拟对象,并将它们与用户视野中的现实世界无缝融合。渲染过程包括确定虚拟对象在现实世界中的准确位置、大小和方向,以及确保光照和阴影效果与现实环境相匹配。信息叠加和渲染过程将数字图像和数据实时地整合到用户的现实视野中,这一过程要求AR系统能够快速识别环境特征,计算叠加内容的适当位置和尺寸,并将其渲染到现实环境中。这种渲染必须能够适应环境的光线变化,保持虚拟内容的可见性和现实感。此外,阴影和反射等效果也需要被适当模拟,以确保虚拟对象与现实环境在视觉上的一致性。

AR系统不仅仅是显示技术,还必须能够响应用户的输入。这意味着AR系统需要识别和解释用户的命令和手势,可通过触摸屏、手势或者语音进行识别。交互设计必须简单、直观,以降低学习难度,并增强用户体验。多传感器间的交互和响应机制确保了用户的操作能够被AR系统识别和理解,从而触发适当的虚拟响应。这需要AR系统对用户的输入有高度的敏感性,并且能够提供准确和迅速的反馈。这不仅增加了体验的互动性,也提升了用户的沉浸感和满意度。有效的交互和响应设计要求AR系统具有高效的输入处理能力和较优的用户界面设计,使用户能够与AR环境进行无缝交互。

第四节　混合现实技术

一、MR 技术的概念

MR 技术是将虚拟世界和真实世界合成，创造出一个新的三维世界，物理实体和数字对象并存且能实时相互作用的技术。MR 被认为是 VR 与 AR 发展的高级阶段。在 MR 这个新的可视化环境中，现实与虚拟数字对象共存，并实时互动。换而言之，MR 技术＝VR 技术＋AR 技术，MR＝虚拟世界＋真实世界＋数字化信息。由于 MR 建立在人类自然知觉感知的基础之上，因此本质上也是所见即所得的人机交互界面，该界面将人类从复杂深奥的计算机用户界面中解放出来，越过烦琐的菜单和参数选择，回到人类的原始感官通道，使人可以直观地理解世界。

MR 技术是一种先进的交互技术，它在 AR 和 VR 的基础上发展而来，融合了两者的特点，创造出一种新的现实体验。MR 不是在现实世界中叠加虚拟图像，也不是完全沉浸在虚构的环境中，而是将虚拟对象与现实世界结合，使得这些虚拟对象能够与现实环境互动。

与 AR 相比，MR 在交互性和沉浸感上更进一步。AR 技术主要通过在用户的视野中叠加数字图像或信息来增强用户对现实世界的感知，但这些虚拟元素通常不会与现实世界中的物体进行交互。MR 技术通过识别和理解现实环境，并在此基础上添加可以与现实物体交互的虚拟元素，从而打破现实与虚拟之间的界限。

在 VR 方面，MR 继承了 VR 的沉浸感，但同时保留了与现实世界的连接。VR 通过创建一个完全虚拟的环境，使用户感觉自己完全置身于其中，与现实世界隔绝。而 MR 在保持用户对现实世界感知的同时，引入了虚拟元素，这些元素能够以逼真的方式与现实世界融合，创造出一种既真实又虚拟的混合体验。

MR 的关键在于其能够实现虚拟对象和现实对象之间的交互。在 MR 体验中，用户可以看到虚拟对象并与虚拟对象互动，就如同它们是现实世界的一部分一样。例如，用户可以用手触摸一个虚拟的物体，并感觉到它好像真的存在一样。这种交互并不局限于视觉上，还可以扩展到触觉、听觉等其他感官体验。

二、MR 技术的特征

MR 是以 VR 和 AR 为基础，将 AR 技术与 VR 技术相融合的人机交互技术，其特征与 VR、AR，尤其是 AR 相似，主要包括三个特征，即虚实融合、实时交互和三维注册。

（一）虚实融合

MR 技术是实现虚拟世界与现实世界无缝融合的新技术，虚实信息无缝融合并呈现在一个画面中，通过显示器，用户可以看到一个具有真实感的新环境。MR 在保持对现实世界正常感知的基础之上，通过建立虚拟世界与现实世界之间的联系，将人类感官延伸到虚拟世界。

（二）实时交互

MR 实现了虚实信息的无缝融合，在虚拟世界、现实世界和用户之间搭起一条交互反馈的信息通路,从而实现用户与虚拟世界、现实世界的实时交互,进而增强用户体验的真实感,给予用户良好的互动体验。

（三）三维注册

三维注册,即三维虚拟模型的被匹配,使虚拟世界与现实世界精确对准,从而实现虚拟场景和真实场景的无缝融合。

VR、AR、MR 三大技术的特征见图 9-4-1。

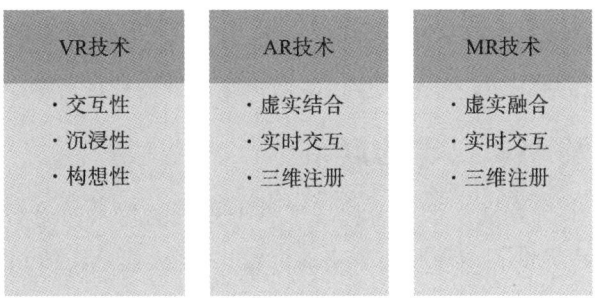

图 9-4-1 VR、AR、MR 三大技术的特征

三、MR 技术的关键技术

MR 技术结合了 AR 技术和 VR 技术的要素,但在交互性和环境融合方面走得更远。这一融合过程主要依赖于以下四种关键技术。

（一）视觉融合

不同于 VR 的全沉浸式虚拟环境,MR 要求虚拟对象与现实世界在视觉上无缝融合。这意味着虚拟对象需要根据真实环境的光照、阴影和纹理进行适当的调整。与 AR 相比,MR 在这方面要求更高,因为它不仅仅是简单地叠加数字图像,而是要求虚拟对象能够在视觉上与现实世界中的物体完全协调一致。

（二）物理互动

MR 技术要求虚拟对象能够与现实世界中的物体进行物理上的交互。这种交互超越了 AR 技术的能力范围,AR 技术主要是在用户的视野中增加虚拟信息,而 MR 技术允许用户和虚拟对象进行物理级别的交互,如推动、拾起或在虚拟对象上施加力。这一点也与 VR 技术不同,VR 技术虽然能创造出丰富的交互体验,但其交互仅限于虚拟环境内部。

（三）环境感知

与 AR 技术类似,MR 技术需要对环境有深刻的理解,但 MR 技术在这方面更为复杂,因为它需要识别和解释环境中的更多细节,以实现与现实环境中物体的高级互动。这不仅包括对物体的定位和识别,还包括对物体形状、大小和物理属性的理解。

（四）实时反馈和调整

MR 技术在实时反馈和调整方面的要求远高于 VR 技术和 AR 技术。MR 系统必须能够实时地处理用户和环境的变化,并快速调整虚拟内容。这要求 MR 系统拥有高效的数据处理能力和复杂的算法,以确保用户体验的流畅和连贯。

第五节 虚拟现实、增强现实及混合现实三者的区别与联系

1994年,多伦多大学工业工程系 Paul Milgram 教授在"A Taxonomy of mixed reality visual displays"一文中提出了"真实-虚拟连续集"的概念:真实-虚拟连续集可以被看作一个一维的坐标空间,真实现实和虚拟现实(VR)分别是这个坐标空间的左、右两端,各自代表着纯粹真实和完全虚拟的部分,位于坐标中间的增强现实(AR)和增强虚拟之间构成一个连续集,即混合现实(MR)的构成体,它可以位于除两极端以外的任何位置。

一、VR、AR 及 MR 三者的联系

VR技术、AR技术和MR技术三者构成了一个连续的技术谱系,从完全虚拟到与现实世界的紧密结合。VR提供了一种脱离现实的沉浸式体验,而AR和MR在不同程度上将这种体验带回到了现实世界中。这三种技术不仅展示了数字化交互的多种可能性,也为未来的技术发展和应用提供了广阔的想象空间。首先,三者都是以计算机仿真技术的兴盛为背景产生的,而AR技术和MR技术都是在VR技术的基础上形成和发展起来的重要分支,因此在系统组成和关键技术等方面都存在一致性和继承性;其次,虚拟信息始终穿插在其中,成为不可或缺的组成部分;最后,人在三者中始终作为主角而存在,起主导作用,三者都能够实现与虚拟环境的自然交互,这也是三者区别于其他人机交互技术的关键所在。

二、VR、AR 及 MR 三者的区别

VR是计算机营造的一个纯粹虚拟的三维环境,给人以逼真的感官体验,并能与环境自然交互,但用户与真实环境是完全隔离的;AR是将计算机生成的虚拟环境叠加到真实环境中,虚实结合,实现虚拟环境对真实环境的补充,但用户能够区分虚拟环境和真实环境;MR是将计算机生成的虚拟环境与真实环境无缝融合,连用户自己都分不清何为虚实,虚拟和现实同等重要,互为补充。首先,从体验的沉浸感来看,VR提供了沉浸感最强的体验,用户完全沉浸在一个虚拟的世界中;AR和MR则是在真实世界的基础上,添加了虚拟元素。其次,从技术实现上来看,VR技术需要更为复杂的设备支持,如特殊的头盔和传感器;AR技术则更加轻便,只需要摄像头和显示屏。VR、AR和MR的对比见表9-5-1。

表 9-5-1　VR、AR 和 MR 的对比

比较项目	VR	AR	MR
定义	一种全沉浸式的体验,完全由计算机生成,与真实世界无关	在真实世界中添加计算机生成的信息或图像,增强真实感受	结合了 VR 和 AR,使用户既可以看到真实世界,又可以与虚拟对象互动
优点	①完全沉浸式体验 ②完全控制的环境	①可以与真实世界交互 ②只需要简单设备	①融合真实世界和虚拟世界 ②互动性强
局限	①需要特殊的头盔等设备 ②可能导致眩晕或不适	①需要真实世界的背景 ②可能与真实世界不完全对齐	①技术要求高 ②设备成本较高

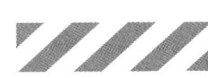

续表

比较项目	VR	AR	MR
适用场景	①游戏 ②模拟训练 ③治疗焦虑症 ④虚拟旅行	①导航 ②设计和预览 ③医学影像 ④远程协作	①设计 ②教育和训练 ③手术模拟 ④实地调查
常见应用	①VR游戏 ②虚拟博物馆参观 ③虚拟冥想和放松 ④虚拟物理治疗	①Pokémon GO游戏 ②家居设计预览 ③虚拟化妆试色 ④夜间导航增强	①Microsoft HoloLens ②医学手术培训 ③工业设计预览 ④虚拟会议

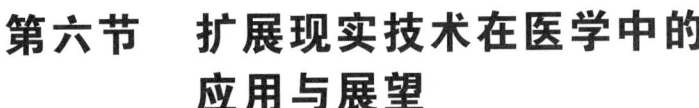

第六节 扩展现实技术在医学中的应用与展望

一、XR 技术在现代医学中的应用描述

（一）VR 技术在现代医学领域中的应用

1. 虚拟人体 虚拟人体又称数字虚拟人或模拟可视人，利用 VR 技术，借助虚拟人体可以对人体解剖结构进行任意视角观察、模拟穿刺、模拟手术、模拟放射成像。许多高等院校利用 VR 技术设计虚拟人体解剖系统，用于辅助教学和疾病诊断；部分院校利用 VR 技术构建虚拟人体科学馆，将虚拟人体科学馆数字化、网络化，将科学馆展厅中的标本进行 720°图像数字化，使其能在互联网上生动地展现出来，方便医学生使用计算机、手机等便携式移动终端学习观察及社会科普推广；有些院校甚至利用 VR 技术在虚拟人体上再现针刺手法。

2. 虚拟外科手术 利用 VR 技术，手术医生在手术前可以模拟手术流程，制订手术方案，发现手术中易出现的问题，从而选择最佳的手术路径，减少手术损伤和失误，降低手术风险，提高手术成功率。多项研究表明，VR 技术可提高脑血管手术、神经介入手术、颈椎手术的诊断准确性，有助于规划手术治疗路径及评估术后效果。

3. 远程诊疗 由于各地区之间经济发展不平衡，医疗资源大多向经济发达地区倾斜，不同地区之间医疗资源存在巨大差异，尤其在一些偏远农村地区，诊疗设备短缺、医疗资源匮乏、医疗技术水平有限、诊断效果不明确，这些因素大大加剧了老百姓"看病难"的问题。远程诊疗可实现医疗资源实时共享，缩小不同地区之间医疗技术水平的差距，提高经济落后地区对于疑难杂症的诊治效率，降低广大偏远农村地区人群看病成本，一定程度上缓解"看病难、看病贵"的问题。

利用 VR 技术与网络通信技术，异地患者通过网络终端与医生连接，并传递病情资料（如 CT、MRI 图像等），利用 VR 技术将病情资料反映在虚拟人体上，医生能直观了解患者病情，对病情做出及时的判断并给出相应的治疗措施。复旦大学智能电子与系统实验室的一款手术仿真模拟系统可以利用姿态传感器模拟医生手术时手与手术刀的姿态，该系统可用来训练医学生，也可以助力专业医生完成远程手术。

4. 康复医疗 VR 技术可以为患者提供有趣的、有意义的康复训练,提高他们训练的积极性;在训练过程中和训练前后提供有效的功能量化评估和效果反馈,为康复计划和康复目标的制订提供依据,从而保证康复训练的有效性;为患者提供与现实环境接近的虚拟训练环境,使所学的运动技能更好地运用于真实环境中;训练中的患者始终处在安全的环境中而不会受到伤害;医生可以一对多地进行指导训练,人力和资源可以得到最大限度的应用,从而更好地满足庞大人群对康复训练的急迫需求。

2024 年科技部国家重点研发计划项目组牵头组织康复医学、工程学、人工智能等多学科专家制定的《虚拟现实技术应用于感觉-运动功能康复的专家共识》,为 VR 技术在感觉运动功能康复领域的应用提供了系统化和标准化的指导,有助于促进 VR 技术在康复领域的进一步发展和临床实践的推广。

5. 心理治疗 VR 技术具有沉浸性、交互性、构想性等优势,可以突破传统心理治疗技术在场景构建、治疗成本和治疗安全方面的局限性,有学者认为,将 VR 技术与心理治疗相结合是心理学发展的必然趋势。与传统的心理治疗相比,VR 技术辅助心理治疗具有以下优势:①VR 技术沉浸感强,有逼真的现场感和个性化训练环境,可以模拟现实情景进行有效的可视化创建,使情景更加生动逼真,还可营造个性化的训练环境,根据来访者的实际情况设计虚拟情景;②VR 技术交互性强,可以有效建立人机信息交互通道,VR 技术具有的多维度感知反馈手段,可以使来访者与情景之间进行多维度的真实感知互换,患者不再被动接受想象,而是变为主动的体验者,并可结合传感器的使用,进行多通道人机通信;③VR 技术构想性好,可突破以往心理治疗的局限,以心理学的相关理论为基础,构建出具有挑战性或危险性的场景,甚至是现实中无法或难以出现的场景,尤其是运用 3D 建模技术构建心理治疗场景,可为患者提供安全可控的训练环境,突破以往心理治疗的局限。

6. 虚拟医学教育 虚拟教育、人工智能、大数据分析三者被称为影响未来的三大科技创新方向。VR 技术可以为学生营造良好的学习环境,实现学习模式由被动向主动转变,学生在学习过程中可以作为主体参与进去,充分发挥主观能动性,极大调动学习积极性。此外,借助 VR 技术可以实现远程教育,学生可与名校的学生一起学习权威专家的授课,还可以进行课堂互动,这就使得虚拟校园的实现成为可能。一项 VR 与传统教学对医学教育有效性的 Meta 分析表明,在医学教学中应用 VR 技术可以有效提高医学教育效果,弥补传统教学资源的不足,让学生能够通过 VR 亲身体验各种实验操作,提高其实践能力。VR 技术还能有效避免真实情景中的危险,并可重复演练一些危险系数和难度系数均高的临床操作。

7. 仿真影像学 医学影像学是介于基础医学与临床医学之间的一门综合性桥梁学科,涉及系统解剖学、局部解剖学、病理生理学等学科。VR 技术应用于医学影像学,通过进一步发展形成了仿真影像学。仿真影像学是以 CT、MRI、DSA 或超声等成像的二维或三维容积采集数字(断面)影像为源影像数据,并对所获得的数据进行三维图像重建,获得一种新的、能直观展现器官腔内或外表面形态及病理改变的立体图像,应用于医学诊断、医学教育、模拟手术和协助治疗的医学影像学分支学科。仿真影像学完全打破了传统影像学解剖结构和疾病观察与诊断的模式,是继 CT、MRI 问世后医学影像学发展的又一飞跃。

(二)AR 技术在现代医学领域中的应用

1. 医学教育与培训 AR 技术将计算机生成的虚拟图像叠加到真实环境中对真实环境进行辅助和补充。AR 不但具有灵活性(时间和场地上)、高效性和可操作性等特点,还具有真实性、实时性和移动性强等特点,实用性更强。而且,AR 因其移动性强和设备的相对便

携,丰富了学生线上和线下的学习形式,为移动学习、泛在学习和远程网络教学开辟了新道路,扩展了学习的广度和深度。将 AR 系统应用到虚拟手术培训中,实习医学生或者青年医生戴上 HMD 就可以看到虚拟信息附加在真实场景的图像,能进行手术入路的选择和手术路线的规划,并能够进行实际操作。

2. 医学影像、术前规划与手术导航　AR 可以实现虚拟影像与真实解剖部位的融合,AR 系统以患者的超声图像、CT 图像、MRI 图像、MRA 图像等资料作为源数据进行三维重建,并将实时生成的三维影像与患者的相应部位融合,从而实现虚拟图像与真实结构的实时结合,赋予临床医生一双"透视眼"。佩戴 HMD 后,医生可以更加直观地了解肉眼不能观察到的患者病变的具体位置和详细解剖结构,以提高临床诊断效率。

AR 应用于手术导航系统,可以在无创的情况下为医生展示病灶的具体位置和详细解剖结构及病灶与周围组织器官的位置关系,为手术路线的规划和手术方案的制订提供依据,甚至可以在手术时将实时三维图像叠加到手术视野中来辅助手术,还可以对精细结构进行视野放大,帮助手术医生更好地掌握病灶解剖结构,实现精准手术。

3. 机器人远程操作　AR 技术应用于机器人远程操作时,操作者首先通过 AR 界面对机器人的虚拟模型进行预操作或仿真控制,这些虚拟操作效果能够实时叠加到真实环境中,操作者确认效果满意后,向真实机器人发送执行指令。这种方式有效避免了由于操作者仅通过想象模拟真实世界产生的理解偏差造成机器人动作的失误与不稳定,提升了机器人远程操作的精确性和安全性,从而为远程医疗的准确实施提供了重要的技术支持。

4. 远程医疗　AR 技术通过对机器人虚拟模型的控制实现对机器人真正的控制,从而指导远程机器人进行诊疗和手术。VR 技术与 AR 技术的结合,可以更好地实现远程医疗。

（三）MR 技术在现代医学领域中的应用

1. 医学教育、培训与医学影像　MR 技术融合了虚拟与现实,但由于 MR 技术的研究与应用尚处于初级阶段,且 MR 设备成本高,MR 技术在医学教育与培训中的应用报道尚少,在医学影像方面,MR 技术较 AR 技术虚实融合程度更高,实时交互性更强,必然在辅助诊断和指导临床治疗中发挥更大的作用。

2. 术前规划与手术导航　MR 技术具有虚实高度融合与实时高效交互的特点,可对患者的 X 线、CT、MRI 等影像学资料进行三维可视化处理并生成三维全息影像模型。医生戴着 MR 眼镜,就能看到患者病灶部位的三维影像。不仅如此,医生还可以将三维影像拖拽到现实空间,进行缩放、旋转、移动、改变透明度等操作,非常便捷、直观。医生在做手术时戴上 MR 眼镜,手术部位的情况一目了然。

二、XR 技术在针灸学中的应用与展望

近年来,随着计算机显示技术的发展和硬件计算能力的提升,VR 产业发展迅猛,从 VR 技术的兴起到 AR 技术的面世,再到 MR 技术走进大众视野,XR 给用户带来了卓越的视觉感受和交互体验。下面简要介绍 XR 技术在针灸学中的优势、应用,并对 XR 在针灸学中的应用进行展望。

（一）XR 技术在针灸学中的优势

1. VR 技术在针灸学中的优势

（1）弥补教学和临床训练的不足:传统针灸教学和临床模式存在些许不足,VR 技术可

以更好地诠释针灸的理论知识,弥补临床训练的不足,提供一个更加有效地提高医生技能水平的虚拟平台。目前,一些专门针对医学培训、实习和研究而开发出来的 VR 系统仿真程度高,是传统教学活动很好的补充。

(2)打造全新的教学模式:VR 技术创造虚拟的现实,能使学习者获得如同真实情境般的体验,打造全新的教学模式,帮助学习者进行现实中难以展开的实验和操作训练。

(3)打破时间、空间的限制:在传统针灸操作训练中,实践课上讲授的操作在课后难以演练,VR 教学可模拟真实的教学环境,打破时间和空间上的限制,从而提升学习效果。

(4)降低临床操作的风险:随着患者自我维权意识的增强和法治观念的提升,在临床实践教学过程中,患者不愿配合医学生的工作,很大程度上影响了医学生临床操作技能的提升。将 VR 教学引入针灸临床操作中,模拟各种患者情况,不仅能帮助医学生提高临床操作技能、积累临床经验,而且极大地降低了临床操作的风险。

2. AR 技术在针灸学中的优势　AR 技术是在 VR 技术基础上发展起来的 XR 技术,近年来受到越来越多的关注。AR 技术可实现虚拟物体及真实物体的精确三维配准及实时交互。相比于现实场景和全虚拟场景,AR 技术更易被使用者接受。

在针灸的临床实习教学中,教师讲授理论知识后,医学生需要以患者作为临床试验对象,才可以保证快速掌握临床操作技能,但这一过程很难实现。利用 AR 技术,医学生可在实景环境中反复练习,掌握临床操作技能,再进入临床,达到事半功倍的效果。

国内学者研究发现,采用 AR 技术建立人脸腧穴识别系统,以及人体腧穴仿真系统已经初步具备可行性,可以满足临床应用的基本需求,提升针灸治疗的安全性和精确度。

3. MR 技术在针灸学中的优势　MR 技术在医学领域具有巨大的潜力,它弥补了传统教学模式的弊端,为医学教育提供了强有力的技术支持。MR 技术应用到医学领域中,有助于使抽象、微观、复杂的医学信息变得形象化、可视化和简单化,有利于贴近临床实际,充分体现医学的专业性和实践性,契合医学创新驱动发展的国家战略;有助于培养医护人员的发散性思维,满足现代医学发展的迫切需要,对激发医护人员创新、推动数字医学的发展具有巨大潜力和深远意义。但同时,医学领域应用 MR 技术仍处于初级尝试阶段,在试用过程中还有诸多待解决的问题,我们要在学习新技术的过程中发现新问题,提出新办法,促进人才梯队的科研实力与数字化医疗科技的有机结合。

（二）XR 技术在针灸学中的应用

1. VR 技术在针灸学中的应用　谈到 VR 技术在针灸学中的应用,就绕不开数字化虚拟针灸人。数字化虚拟针灸人是利用 VR 技术、"数字化虚拟人"技术(融合计算机技术与网络技术,将人体断面数据信息整合来建立人体三维立体图像的技术),将传统针灸学中的经络、腧穴等信息与人体解剖学信息相融合,形成的针灸人。借助数字化虚拟针灸人,用户可以实现针灸学解剖教学、经络腧穴教学、刺法灸法教学等。

(1)针灸学解剖教学:借助数字化虚拟针灸人,用户可以深入学习人体解剖学、局部解剖学理论知识,可以在佩戴头盔、数据手套下对人体进行任意角度的观察,并能对组织结构进行随意拆分、重组学习,可以更加直观地了解人体结构。由于尸体标本的紧缺和尸体储存条件苛刻,传统解剖教学局限在教室内通过教材描述、解剖图谱和简单的解剖模具进行讲解。一方面,教材枯燥乏味,借助图谱学生难以获得人体组织和器官结构的真实感和立体感,缺乏对组织器官清晰、科学的认识,因而无法深刻了解解剖知识;另一方面,解剖模具虽然比解剖图谱立体性强,学生可以直观了解人体的组织结构,但由于模具的尺寸、大小、比例

经常出现失真现象,无法精确还原人体标本的数据特征,因此学生无法充分观察和了解人体结构,虽然理论教学十分充分,但缺乏实践教学,以致学生动手操作能力不足,学生的学习积极性较低,进而影响教学质量的提升。

有研究者提出,数字化虚拟针灸人极大程度还原了解剖组织的真实性、立体性,而且功能强大,能对组织器官进行拆分、重组、放大、缩小、旋转,在教学的同时学生可以进行实际操作,将理论学习与实际操作相结合,加深理解,提高学习积极性。这种教学模式可以缓解教学尸体标本长期紧缺的局面,改变传统单一的解剖教学模式,丰富解剖实验教学模式,而且借助数字化虚拟针灸人优化解剖实验室环境,学生不用聚集在弥漫着福尔马林味道的尸体储存室。

虽然针灸学是以中医经络腧穴理论为基础,通过研究经络循行、腧穴定位、刺法灸法等来诊断、治疗疾病和进行预防保健的一门学科,涉及的大多是中医理论,但是通过近几个版本《经络腧穴学》教材和国标对腧穴定位的描述不难发现,腧穴定位越来越与解剖结构挂钩,掌握好人体解剖知识能帮助精准定位腧穴,通过学习腧穴及局部组织解剖结构也能让我们在针刺过程中明确针具穿透组织的层次,进而明确针刺的角度和深度,以保证针刺安全。

(2)经络腧穴教学:数字化虚拟针灸人除了能辅助针灸学解剖教学外,还可以辅助经络腧穴教学。与传统解剖教学类似,经络腧穴教学也借助于教材、图谱和针灸人体模型。经络腧穴内容繁杂,人体经络系统由十二经脉、奇经八脉、十五络脉、十二经别、十二经筋、十二皮部组成,各自有其循行分布,国家标准 GB/T 12346—2021《经穴名称与定位》收录了 362 个经穴的名称与定位,每个经穴都有具体定位、主治功能,因而学习周期长,内容枯燥烦琐,加上学习模式刻板,学生的学习积极性较低,学习效率较低。

借助数字化虚拟针灸人,学生在学习经脉循行时可以直观察看经脉循行路线,明确经脉在人体的分布特点,也可直观看到腧穴在经脉循行路线上的具体分布;学习腧穴定位时,可以明确腧穴的准确解剖定位以及腧穴局部各个层次的解剖结构;此外,在学习腧穴时,可以与相邻腧穴联合学习,加强记忆。借助数字化虚拟针灸人进行教学,可充分发挥学生的主观能动性,调动学习积极性,提高学习效率;此外,在理论课堂上,学生能借助相应设备进行实践,加深理解,还能节约经络腧穴实践教学的场地。

华中师范大学李晓旭借助 VR 技术实现针灸铜人中医知识可视化。山东中医药大学李洋等借助虚拟仿真平台对经络腧穴学实训课进行教学改革,将 60 名学生随机分为实验组和对照组,实验组学生采用针灸虚拟仿真教学系统教学,对照组采用传统演示方法教学,教师使用普通人体经络腧穴模型示范描画经脉循行路线和腧穴定位,分别于教学结束和一学期之后对两组学生进行实训考核,考核结果表明,使用针灸虚拟仿真教学系统的实验组学生实训考核成绩明显优于传统演示方法教学的对照组,且一学期之后再次考核,实验组仍然优于对照组,说明本系统能够帮助强化短期和长期记忆,有效提高学生成绩。

2018 年 1 月,武汉晚报和中国中医药报先后报道了"VR"走进湖北中医药大学课堂的新闻,湖北中医药大学针灸骨伤学院徐派的老师将 VR 技术应用于中医教学为学生们上了一堂特殊的经络腧穴展示课,徐派的老师首创性地用 VR 技术来为学生教授经络腧穴知识,为之后 VR 技术应用于医学教育提供了新思路与新方法(图 9-6-1)。

(3)刺法灸法教学:刺法灸法学是针灸推拿专业的核心课程之一,是针灸技术理论与操作相结合的重要学科,又是联系经络腧穴学与针灸治疗学两门核心课程的桥梁课程,也是决定针刺手法水平的关键课程,刺法灸法操作正确与否,决定了针灸治疗疾病临床效果的好

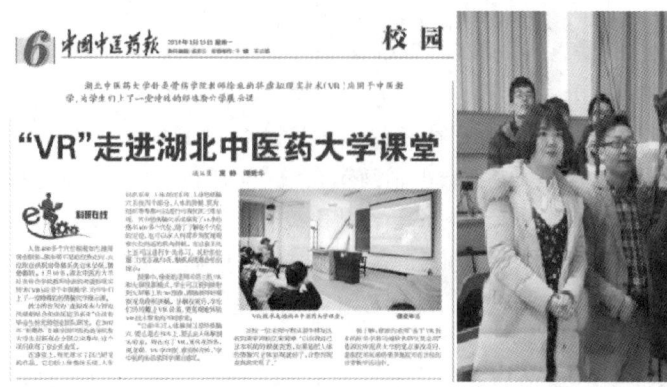

图 9-6-1　"VR"走进湖北中医药大学课堂报道及课堂现场图

坏。传统刺法灸法教学是通过教师讲解结合手法演示进行,然后学生在同学身上相互练习,由于前期指力不够、针刺疼痛,或者本身对针刺畏惧,加上部分腧穴(如风池、睛明、次髎等)所在部位深处有重要脏器或者定位困难,进针角度难以把控,故学生动手实践积极性较低,甚至在教学实践过程中出现针刺损伤。

在刺法灸法理论教学中引入 VR 技术,可以使学生获得具有真实感的体验,充分调动学生学习的积极性,使学生更加直观地学习针灸技术,如青龙摆尾、白虎摇头等针刺手法;在实践教学中引入 VR 技术,学生借助以 VR 技术为基础的针灸虚拟仿真训练系统进行针刺训练,可克服对针刺的恐惧;也可避免真实针刺训练造成的损伤和意外,提升学生的临床技能水平,为学生早日进入临床工作奠定坚实的基础。

福建卫生职业技术学院的王钦敏团队将 VR 技术应用于刺法灸法教学,并将学生随机分为两组分别进行传统教学和 VR 教学,教学结束后统一进行针灸操作技能考核,结果表明,采用 VR 教学的学生组考核成绩明显优于传统教学的学生组。VR 技术提高了教学质量,弥补了传统教学的不足,也进一步降低了医疗事故发生的风险,为学生提供生动的学习环境,将抽象的事物具象化,提升了学生针刺的信心,提高了学生的动手能力,强化了教学效果。

(4)针灸临床应用:近些年来,VR 技术在针灸临床实践中逐渐投入应用。通过文献检索发现,VR 技术与针刺相结合多用于脑卒中患者或脑瘫患者偏瘫肢体神经功能及运动功能的康复训练。研究表明,采用针刺联合 VR 技术训练能更好地促进患者神经功能和肢体运动功能康复,促进上肢正常运动模式的重建,提高日常生活活动能力。但是目前该治疗方案在临床应用中的报道较少,值得进一步推广。

2. AR 技术在针灸学中的应用　AR 技术是将计算机生成的三维虚拟物体、场景或提示信息实时叠加到真实场景图像中,从而实现对现实场景的补充和增强。现对该技术在针灸学中的应用作简要概述。

(1)针灸学教学:AR 技术是在 VR 技术的基础上发展而来的虚实结合技术,与传统学习方法相比,AR 技术在针灸学的理论学习方面具有很大的优势,而且具有真实、实时和移动性强等特点,解决了 VR 技术与现实场景脱节的问题。长安大学石伟使用 Unity3D 引擎设计了应用于 HoloLens 的针灸实践系统,具体包括 AR 环境部署、针灸仿真手臂模型制作、基于 BP 神经网络模型的针灸手法的识别设计和 HoloLens 终端应用的开发,针灸学员可以借助此系统完成针灸手法实践的学习任务,极大提升了学习的效率和学习兴趣。

（2）针灸临床应用：与 VR 技术相比，AR 设备更易于携带，实用性更强，这些优点为其在针灸临床中的应用创造了有利的条件，但 AR 技术应用于针灸临床的报道较少。浙江中医药大学姜雅亨开展"头针结合增强现实康复技术治疗帕金森病运动功能障碍"的临床研究，采用头针联合 AR 技术对帕金森病患者进行治疗，在治疗前、治疗过程中和治疗结束随访期间对帕金森病患者进行功能评估，结果表明，头针结合 AR 技术可以改善帕金森病患者的运动功能障碍，提高患者的步行能力，增大患者的步长、步速及双支撑相占比，且具有一定的远期疗效。浙江省人民医院团队在 AR 技术基础上自主研发 AR 体感运动与穴位按摩系统，并将该系统应用于乳腺癌术后患者的症状群管理，结果表明，AR 体感运动与穴位按摩能有效改善乳腺癌患者疲劳、疼痛、睡眠障碍、焦虑和抑郁症状，提高其生活质量。由此可见，AR 技术在针灸临床应用中的效果好，值得临床进一步推广与应用。

（3）面部腧穴识别与养生：随着国民生活水平的提高和国家对中医文化发展的高度重视，越来越多的人开始关注中医养生。中医学认为"有诸内必形诸外"，多种身体的内在（如内脏、经络）病变可以表现于皮肤上，众多经脉从人体表、体内直接或间接地运行到头面部，脏腑气血通过经脉上行，因而面部皮肤在单位面积上所包含的经络、腧穴点最多，通过观察面部色泽可初步了解人体气血充盈程度，再结合面部形态，就可以反映全身的状况，因此面部腧穴养生成为一种选择。

传统的面部腧穴选择按照人脸静态图中的穴位排布来确定，实时性较差。青岛科技大学的郑成龙团队，设计了一种基于 AR 技术实时获取人脸穴位排布的方法，该方法首先利用 OpenFace 框架获取人脸特征点的位置坐标，然后根据人脸特征点的位置坐标计算人脸穴位的位置。利用 Unity3D 平台，将有关穴位信息标注在获取到的人脸穴位位置上，最终通过移动端拍摄人脸实现人脸穴位实时显示。南京中医药大学的曹徐团队也基于 AR 技术，设计了一款运用 Unity3D/Vuforia 开发平台实现人体面部腧穴养生保健的软件，该软件能够随时随地在移动手机终端获取面部腧穴信息并通过交互的方式输出相应面部腧穴保健方案。

3. MR 技术在针灸学中的应用 MR 技术也是基于 VR 技术发展起来的，该技术通过将虚拟世界的物体植入现实世界，或将现实世界中的物体融入虚拟世界，使得虚拟世界与现实世界融为一体，从而将人类的感官体验延伸到虚拟世界。目前 MR 技术在医学中的应用主要集中于医学教育、医学培训、术前规划和手术导航，在针灸学领域中的应用尚无报道，但是基于目前 VR、AR 技术在针灸学中的逐步应用与推广，我们相信，MR 技术也会在不远的将来投入针灸学的教学和临床应用中。

（三）XR 技术在针灸学中的应用展望

1. XR 技术深入针灸学教学与培训 目前 VR、AR 技术在针灸学教学与培训中的应用尚处于初步探索阶段，基于 VR/AR 技术设计的针灸教学实践平台仅能满足基本针灸教学需求。随着 VR/AR 技术的逐步成熟，在针灸学的教学与培训中逐渐引入 VR/AR 技术，并在课时中合理安排理论课、实训课（包括虚拟仿真实训课），将传统教学与 VR/AR 虚拟仿真实训教学相结合，打造全新的教学模式，打破时间和空间的限制，弥补教学和临床训练的不足，提升学生学习的积极性和学习效率。针对基于 VR/AR 技术设计的针灸教学实践平台，应不断丰富针灸学数据，建立不同数据库，以满足多层次针灸人才的培养要求；不断收集各种针刺手法数据，增加数据样本量，并对各种针刺手法数据进行深入分析与挖掘，实现多种针灸手法的解析，针灸学员能够借助此系统完成更多针灸手法的实践训练，这也有利于针刺手法的量化和标准化及针刺手法的传承。此外，还应当在针灸教学实践平台上增加教师评

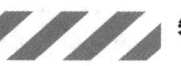

价系统,教师可以对针灸学员的学习进度进行跟踪,并对其学习情况进行客观的评价以帮助学员纠正学习过程中的错误。

2. XR技术应用于针刺导航　AR/MR技术应用于针刺导航,可使针刺选穴简便、准确,提高针刺临床疗效和减少针刺意外的发生,而且可以为针刺的量化与标准化研究提供新思路。AR/MR技术以患者的影像学资料为源数据,生成实时三维立体图像,结合经络腧穴相关理论,建立虚拟人体针灸模型,针灸医师在针刺操作之前借助HMD就可以对腧穴解剖结构层次和深度进行准确把握。如临床上常选取八髎穴治疗女性痛经、男性尿崩等疾病,虽然大家都知道次髎位于骶区,适对第二骶后孔,但是在实际穴位定位上存在一定困难,应用AR/MR技术后,针灸医师借助HMD就能明确第二骶后孔的具体位置及其与盆腔脏器的位置关系,使选穴简便、准确,针刺操作安全,从而节约时间,减少针刺意外的发生,提高针刺疗效。

对于一些疗效好、针刺风险高的腧穴,如风府、睛明等,针灸医师可以在AR/MR导航下进行安全针刺操作,从而提高针刺疗效,还可以尽量避免针刺意外的发生。对于一些损伤性疾病或者慢性病,如关节扭伤、腱鞘炎、类风湿关节炎等,在AR的导航下可以实现针刺直达病所,从而提高临床疗效。此外,我们可以通过随机对照试验(RCT)为针刺手法量化与标准化提供科学依据,还可以开展针刺深浅与得气关系等相关临床研究,从而指导针灸临床,为精准针刺的实现提供可能。

3. 元宇宙与针灸学　元宇宙是高层次的虚拟实境开发产品,是在XR、5G、云计算、人工智能等科学技术支持下呈现于互联网中的虚拟现实世界,与现实世界平行运行。随着中国元宇宙峰会的召开,2021年被称作"元宇宙元年"。近年来,教育元宇宙、学习元宇宙等概念不断被提出,有学者指出教育元宇宙就是在教育中利用数字孪生、区块链、5G、人工智能、XR技术等前沿信息科学技术构造出的新型沉浸式环境,是学校与社会深度互动、虚拟与现实密切交联、人类与机器深度融合交互的高级智慧教育环境。

元宇宙不仅能满足医学实践教学对环境的需求,还能激发学生学习热情、提高教学效果,而且元宇宙的沉浸式体验可以带来教学模式的多元创新。在元宇宙的教学环境下,教师可以在同一时刻、不同的地点进行授课,同时学生可以在不同时间段主动进入虚拟的情境中进行学习。元宇宙的教育方法提供的现实经验,能让人对客观事物有多种理性的、感性的认识,能激发想象力和创造力,使学者产生新的想法和创意。将元宇宙引入针灸学教学,可为中医理论和方法开辟一个全新的展示空间,为各种中医理论的整合提供一个完美的平台。

第十章

基于物联网的针灸

第一节　多传感器感知技术

一、传感器

（一）传感器的定义

在日常生活中,人们通常借助感觉器官来获取外界信息,但是随着人们生产活动的扩大和研究领域的拓展,仅仅依靠自身的感觉器官已无法满足人们获取信息的需求。传感器应运而生,可以说传感器是人类感觉器官的延伸,有人称传感器为"电五官"。

国家标准 GB/T 7665—2005 将传感器定义为"能感受被测量并按照一定的规律转换成可用输出信号的器件或装置,通常由敏感元件和转换元件组成"。从该定义可以看出,传感器能够感受被测量的信息,按一定的规律将被测量的信息转换成电信号或者其他特定形式的信息输出。传感器是一种检测装置,可以满足信息的传输与处理。随着传感器感知技术的日益成熟,传感器还可以实现信息的显示、存储、记录等多种功能。目前,传感器应用领域覆盖生活的方方面面,包括工业、农业、商业、交通、国防科技、医疗、环保等诸多领域。

（二）生物医学传感器

生物医学传感器指能将探测到的生物医学中的各种复杂非电学信号转换成具有特定意义的电学信号的检测装置(如 B 超、CT)。本类传感器专注于医学领域,常见的非电学信号包括人体的各种生理信息、物理信息以及化学信息。生物医学传感器输出的电学信号可反映人体的健康状态,为医生提供诊断、治疗依据。医学传感技术是获取人体健康信息的关键技术,可为生命科学深层次的研究提供技术支持。

（三）生物医学传感器分类

1. 根据变量性质分类

（1）位移传感器:通过测量人体组织器官的大小、形态、位置等来判断器官功能是否异常的装置。例如:通过测量大血管的管径、周长及血压,可以推算出大血管的阻力和血管壁的弹性;呼吸功能可以通过测量胸围的变化来反映;消化道功能可以通过测量肠蠕动和胃收缩来了解。位移传感器既可以用于直接位移测量,又可以用于间接位移测量,它还是膜片压

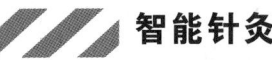

力传感器、力敏传感器等其他类型传感器的二次传感元件。

（2）振动传感器：通过测量人体各类振动量的变化，来判断器官功能是否正常的装置。如心脏的搏动在人体表面特定部位可触及，大动脉的机械振动可以传到人体胸壁表面，可以依此判断心脏的功能等。

（3）压力传感器：通过测量人体各部位压力的变化，来判断这些部位功能是否正常的装置。如测量血压、眼压、颅内压、胃内压、膀胱压及子宫内压等。

（4）血流量传感器：通过测量人体某部位的血流量变化，来判断这些部位功能是否正常的装置。如在血液循环过程中，伴随搏动性充血，无名指血容量会发生变化，因此借助无名指透光的多少可以判断脉搏变化情况。

2. 根据作用原理分类

（1）电阻位移传感器：一种将位移量转换为电阻值变化的传感器，常见类型包括电位器式传感器、应变片式传感器及半导体压阻式传感器等。①电位器式传感器：在生物力学测量中，电位器可用于记录肌肉收缩的维度变化。例如，一种特殊设计的卡钳装置以电位器作为中心转轴，其两臂环绕肌腹部位，当肌肉收缩时，卡钳两臂随肌肉形变而张开，带动电位器滑片移位，从而通过电阻变化记录肌肉收缩曲线。②应变片式传感器：应变片通常粘贴于弹性元件（如悬臂梁或膜片）表面。当弹性元件受位移作用而发生形变时，应变片随之产生拉伸或压缩，其电阻值因应变效应而改变。将应变片接入惠斯通电桥电路，可将电阻变化转换为电压/电流信号，最终反映位移大小。③其他类型：半导体压阻式传感器基于压阻效应而设计，适用于微位移或高频动态测量；电阻式压力传感器通过敏感结构将压力转换为位移，再以电阻变化实现间接测量。

（2）电感位移传感器：利用位移影响单线圈自感及双线圈互感的传感器。常用来测量机体内各器官尺寸的变化，如测量左心室主动脉或腔静脉的管径变化，也可以用于测定血管内、外径以及监测早产儿呼吸状况等。

（3）电容压力传感器：将压力的变化转换成电容的变化，以此判断器官功能是否正常，如压力计、压差计等。

（4）光电传感器：通常指监测动脉搏动的传感器。这种传感器利用光电容积描记法来描记光强度变化引起的电强度变化，从而监测脉搏波。

（5）压电传感器：如血压计的力敏元件根据动脉搏动时产生的不同压力测出血压。

（6）热电传感器：如热敏电阻，测量时将热敏电阻放在鼻孔附近，即可达到监测呼吸状况的目的，值得注意的是，此类传感器受季节与温度的影响大，只在产生温差时使用。

3. 根据变换的电学信号分类

（1）有源型传感器：将被测的非电学信号转换为电压或电流等电学信号的装置，如光电传感器、热电传感器、压电传感器、电磁感应传感器等。这些传感器依靠被测物质本身能量产生输出信号，因此也被称为发生传感器。

（2）无源型传感器：将被测的非电学信号转换成电阻、电感或电容等电学信号的装置，这类传感器需接收外部信号源的能量，依靠被测物质改变外部能量形成输出信号，因此也被称为调制传感器。

二、多传感器感知信息融合技术

物联网技术在医学领域的应用是诊疗技术的突破性发展，它能够对各个医疗环节进行

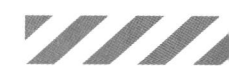

全方位监控,采集更多的健康信息与数据,让我们更直观地了解患者健康状况。物联网技术需要的信息数量巨大,且数据复杂,所以感知信息融合技术成为物联网技术的核心。

多传感器感知信息融合技术是把来自多个传感器的、多方面的大量数据和信息,按照一定的规则,充分利用计算机技术或其他各种设备进行相关整合处理,以便于精确地获取所需信息的技术。可以认为,信息融合技术是在利用计算机技术的基础上对传感器探测收集到的各种信息按照既定规则进行自动分析、处理并合成需要的信息的信息处理技术。

信息融合技术模拟大脑对信息的处理过程,是多层次、多方面的,通过对大量信息进行合理的支配和使用,提供有价值的信息。通常我们可以将融合过程分为三级,即像素级融合、特征级融合以及决策级融合。像素级融合只是对数据进行简单的初步融合,是其他融合的基础;特征级融合是对来自多传感器的信息进行综合处理和分析,并为系统做出正确的决策;决策级融合从具体的决策问题出发,直接针对目标数据进行融合,最终得到想要的信息。

三、多传感器感知技术与可穿戴设备

近年来,我国人口老龄化进程加快,人群中普遍存在各种慢性病,且这些慢性病群体逐渐趋于年轻化,越来越多的青年人也处于亚健康状态,顺应这种发展趋势,人们对医疗器械的需求越来越高,一定程度上推动了医疗电子器械的发展。随着人们健康意识的觉醒,市面上涌现出一批适用于医院或家庭保健、安全可靠、便携式或可穿戴医疗设备。

（一）常见的针灸可穿戴设备

1.电针治疗仪　电针治疗仪是临床上常用的器械之一,它以电刺激信号代替医生手法行针操作,具有改善神经与肌肉兴奋性、调节物质代谢等功效,从而达到消炎镇痛、舒筋活络的目的。传统的电针治疗仪常用于医院针灸科室,作为手法针灸的补充。成都中医药大学相关团队设计的一款可以用于家庭保健的可穿戴电针治疗仪,具有体积小、无线控制、便携、功耗低、安全性高等特点,相较于传统的电针治疗仪,该治疗仪能够实现对治疗数据更精准地控制,波形更加稳定,安全性更高,并且体积小、便携,为不方便往返于医院的患者提供了便利。

2.穴位按压仪器　穴位按压是生活中常用的保健疗法,通过按压穴位,患者穴位产生酸麻胀重的感觉,促进经气的流通,疏通经络,达到保健的目的。穴位按压常用于缓解晕动症、心绞痛、呕吐等病症。市面上常见的穴位按压仪器多为杆状或球状,实施穴位按压时患者疼痛感较强。汪容宇等设计了一款手环式多功能内关穴按压仪,该按压仪利用加速度传感器与光学生物传感器,不仅能实现穴位按压,还可以进行血氧饱和度和心率的监测。当此设备监测到生命体征出现变化时,可自动启动内关穴按压功能。与传统监测方法不同的是,该仪器采用的是光电容积法,利用光学生物传感器将光信号转换成电信号,利用传感器信息融合技术计算出心率和血氧饱和度。此外,手环佩戴处的腕部皮肤浅薄,光线易透过,因此该设备监测值的准确性可以得到保证。

3.可穿戴腕踝针和经皮神经电刺激设备　可穿戴腕踝针和经皮神经电刺激设备均被证实有良好的镇痛效果。腕踝针是在腕部和踝部的特定穴位进行针刺,其因具有选穴单一、操作简单等优势,被广大患者和医生所接纳。临床研究证实,腕踝针对疼痛性疾病（如血管性头痛、压痛、痛经等）的镇痛效果明显。

关于经皮神经电刺激的镇痛机制存在多种说法,目前业界公认的有两种。一是闸门控制学说,该学说认为经皮神经电刺激的镇痛作用是通过特定的低频脉冲电刺激兴奋周围神经粗纤维,激活胶质样细胞,释放出抑制性神经递质,实现抑制同节段细纤维对脊髓背角投射神经元的兴奋作用。二是内源性吗啡样物质释放假说,即经皮神经电刺激可使中枢神经系统释放以内源性阿片肽为主的多种镇痛物质,如脑啡肽、内啡肽、强啡肽等。这些镇痛物质可以提高疼痛阈值,从而达到镇痛效果。临床上大多利用多功能电刺激仪实施经皮神经电刺激疗法,多功能电刺激仪体积较大,无法携带。结合中医腕踝针疗法与经皮神经电刺激疗法,谢凌钦等设计了一款可穿戴于人体腕踝部的全息镇痛治疗系统,相比于传统多功能电刺激仪,该系统治疗部位更集中、安全性更高且携带方便。

4. 可穿戴头穴治疗设备 根据传统中医学理论,头为诸阳之会,五脏六腑之精气皆上注于脑,且头部腧穴众多,手足三阳经均循行于头面部,因此头部穴位具有调控全身疾病的作用。朱路文等基于中医学理论与可穿戴技术、经颅电刺激原理,设计出了一款可穿戴头穴治疗设备,该设备将头部分为六个刺激区:情志失调区、肌张力障碍区、运动感觉障碍区、言语听力障碍区、平衡障碍区和视觉障碍区。该设备模仿鍉针,设计了可移动的治疗棒,通过外置传感器控制电脉冲发生器,可根据不同症状选择不同的刺激区以及部位。鍉针式可移动治疗棒与头穴的接触性较好,能实现无痛、无创治疗,临床可操作性强,如图10-1-1所示。

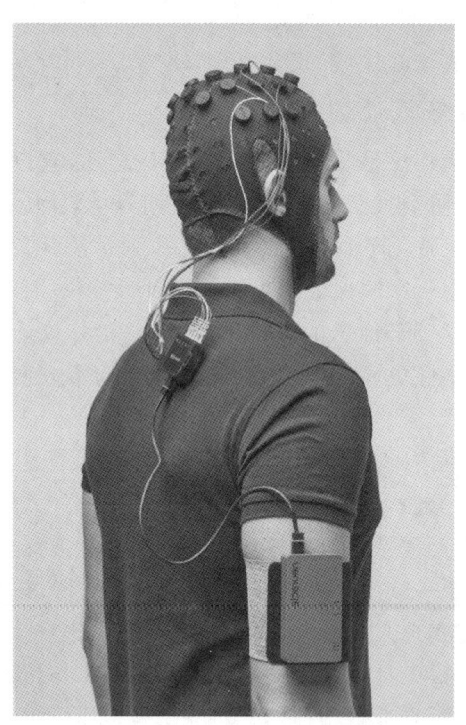

图10-1-1 可穿戴头穴治疗设备

5. 可穿戴推拿设备 推拿疗法是中医传统疗法之一,以特定手法作用于人体表特定部位,调节人体生理及病理状态。严海蓉等设计了一款中医人体经络诊疗可穿戴系统,可实时监测患者的心率、呼吸、体温等生命体征。该设备包含温度传感器、心跳传感器、按摩芯片等,可智能周期性启动,并对相关穴位进行按摩,并且按摩芯片可以通过调节电流来模拟多种按摩形式。这款可穿戴设备不仅能监测生命体征,还可以进行经络诊疗,为久坐、亚健康人群提供便利。

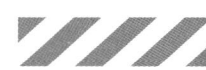

（二）传感技术在针灸学中的应用

目前可穿戴技术与传感技术在医疗领域已被广泛应用,现临床上使用的许多治疗仪器运用了传感技术。如殷涛等利用温度传感器和多传感器感知信息融合技术等研发了一种BME-500 系列微机化多灸头自动控温中医灸疗仪,该设备依据中医经络理论,模拟中医灸法操作,可以实现多穴位同时施灸且不受体位的影响,温度可控,全程无烟雾,实现了对传统灸法的改良。姜翌等利用温度传感器等设计了可用于协助临床诊治的腧穴测温仪。李义凯等利用压力传感器研究了定点引伸手法以及牵扳手法对颈椎与腰椎髓核压力的影响,一定程度上促进了推拿作用力的量化。

在物联网时代,针灸产业势必要顺应潮流,寻求科技与传统中医的融合发展,传感技术与针灸结合将会更高效地发挥针灸的价值,利于针灸国际化,提高人类对生命科学的认识。可穿戴设备将会更加广泛地应用于医疗领域与日常保健,为人类健康事业创造价值。

第二节　远程医疗技术

一、远程医疗概述

远程医疗是网络技术与医疗技术相结合的产物,通常包括远程诊断、专家会诊、信息服务、在线检查和远程交流等,以计算机和网络通信为基础,实现对医学资料和远程视频、音频信息的传输、存储、查询、比较、显示及共享。

远程医疗由三个主要部分组成:①医疗服务的提供者,即医疗服务源所在地,医疗服务的提供者具有丰富的医学资源和诊疗经验;②远程寻求医疗服务的需求方,可以是不具备足够医疗能力或条件的当地医疗机构,也可以是患者;③用于联系前两者的通信网络及诊疗装置。

二、远程医疗的发展历程及现状

20 世纪 50 年代末,美国科学家将双向电视系统首次用于医疗,并于同年创立了远程放射医学。此后,不断有学者利用通信和电子技术进行医疗活动,并出现了"telemedicine"一词,该词由"tele"和"medicine"组成,可被译为远程医学或远程医疗。远程医疗的发展大致可分为以下三个阶段。

（一）第一代远程医疗

20 世纪 60 年代初至 20 世纪 80 年代中期,这一阶段的远程医疗发展较缓慢。当时的通信技术还不够发达,信息高速公路正处于起步阶段,信息传送量极为有限,因而远程医疗受到通信条件的制约,主要通过电报、电话等传输信息,远程医疗活动以双向电视系统、远程放射医学、电话远程诊断为主要形式。

（二）第二代远程医疗

20 世纪 80 年代后期到 20 世纪 90 年代末,一大批有价值的项目相继启动,随着现代通信技术水平的不断提高,第二代远程医疗的声势和影响远远超过了第一代。在远程医疗的实施过程中,美国和西欧国家发展速度最快,联系方式多是通过卫星和综合业务数字网(ISDN),这

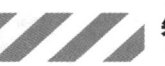
些国家在远程咨询、远程会诊咨询、医学图像的远距离传输、远程会议和军事医学方面取得了较大进展。

（三）第三代远程医疗

21世纪后，远程医疗的发展走进了一个欣欣向荣的新时代，随着世界范围内互联网发展的持续升温，通信技术的不断发展，移动通信网络覆盖范围越来越广，无线通信技术日益成熟，生物传感器类产品问世，远程医疗迎来了它的春天，包括远程诊疗、远程医学教育、远程医疗信息共享等多种类型的服务。

远程医疗在欧美等发达国家早已是家喻户晓的医疗手段。目前美国绝大多数州已经实施了远程医疗工程。它们的系统总体框架主要以跨全美的计算机网络为基础，通过高质量的摄像机和处理能力较强的计算机、工作站等设施把大型医疗中心和小型医院、诊疗点及患者家庭联系起来，形成一些不同规模的远程医疗网络。德国、挪威等一些欧洲国家对远程医疗都进行了相当程度的研究，针对一些特殊病例在不同地区开通了相应的远程诊断项目，并在大学、医院建立了一些实验性的网络。

我国从20世纪80年代才开始远程医疗的探索。1988年，中国人民解放军总医院通过卫星与德国一家医院进行了神经外科远程病例讨论。1997年7月，卫生部推出了卫生卫星专网，建立了中国金卫医疗网络。此后，国家医疗卫生信息产业工程得名"金卫工程"，被确定为国家信息化建设的重要组成部分。该工程旨在为我国医疗卫生系统的重要基础建设提供支撑，其整体目标是通过采用计算机技术手段，建立以科学管理为基础的现代化国家卫生信息系统。在北京市成立的金卫医疗网络全国网络管理中心，已经通过验收并正式投入运营。该中心协调管理了20多个省市的20余家医院网站，其中包括北京协和医院以及阜外华中心血管病医院等知名医疗机构。该中心利用远程、异地、实时和动态的电视直播会诊技术，已经成功地为数百例疑难急重症患者做了会诊。此外，该中心还顺利完成了大型国际会议全程转播的任务，并且组织了数十次国内外的专题讲座、学术交流和手术观摩，为我国远程医疗领域的不断发展做出了极大贡献。

三、远程医疗系统

远程医疗系统就是一种具体的实施远程医疗的功能架构，利用远程医疗系统可以有效地对远程对象进行监测、监护和诊断等。远程医疗系统是在统一的数据中心基础上构建的面向各类主体的应用服务系统，其应用服务功能包括远程会诊、远程影像诊断、远程心电诊断、远程医学教育、远程预约、远程双向转诊等基础业务功能，还包括远程重症监护、远程病理诊断、远程手术示教、远程急救等高端业务功能。同时，系统可以通过接口与临床信息系统（CIS）、医院信息系统（HIS）、医院检验系统（LIS）、放射信息系统（RIS）和基层医疗卫生信息系统（PHIS）等进行信息共享。

我国国家卫生健康委将远程医疗系统分为九大远程医疗服务子系统：远程会诊子系统、远程预约子系统、双向转诊子系统、远程影像诊断子系统、远程心电诊断子系统、远程医学教育子系统、高端远程医疗服务子系统、远程手术示教子系统、远程病理诊断子系统。

远程医疗的支撑技术主要是信息技术、通信技术和医疗技术。远程医疗中的信息技术包括各种医疗信息处理技术、各种数据库技术等，它传输的医学信息主要有数据、文字、视频、音频和图像等。远程医疗中的医疗技术包括对心电、血压、血氧等的远程监护技术，B超、CT、MRI等医学影像技术，以及各种生化检测技术。

（一）远程医疗咨询系统

远程医疗咨询是医疗技术与计算机信息技术结合的产物。专家医生可通过远程医疗咨询系统，迅速、精准地分析患者病情并提出治疗建议，患者无须亲临就诊地。远程医疗咨询涉及患者、就诊医院相关人员和远程医疗咨询服务提供者，该咨询方式主要包括择期咨询和急诊咨询。

远程医疗咨询系统采用了先进的系统设计理念和高度可扩展的架构，结合了网络多媒体视频会议技术，其在实现医院之间、医院与患者之间远程医疗咨询、专家会诊、手术指导、患者监护探视、医生培训与技术交流等功能方面具备出色的能力。其还可根据需求整合各类接口，将各类医疗设备与系统互联，实现医疗数据、医学影像、设备波形的远程实时传输和同步显示，并支持对远程医疗设备进行操作。

（二）远程心电监护系统

现代远程心电监护系统可通过系统强大的远程传输、分析、会诊功能，对院内的临床科室及院外各区、县、社区、基层医疗卫生服务机构进行服务网络连接，实现心电的远程无线＋有线的数据传输，以大医院为中心提供远程心电检查、监测、监护、会诊服务。

远程心电监护系统分为动态和静态两大类。

远程动态心电监护系统是一种基于动态心电监测原理，结合了移动通信网、大容量数据存储、智能心电分析等生物工程和医疗物联网技术，旨在拓展人体心脏功能监测与监护的系统。该系统有内置无线通信模块，具备远程无线实时传输功能，并通过远程云监护系统软件，实现科室、医院之间的远程监护、远程会诊和双向转诊功能，为医院心电信息化以及医疗资源共享提供了全新的解决方案。用户能够随时通过远程动态心电监护系统的终端查看个人实时心电和血压数据，并通过无线通信网络与医院监护中心进行远程双向互动。医生能够远程实时监测用户的心电数据并提供诊断反馈，用户可以在线接收医生的远程医嘱，实现了心电监护的远程"既监亦护"目标。

远程静态心电监护系统相较于传统心电检测设备，其终端设计更加精巧便携，结合了动态常规时域、频谱心电图、QT 离散度、心电向量图、时间心电向量图、医院信息管理等多项功能，实现了对传统心电检测设备的升级。该设备在临床功能上具有与大型医院心电图机相媲美的能力，能够获取其他检查无法获取的心脏电活动信息。

（三）远程病理系统

远程病理系统是利用网络传输大体和（或）显微图像，进行远距离诊断、会诊咨询以及远程教育的一种远程系统。该系统主要由三大部分构成：①传统光学显微镜获取显微图像后将其转换为数字图像的图像处理系统；②连接图像系统与远程计算机工作站的传输系统；③用于病理医生诊断的远程计算机工作站。

相关主要设备包括大体/取材工作站、显微照相机/摄像头、数字化切片扫描仪或机器人/自动显微镜等设备。数字化切片扫描仪通过全方位、快速扫描整个载玻片的方式，将传统的物理载玻片显微图像转换成数字图像，这标志着病理诊断技术的重大突破，为病理医生提供了网络化的解决方案，实现了全球范围内在线同步远程会诊或离线远程会诊，让病理医生不再受限于显微镜，可随时随地进行诊断。远程病理系统主要应用于术中冰冻切片会诊、疑难病例会诊、大体标本图像传输、读片讨论资料传输、电镜超微结构图像传输以及网络病理资料的利用等。

(四)区域远程影像中心系统

区域远程影像中心系统是基于云计算、人工智能及5G通信技术构建的医疗影像协同平台,旨在实现区域医疗影像资源的集约化管理和高效共享。该系统通过整合区域内各级医疗机构的影像设备资源,构建统一的影像数据中心,支持CT、MRI、DR等医学影像资料的数字化采集、云端存储及智能分析等。区域远程影像中心系统核心功能如下:①跨机构影像实时调阅,支持基层医院与上级医院开展远程会诊;②人工智能辅助诊断模块可自动标记异常病灶,提升阅片效率;③5G通信技术确保高清影像秒级同步,满足急诊需求;④标准化质控体系实现影像检查全流程监管。通过构建"基层检查、上级诊断"模式,既缓解基层医疗机构专业人才短缺问题,又能让患者就近获得三甲医院水平的诊断服务。该系统目前已广泛应用于医联体建设,通过建立标准化影像数据库,为临床科研提供高质量数据支撑,推动区域医疗水平同质化发展。未来将深度融合人工智能算法迭代,发挥该系统在早癌筛查、智能随访等领域的应用价值。

(五)远程手术

远程手术是指利用计算机技术、互联网技术、VR技术、机器人技术与微创外科手术技术,异地医生对远程的患者进行手术操作或对远程医生进行手术指导的过程。远程手术分为两类:①外科机器人手术,该方法采用虚拟手术操作技术,即医生可根据远端传回的患者手术现场动态视频影像,实时运用计算机技术进行手术操作。医生的各项操作均可转换为数字信息,并即时返回至手术现场,由当地设施中的机器人手臂或其他机械装置执行医生操作指令,精准地完成手术操作。②远程指导手术,医生通过远距离传输患者视频影像,获知患者的病情并对现场医生或手术机器人进行指导,实现不到现场进行手术,跨越千里对患者进行干预的目的。该方法在提高手术便利性、降低医疗成本等方面具有积极意义。与此同时,远程手术的推广也促进了新一代手术设备的发展和研制,有利于医务人员的培训和再教育,如图10-2-1所示。

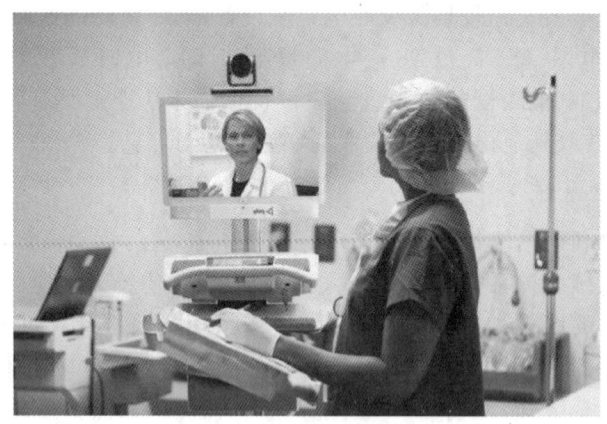

图 10-2-1 远程手术

(六)远程医学教育

远程医学教育是一种在现代医学教育观念和理论指导下,通过运用卫星通信、计算机网络和多媒体等先进信息技术手段来实施教学的创新型医疗教学模式。这是一种与实时教学或现场教学不同的特殊教学模式,它是医学教育与通信技术两个主要领域相互融合的结果。

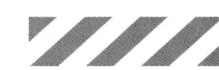

远程医学教育作为一种先进的教学模式,其具有视频会议清晰度高等诸多优点,且所有研究站点皆可同时接收授课视频信息。在远程医学教育中,通过网络视频的形式,听课人员不仅可以与教授进行异地交流,还可以利用视频中的互动功能进行提问与讨论,从而实现听课人员与授课人员之间的双向交流。远程医学教育有助于实现基层医疗单位和大型综合性医院的优势资源共享,达到全方位地为基层医生服务的目的。

四、远程医疗的展望

随着信息技术的持续进步,远程医疗服务将逐渐融入传统医疗保健体系中,并在其中发挥越来越重要的作用。我们可以预测,在未来,利用远程医疗技术,任何人都有可能在任何时间和地点获得所需的医疗保健服务,这将极大地提升全球的医疗保健水平。

作为全球最大的发展中国家,我国许多偏远地区的医疗保健设施尚不健全,医护人员在总人口中所占的比例相对较低。这些偏远地区的居民仍然面临着就医困难的问题。远程会诊的实施使得医生和患者无须直接面对面地进行诊断和治疗,能让偏远地区的居民享受到与城市居民同等水平的医疗服务。随着国家信息基础设施的逐步完善以及网络专家和医生的紧密合作,远程医疗有望在我国得到推广应用。

第三节 物联网技术赋能针灸

在如前所述的技术基础上,物联网技术与中医针灸的结合是一个多维度、跨学科的创新领域。在传统中医针灸的基础上,引入物联网技术不仅能够提高治疗的精准度,还能够为中医针灸的现代化和国际化提供强有力的技术支持。

一、物联网技术与针灸的结合

物联网技术具有智能化和网络化的特点。通过在针灸设备中集成传感器和微型计算机,可以实现对针灸操作的实时监控和调整。例如,智能针灸仪可以通过皮肤电阻、温度改变等生理信号来自动调整针刺的深度和力度,使每次针刺都能以精确的力度精确到达预定的穴位,这种精准度的提升对于针灸治疗效果的提高是至关重要的。同时,物联网技术使得针灸治疗过程的数据化和个性化成为可能,引入物联网技术后,每一次针刺的位置、深度、持续时间等都可以被精确记录并上传至云端,这些大量的实时数据为针灸治疗提供了可量化的评估依据;根据每个个体的身体状况和对针灸治疗的反应不同,智能针灸系统可以根据收集到的个体数据,如体质、病史、生活习惯等,为患者制订个性化的治疗方案,因此,物联网技术与中医针灸的结合是一个前景广阔的领域,同时也为后续的临床研究提供了宝贵的数据资源。

另外,物联网技术还大大提高了针灸治疗的便捷性和普及性,通过智能手机或其他移动设备与针灸设备连接,患者可以在家中进行针灸治疗,医生可以通过远程监控系统实时了解患者的治疗状况,及时调整治疗方案,这种远程治疗模式不仅方便了患者,也为针灸的普及做出了贡献。此外,智能针灸设备可以通过实时监测技术来确保每一次针刺都在安全的范围内,大大降低了治疗过程中的风险,故物联网技术的应用在提高针灸治疗安全性方面亦起到了重要作用。

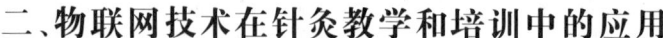

二、物联网技术在针灸教学和培训中的应用

物联网技术开辟了一种全新的针灸教学模式,大大提高了教学效率。通过与网络连接的智能针灸模型可实现远程教学,教师可以在固定地点进行示范,学生则可以在全国乃至全球的任何地方通过网络观看并跟随练习,这种远程互动模式不仅扩大了教学的范围,还使得优质教育资源的共享成为可能。此外,物联网技术还使得针灸教学更加个性化,每名学生的学习进度和技巧掌握情况都是不同的,利用物联网技术和智能针灸设备,学生可以获得关于针刺深度、力度、角度等的精确反馈,教师可以根据每名学生的实时数据来调整教学策略,从而为每名学生提供个性化的学习计划,这种个性化的教学方法能够有效提高学生的学习效率和兴趣。物联网技术在针灸培训中的应用还包括 VR、AR 等技术,通过 VR 和 AR 技术,学生可以在一个虚拟的环境中进行针灸练习,这种模拟实践不仅安全无风险,而且可以重复进行,确保学生能够在进行真实操作前充分练习,帮助学生更快地掌握正确的针灸技巧。

物联网技术还极大地促进了针灸知识的传播和普及。通过在线平台,针灸课程和资料可以被更广泛分享,使得更多对针灸感兴趣的人可以轻松地获取学习资源;线上社区和论坛也为针灸学习者提供了交流和讨论的平台,增强了学习者之间的互动和合作。物联网技术在针灸教学和培训中的应用不仅改进了传统的教学方法,还为针灸教育的现代化和国际化开辟了新的途径。

三、物联网技术在针灸诊疗中的应用

通过智能化的数据分析系统,医生可以迅速获取患者的历史健康记录和当前的身体状况信息,更快地做出诊断和制订治疗方案,故物联网技术在针灸诊疗中的运用和智能针灸设备的发展极大地提高了针灸临床诊疗效率。此外,物联网设备还可以对患者进行长期的健康监测,通过收集和分析这些数据,基于患者的具体病症和身体状况,智能针灸系统可以推荐最适合的针灸穴位和治疗方案;同时,医生可更加准确地评估治疗效果,及时调整治疗方案,进一步提高临床疗效。

另外,物联网技术有助于针灸知识的积累和共享,通过智能针灸系统收集和分析大量的针灸治疗数据,医生和研究人员可以更深入地理解针灸治疗的机制和效果,从而推动针灸学科的发展,且这些数据可分享给医学界的其他领域,促进跨学科的合作和创新。

第四节　智能健康管理

"健康中国"坚持以人为本,以社会需求为导向,把维护人民健康权益放在第一位,是我国的一项国家战略。随着网络的发展与应用,以及大数据、云计算、互联网、人工智能等技术的发展,人类社会已进入互联网大数据时代。因此,建立智能健康管理体系,以致力于健康规划、数据分析、健康管理、健康评估、健康教育、健康指导等方面的能力提升,适应我国健康产业的发展迫在眉睫。

一、建立智能健康管理体系的意义和作用

随着人们健康意识的不断提高,传统的健康体检已逐渐转向健康管理。智能健康管理

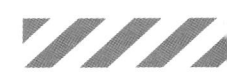

体系以"大健康"发展为导向,以推进我国健康产业发展为目标,以现代健康理念为核心,以大数据处理技术为手段,以社会学、医学、心理学、运动学等学科的理论知识为基本内容。第一,对于个人来说,健康管理可随时掌握健康风险指标,并获得个性化改善建议,从而对健康状态进行调整与干预,真正达到未病先防的目的,同时可减少诸多重大疾病的家庭医疗费用支出,缓解家庭经济困难等问题;第二,对于社会而言,有效的健康管理可以控制群体性疾病,特别是重大慢性疾病的发生和发展,从而减少医疗资源损失、提高医疗资源利用率;第三,国民健康是评价国家经济发展的重要指标,而健康管理则是提高国民健康的重要手段。

综上所述,建立智能健康管理体系对推进人口老龄化下的医养结合,提高卫生与健康管理的信息化水平和管理效率有着重要意义,可在一定程度上辅助解决大众"看病难、看病贵"的问题,可为促进全民健康提供重要支持。

二、智能健康管理基本策略

智能健康管理的基本策略有六种,分别是生活方式管理、需求管理、疾病管理、灾难性病伤管理、残疾管理和综合的人群健康管理。健康危险因素干预是个性化的,是根据管理对象特有的各种健康危险因素进行有针对性的指导。在数字中国建设背景下,积极应对慢性病剧增、人口快速老龄化的挑战,打破"信息孤岛"和"数据壁垒",形成居民健康管理多主体连续性、系统性和联动性,成为亟待解决的问题,全流程智能健康管理体系(图 10-4-1)可成为解决健康管理痛点、弱点、空白点的主要手段。

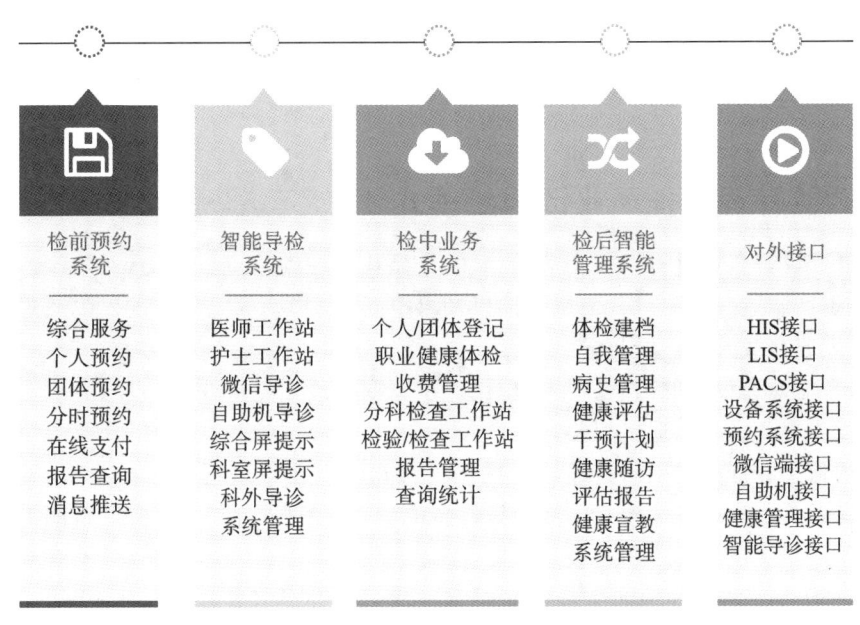

图 10-4-1 全流程智能健康管理体系架构

三、智能健康管理在中医学中的体现

中医治未病是具有中医特色的健康管理,其理论可作为现代智能健康管理的前身思想,其中最重要的是基于个人体质以防病保健的理论学说。中医体质学说认为,体质现象是人类生命活动的一种重要表现形式,决定了人们的健康以及人体对某些致病因子和疾病的易感性,也决定了患病之后的反应形式、治疗效果和预后转归,故智能健康管理中医体质辨识是实践"治未病"的基础。应用中医体质分类理论,根据不同体质类型采取分类管理的方法,选择相应的预防治疗、养生方法进行体质调护,对实现个性化的、有针对性的健康管理具有重要意义。

同时,针灸是一种中医传统养生疗法,基于物联网的发展,在5G技术商用化、量子计算机技术等取得重大突破的背景下,针灸的现代化与国际化迎来了重要的契机。在人工智能背景下,近10年来患者接受针灸治疗的趋势呈上升态势,确切的疗效和相对低廉的治疗成本、较少的不良反应,是针灸国际化的基石。而这一过程亦面临国内输出的针灸师数量有限、海外培养的针灸师无法迅速而完整地掌握传统针灸技术等难题,故智能化、自动化的针灸设备将逐步取代重复性的人工操作而进入医疗市场。

在针灸国际化的过程中,重要的是在有限的针灸治疗次数中取得更理想的效果,故应使用标准化程度更高的针灸操作规程,形成规范的记录—反馈—优化体系,更精确地记录和重复针灸专家的操作技能并复制其诊疗经验,揭示针灸的量效关系,使得设备操作的稳定性成为保障针灸标准化的可行途径之一。而标准化并非统一化,个性化治疗也非常重要,故宜在智能针灸设备中融入智能健康管理体系,以智能针灸医疗器械为载体,在综合评估患者个体健康状况的基础上进一步指导个性化针灸治疗,以取得更好的效果。

因此,基于物联网发展而来的智能针灸设备与智能健康管理体系结合,将会成为针灸国际化的具体载体,推动针灸国际化的进程,使传统针灸以现代化的形式走向世界。

第五节　智能针灸设备产业链

一、智能针灸设备产业链构建模式

智能针灸设备产业具有高度交叉融合、闭合循环发展的特点(图10-5-1),该产业链结构包含研发、生产制造、销售应用、信息反馈以及再更新生产等步骤,在此过程中通过不断吸收新兴科技,完成自我升级,实现良性发展。

首先,智能针灸设备的研发、生产、应用等步骤形成最大的产业链闭环,智能芯片研发企业与智能设备生产企业制造出相关智能针灸设备,具体应用(如居家使用、医疗机构应用)后可将采集的信息数据通过网络传输给互联网人数据研发企业进行大数据分析,处理后的信息将融合患者及医疗机构的建议反馈给该设备的研发、制造企业,企业根据新的需求完成智能设备芯片及硬件设施的更新升级。

其次,部分居家使用的智能针灸设备可将收集到的健康信息数据传输至云计算平台,平台实时分析得出的信息可反馈给医疗机构,便于医疗机构根据个体的实际健康状况,提供针对性的治疗建议和服务,形成一个小的服务性产业链闭环。

最后,医疗机构人才需求与高校交叉人才培养构成第三个闭环。医疗机构依据相关智能针灸设备的临床应用程度,将岗位需求信息反馈给高校,高校为应对岗位空缺,适时进行课程改革,调整医疗及交叉学科人才的培养方向,并鼓励交叉学科人才到医疗机构就业,提供相关技术服务,满足医疗需求。

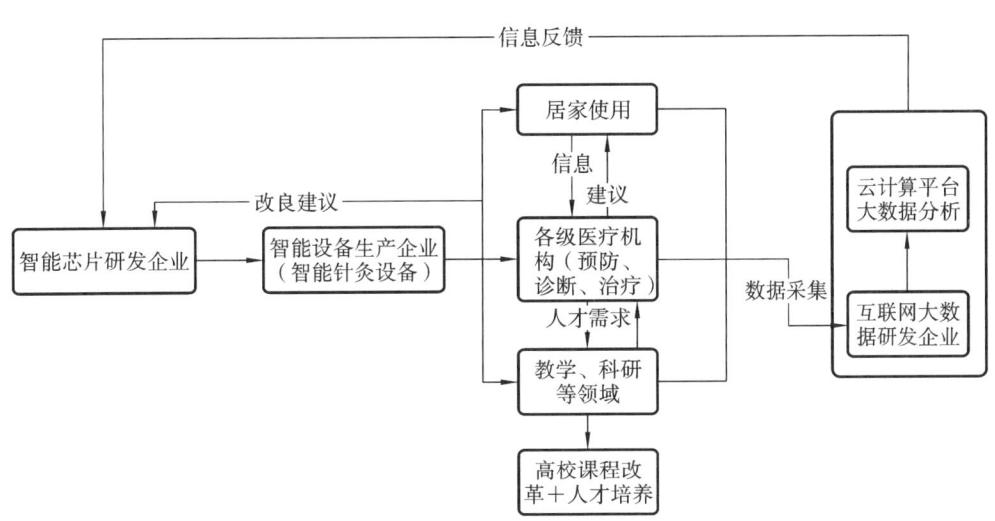

图 10-5-1　智能针灸设备产业链构建模式

二、构建智能针灸设备产业链的重要意义

　　智能针灸设备产业链集实业、服务、消费于一体,能够积极推进高新科技与制造业的联动发展,对经济产业升级具有重要意义。该产业链涵盖众多行业,其中实业主体既有以智能芯片设计、研发、制造为代表的高精尖电子信息企业,也有以智能针灸设备加工制造为代表的劳动密集型企业,还有以大数据分析、云计算为代表的新兴互联网企业。一方面,通过产业链上相关企业的招商引资,可以有效解决城市的劳动就业问题;另一方面,高科技企业的落户有助于高端人才的引进,人才的聚集能够显著提升城市的综合竞争力与消费水平。同时,智能针灸设备产业的发展需要更多的交叉学科人才,促使相关医学院校开展科学、合理的教育改革,利用市场需求的导向性,制订相应的人才培养方案,为毕业生解决就业问题,助力社会稳定良性发展。

三、智能针灸设备产业发展趋势与展望

　　互联网对传统中医治疗的强势介入使得智能针灸设备产业的发展和应用有着与传统产业所不同的产业链和商业模式。尽管我国智能针灸设备的发展已经初见成效,但该产业作为一种新兴产业,其总体处于起步阶段,产业链短、产业集群效应差、政府重视程度不够、缺乏资金和专业性人才支持、产业市场缺乏规范化和标准化运作等因素极大限制了该产业的发展,尚未形成成熟的产业链和商业模式,故有待进一步完善以提升智能针灸设备产业规模。

　　总之,在慢性病患者人数增多、人口老龄化、医疗资源配置不均衡等成为世界范围内日益严峻的医疗健康问题背景下,人们对健康方面的关注与需求愈加提升,智能针灸设备的研发与应用在提高人们身体素质与健康水平、满足人们的健康需求方面发挥了重要作用,使得该产业具有成为战略性新兴产业的特质,促进该产业发展具有极大的必要性。

第十一章
智能针灸学的科研与教学

在人工智能飞速发展的时代背景下,信息化浪潮不仅促进了教学手段的改变,更重要的是推动了教育理念和教学模式的革新。传统的以课程教育为导向的教学模式以教师教学为中心,而人工智能的出现为医学教学模式的变革提供了技术平台。随着智能科学的发展,医学已经进入精准医疗、人工智能、虚拟现实的时代,传统教学模式逐步向数字化、智能化方向发展。因此,在本章中,我们将从常用的科研工具与方法、远程教育、多模态教学和高级智能模拟人4个方面对智能针灸学的科研与教学进行介绍。

第一节　常用的科研工具与方法

目前智能针灸学常用的科研工具与方法包括基于机器学习的科研工具和针灸相关数据库等(图11-1-1)。

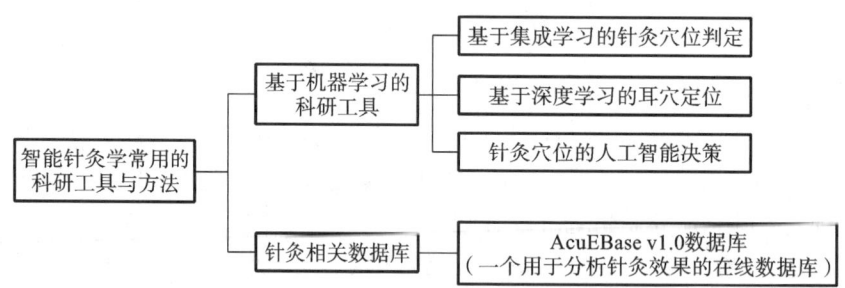

图 11-1-1　智能针灸学常用的科研工具与方法

一、基于机器学习的科研工具

(一)基于集成学习的针灸穴位判定

近年来,以机器学习为代表的人工智能技术的快速发展,使得数据驱动的知识发现与针灸治疗(AMT)相关。研究人员利用多种传统的机器学习算法和深度学习算法进行了针灸相关研究,并取得了一些成果。例如,根据患者的人口学特征和疾病相关自评量表数据,利用人工神经网络可预测针灸治疗抑郁症的临床疗效;根据人口学数据、中医四诊信息、症状

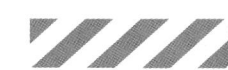

评定量表数据等参数,通过人工神经网络建立模型,可预测针灸治疗海洛因依赖的临床疗效;利用模糊神经网络,基于心电、脑电等电生理信号,可预测电针治疗患者疼痛时相关生化指标——脑啡肽的变化;利用 Apriori 算法研究神经根型颈椎病的选穴模式,发现了数据挖掘在揭示这种情况下的选穴和组合原则方面的潜力。

目前有研究提出了一种基于中医症状应用人工智能为患者提供穴位处方的方法。集成学习结合了几个单独的模型以获得更好的泛化性能,已被实验证明对多标签分类问题有效。该研究将整体学习技术(包括 Bagging、Boosting 和 Stacking)应用于中医穴位处方,建立了一个与症状对应的穴位处方数据库,并使用集成学习来训练模型,以提高预测的准确性。该研究比较了性能集合模型与单个模型,结果表明,集成学习可以提高模型在确定穴位处方时的性能,在合适的条件下,与单一模型相比,性能集合模型获得了更高的交并比(intersection over union,IoU)。

(二)基于深度学习的耳穴定位

耳疗是中医的一部分,既有诊断作用,也有治疗作用。耳疗只能由专业医生根据自己的经验进行。当前已经有几种方法被开发出来辅助耳穴定位,包括生物电测量和皮肤染色等,这些方法耗时且通常不容易操作。目前对人类耳廓相关主题的研究主要集中在从图像或 3D 点云中进行耳朵检测,但所有这些研究都只集中在耳廓的外部,对个体耳廓标志的检测尚未得到深入研究。此外,很少有学者对耳廓内部进行研究,尤其是与耳科治疗相关的研究较少。有研究使用图像处理算法基于深度图像分割耳廓区域,该研究分割了耳廓内的七个主要区域,包括耳轮、对耳轮等。虽然基于深度学习的方法在界标检测和区域分割任务中都显示出了有希望的结果,但对耳廓相关主题的研究数量有限的原因之一可能是缺少带有标志点注释的耳廓图像数据集,这也为将来该领域的研究指出了一个密切相关的方向,即人脸标志点检测。

(三)针灸穴位的人工智能决策

腧穴是人体的特殊部位,是脏腑经络之气在体表灌注的地方。刺激穴位可以疏通经络,调和气血,恢复阴阳平衡,协调脏腑,从而达到防治疾病的目的。

资料显示,目前还没有研究使用机器学习来根据不同疾病的中医四诊数据给出穴位处方。有研究提出了一种根据中医证候,应用人工智能确定针灸处方的方法,尝试使几种机器学习算法来学习数据库中的数据(包括症状和针灸处方)。

二、AcuEBase v1.0 数据库

针刺或电针刺激穴位,可直接或间接引起人体或实验动物的器官、组织、细胞、分子等水平的变化,进而影响人体或实验动物的生理功能或病理过程。这些穴位刺激效果可以通过实验室测试或临床观察来测量。

AcuEBase v1.0 数据库包含与动物针灸实验相关的文献,可以从多个维度提供图表形式的数据,包括疾病名称、针灸穴位、针灸效果和针灸方法。该数据库可以帮助研究人员过滤文献,了解某一方向的研究现状,并制订实验计划;为深入研究针灸的生物学机制提供了标准化的数据支持,并提供了辅助的数据可视化工具和文献检索工具。

除 AcuEBase v1.0 数据库外,近年来涌现出了其他针灸相关数据库:如《杏林园--中医

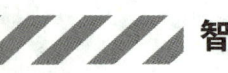

药数据库》，此数据库目前包含 8 个子库，如医案库、中药库、处方库、针灸经穴库、中医英语库等，可供中医、中药、针灸等专业人员，以及临床、科研、教学等各类人员使用。这些针灸数据库的出现为智能针灸学的发展提供了更专业、更权威的平台。

第二节　远　程　教　育

一、远程教育背景

20 世纪 60—70 年代，德国学者提出远程教育这一概念，至今普遍流行的是丁兴富 (1986)提出的远程教育的定义：①学生和教师在时间和空间上处于分离状态；②以现代教育技术为基础的媒体教学占有主导地位；③有组织的系统工程；④自学为主、助学为辅；⑤在学生和教师之间存在某种形式的双向通信和反馈机制。远程教育的特征：开放性、适应性、灵活性、多样性、先进性、高效性和系统性，以学生自学为主，教师助学为辅，通过各种信息技术和媒体将教与学的行为进行关联，实现各个资源的互联互通、交互共享和整合。这种新时代的产物在教育文化中扮演着越来越重要的角色(图 11-2-1)。

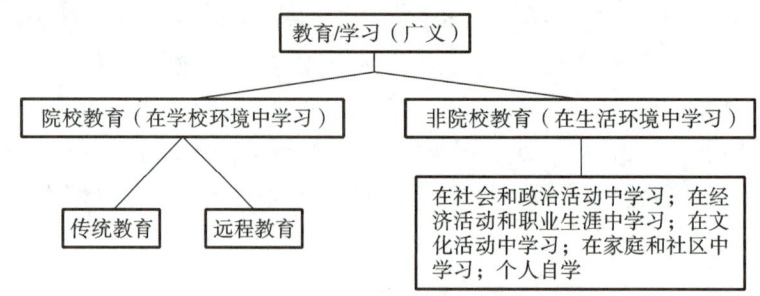

图 11-2-1　教育分类

远程教育是指借助信息技术等手段，为学习者提供不受地域、时间限制的学习机会，使他们能够在不同地点通过各种设备获取教育资源，完成学习过程的一种教育方式。相较于其他教育形式，远程教育为学习者提供了个性化的学习环境、丰富的教学内容、多元的教学方法(图 11-2-2)。随着大数据技术的发展及其被引入教育领域，远程教育为实现大规模个性化学习提供了强有力的技术支撑，为教育教学整体把握、精准管理和科学决策提供了可能。远程教育平台上记录、存储了学习者的学习行为数据，借助于大数据技术对这些数据和信息的分析，一方面可以得出学习者的学习偏好与需求，能够有针对性地进行资源推送以及支持服务；另一方面，教师可以及时了解学习者的学习状况，及时调整教学整体安排，并为学习者提供有针对性的指导服务。因此，从构建终身教育体系、为学习者提供个性化学习服务的角度看，远程教育能够提供大规模个性化学习机会而契合了这一需求，具有巨大的发展空间。

针灸学是一门理论与实践紧密结合的学科，是中国传统医学的重要组成部分。其对许多疾病有着独特的疗效，因而逐渐受到世界各国的关注，学习针灸的人也日益增多。"针灸学"英文课程授课起始于"国际针灸班"课程建设，在约 50 年国际针灸培训授课实践中，锻炼

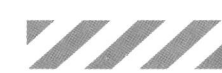

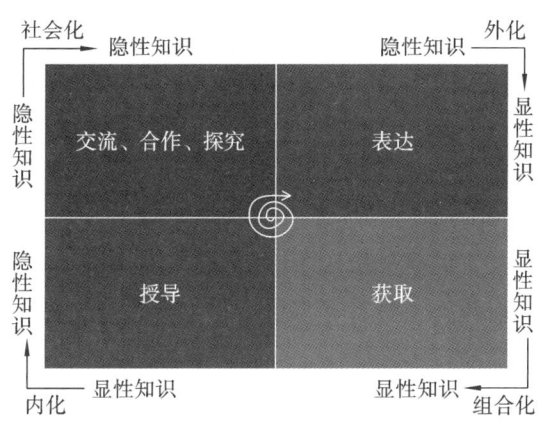

图 11-2-2　远程教育形式

出了一支可以胜任"针灸学"英语教学的师资队伍。通过"针灸学"英语授课,世界上有几十个国家开展了针灸教学,为针灸在国际社会传播、服务全人类做出了贡献。针灸学在培养针灸专业技术人才的同时,也成为国际社会了解中医文化乃至中国文化的重要载体。

在 2019 年底,为了保持教学的连续性,减少疫情所带来的教学突然变化造成的负面影响,大多数学校将整个教学活动转移到了互联网上。同时为了配合远程教育,学校老师也投入了大量精力制作适合远程学习的课件。全国范围内尝试使用线上技术促进远程学习、远程教育和在线学习的学校数量一直在增加。以由国家"万人计划"教学名师常小荣教授领衔团队主讲的精品在线课程"针灸学"为例(其教学团队共有教师 11 人,其中教授 3 人,副教授 3 人),他们充分利用网络平台的特点,制作了契合学生学习情况的教学多媒体课件、示范教学微视频,通过不断改革创新为停课不停学、针灸学的推广和运用积累了丰富的经验,同时收获了一致的好评。

二、针灸相关现代远程教育技术

(一) 网络影视课件

现代社会的信息化决定了现在知识传播的途径以网络为主,网络影视课件具有独特的传播优势。

(二) 微课

微课、慕课等日趋成熟,短小精湛的名师课程受到越来越多人喜欢。微课与常规的课程相比在时间上更精短,其将一个简短的知识点通过多种表达方式,在短短的几分钟,甚至是一分钟或者几十秒内详细讲解出来。具体来说,微课将一个简短、微小的知识点,按照学习者的思考或理解习惯,通过一定的教学内容设计,以动画、视频等多媒体、信息化手段生动形象地表达出来,使学习者在极短的时间内对某一个简短的知识点有充分的认知。

微课具有灵活、精确等特点,为学习者的主体发展提供了传统教育无法实现的广阔空间。因此,充分开发微课资源,对于课程资源高度共享、完全自主式学习的远程教育发展具有积极的意义。

（三）专家系统

在教育领域,专家系统(expert system,ES)可以大大提高远程教学模式的教学效率。目前,专家系统呈现出多样化类型,如解释型、预测型、诊断型、设计型、规划型、监视型、调试型、修正型、教学型和控制型。专家系统已成为中医远程教育解决问题的手段之一。

（四）云技术

远程教育中使用的云技术主要包括云储存技术和云语音技术。云技术通过统一的资源配置、管理和服务共享,大大减少了重复建设带来的硬件空间使用率低及人力、时间资源浪费问题,使学习者能随时随地进行学习。

三、针灸学远程教育模式

（一）基础课程

针灸基础课程包括经络学、腧穴学、刺法灸法学、针灸医籍史等,这些课程的基础知识是每个学生必须掌握的。为了让网络课程生动易懂、便于掌握,在制作方面可以将以上几门课程加以整合,不必过分追求课程各自的独立性。比如利用人工智能软件将经络学与腧穴学中的人体立体图像用流程图表现出来,使学生对其产生感性认识,而在对各个腧穴的解剖结构进行逐层展示的同时,可利用图形加工软件对针刺方向和深度进行示范。对于针灸医籍史,则可以采用讲故事的形式增加其趣味性,激发学生的兴趣。

（二）临床课程

针灸是一门实践性很强的学科,针灸的临床课程设计应遵循动静结合、真实详细的原则。动静结合指的是必须对临床基础课程如针灸治疗学、针灸急症学等进行详细的阐述("静"),有针对性地提供一些临床真实病例,以使学生能够理解并应用("动");真实详细是指提供给学生的临床病例必须是真实的,并且在声音与图像技术的相互结合上要详细描述。在制作过程中,可用数据库软件对针灸治疗学、针灸急症学的相关内容进行整理、归类,以利于学生检索病例,也可采用多媒体课件制作软件进行加工,使其具有交互性,以培养学生的分析、思考能力。

（三）自主交互学习模式

传统教育是通过书本阅读以及教师在课堂授课来进行知识传播,支持异步教学是现代远程教育区别于传统教育的特点之一。网络远程教育打破了时间与空间的约束,学生不必局限于固定的时间和教室,可以更自由地选择学习地点和时间。而且,教师经过教学设计,将学科内容用多媒体制作软件转化为数字资源,教学组织者通过互联网将教学资源、作业等发布在网络平台,较好地实现教的完整过程。

在这一过程中,学生具有很强的自主性,资源具有高度的开放性和共享性。在学生掌握了基础知识之后,可有目的地设置一些特色课程(如名家讲坛、特色诊治、医案鉴赏等)供学生自主选择,以利于学生个性化发展。答疑系统是为了解决学生在学习过程中遇到的困难而设置的。除了在每门课程中设置答疑模块外,网站管理者应及时组织学生在讨论区中进行讨论,且讨论的形式应能实现实时交互,进而提高学生学习的积极性与主动性,激发学生的创造性思维。还可以请专家在网上对学生所提出的问题进行回答,或通过电子邮件形式

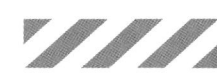

进行交流,在交流过程中尽量做到资源的开放性和共享性。

(四)学习反馈评估

针灸远程教育应遵循宽进严出的原则,需设置测试系统,不仅应进行笔试的考核,还应进行临床技能测试,对测试结果进行综合评定。笔试可在网上进行,或以作业的形式上交,也可进行线下测试。临床技能测试以实地考核的形式进行,应做到真实严谨。总而言之,针灸远程教育应根据各门课程的不同特点采取相应的原则进行设计,并将各门课程通过网络影视课件、微课、网上讨论、测试系统等形式相互结合,这样才能实现针灸远程教育课程的优化,提高远程教育的质量。随着技术的进步,电脑甚至随身携带的手机就可以作为接收设备,学习者可随时随地在电脑或手机等终端自主选择学习内容这种方式的学习时间自由、灵活性强,有效地解决了中医从业人员的工学矛盾,优化了时间和空间分配,可使其通过选择最适合自己的方式接受教育。

在传统教育中,教师面对大量学生,互动时间有限,学生也会因为性格、对知识掌握程度的不同,不敢参与互动。但是网络远程教育提倡以学生为中心进行个性化学习,提倡弹性学习时间,对已掌握的知识减少学习时间,对难掌握的知识增加学习时间。学生可以不用因面对老师和周围同学而紧张,通过平台的各种互动方式积极参与课程互动。以学生为中心教学模式的建立,会让学生更积极、主动地参与网络课程学习,提高学习效率。

教师可以通过5G、VR技术在针灸教学中的应用使学生利用模拟的三维环境获得身临其境的感觉,可借助5G网络在特定的情境下去体验、去接触、去学习,使学生由被动学习变为自主学习、体验学习、探究式学习,从而提高学习效果。2018年1月10日,湖北中医药大学率先将VR技术应用于中医教学,给学生上了一堂特殊的经络腧穴学展示课(图11-2-3)。

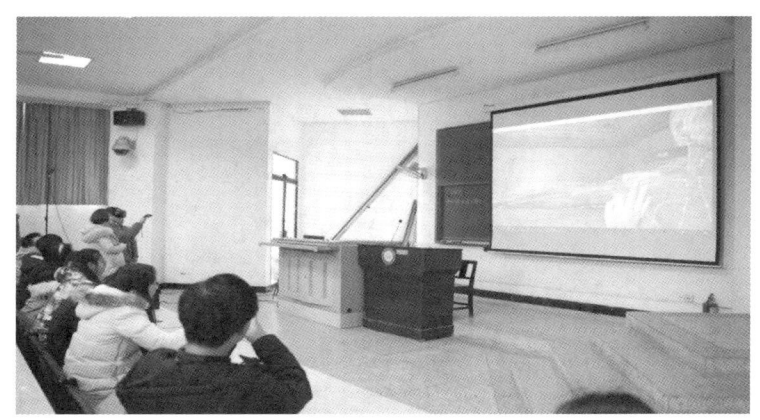

图 11-2-3　经络腧穴学展示课

四、针灸学现代远程教育发展

现代远程教育打破传统教育地域属性限制,实现资源、信息的共享,提高了资源的利用率,降低了教育成本。通过数据采集方式与 HIS、CIS、LIS、基于计算机的患者记录(electronic medical record,EMR,也称电子病历)、PACS、RIS 等软件模块无缝连接,整合资源,加强信息标准化和区域信息平台建设,实现统一高效、互联互通。

"十八大"以来,国家高度重视中医药的发展,相继出台了一系列政策和保障措施,国务院办公厅发布《关于促进"互联网＋医疗健康"发展的意见》,提出加强"互联网＋"医学教育和科普服务,鼓励建立医疗健康教育培训云平台,提供多样化的医学在线课程和医学教育,实施医学继续教育＋适宜技术推广行动,建立网络科普平台,利用互联网提供健康科普知识精准教育,普及健康生活方式,提高居民自我健康管理能力和健康素养。"十九大"报告提出,加强基层医疗卫生服务体系和全科医生队伍建设。

针灸学远程教育应响应并有效对接健康中国战略和乡村振兴战略,推动高校人才培养方案与行业人才岗位需求的有效衔接,强化和提升技能人才培养的针对性,实现知识与实践技能的有机融合,满足社会对中医药服务的需求。

第三节　多模态教学

一、多模态教学概述

模态(modality)指感官知觉来源或者媒介形式。用单个感官与外界进行互动称单模态,用两个感官的称双模态,三个及以上称多模态。多模态教学可以解释为教师利用文字、语言、图像、色彩、声音、动作、实物等多种资源充分激发学生多感官的反应,从而相互配合、协同运作来使学生获取知识,从而培养学生多元能力的一种教学模式(图11-3-1)。

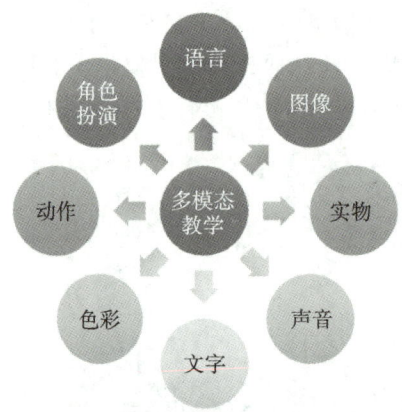

图11-3-1　多模态教学模式

在"人工智能＋互联网"新一轮科技革命下,互联网可以方便、快捷地为师生提供各种优质的学习资源,同时伴随自媒体、在线课堂的兴起,互联网使以往抽象、复杂的书本知识精简化、立体化、图像化,调动了学生的学习兴趣。科技的进步极大地促进了多模态教学的发展,教师可以充分利用现代化媒介,综合运用多种模态,增加信息输入的途径,激发学生发散性思维,让学生对知识有更深刻的认知与理解,从而促进知识的积累。传统的单模态教学模式向多模态教学模式转变已经成为改革的大趋势。

但在互联网背景下,目前的多模态教学面临着网络诱惑这一巨大挑战。在线教育的宗旨是创造一个能够促进用户主动学习的网络环境,方便用户学习,降低时间和金钱成本,但在运用电子设备进行线上学习时,各类非学习软件往往占用了更多时间,十分考验学习者的专注力。在信息轰炸时代,面对各类信息,无论是老师还是学生,都需学会分辨、分类信息。如何让学生在线上保持较高的专注度、调动学生积极性也是现下教育者、相关教学软件开发

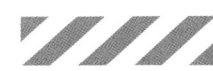

者亟待解决的问题。

二、智能针灸学的多模态教学模式

多模态教学强调多感官并用、多种教学方法联用,易操作性、高参与性、强积极性已使其成为现在主流的教学模式之一。

传统医学教学模式大多为大班教学,大致存在以下三种方式:①以 PPT 投影的教学方法联合以教师授课为中心的"填鸭式"教学(lecture based learning,LBL);②以问题为基础的教学法(problem based learning,PBL);③以案例为基础的教学法(case based learning,CBL)。

现代教学模式则是在传统教学模式的基础上引进更为多元化、可视化、立体化的教学资源的教学方法,如知识图谱、动画、元宇宙技术等。以知识图谱为例,知识图谱是通过可视化技术来描述知识资源及其结构关系,并揭示知识领域的动态发展规律、促成知识发现的有效方式。湖北中医药大学于 2023 年建成了首门知识图谱新形态共享课程"针灸学"(图 11-3-2),并将该课程上传至智慧树平台。其通过应用人工智能技术和自然语言处理算法,将针灸学的各个知识点有机联系起来,形成了完整的、多维的知识网络。学生可根据个人喜好选择切换"树状"与"网状"来查看知识图谱,也可从某个问题切入,在"问题图谱""能力图谱"导航下查看课程各层级问题和课程需要掌握的能力。知识图谱通过将课程知识与教学资源的有机融合,形成多模态的资源学习空间。

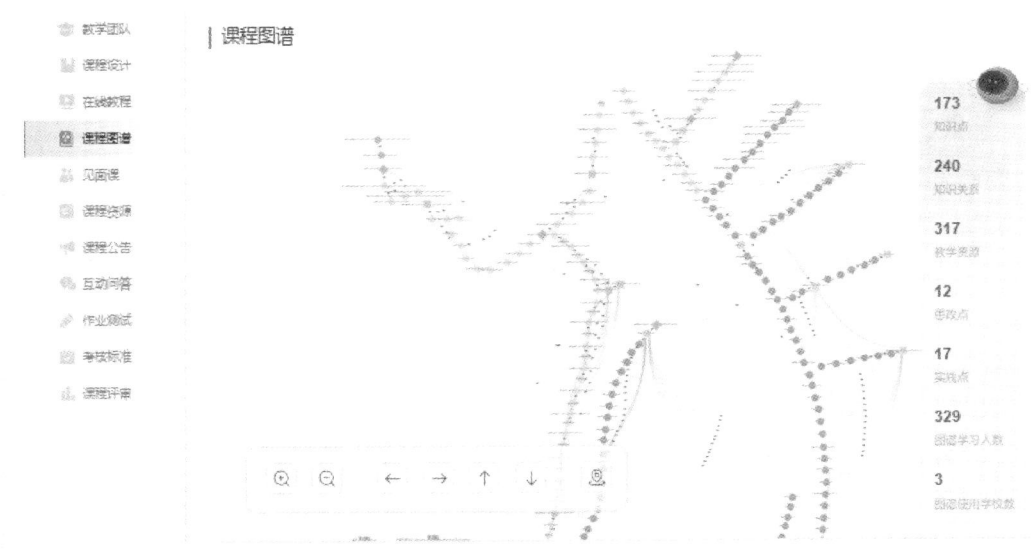

图 11-3-2　湖北中医药大学线上课程"针灸学"

传统教学模式和现代教学模式的产生都有其特定的历史背景,每种方法都在一定程度上推动了医学教学的发展,而且任何一种教学模式都有其侧重点。如传统教学模式在教学中知识的广度、深度、连续性可得到保障,但灌输式教学中学生的主动学习能力较差,加上"一对多"的大班教学模式,教师难以保障每位学生的教学质量,往往出现"教师难教,学生难学"的困境。而现代教学模式应用智慧赋能,适应个性化学习需求,形成"以学生为中心"的教学模式,充分调动学生主观能动性,强化学生的学习动机,有助于解决传统教学模式中教

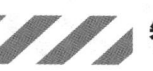

学预设目标与实际学习效果之间不匹配的矛盾。现代教学方法虽然也存在技术支持不完善、教学设计单一、在线学习浅层化、高阶学习目标达成率低的问题,但知识的多元性和学生的多样化必然要求打破传统程式化的单一教学模式。将现代技术与教学进行更加深度的融合是未来教学发展的方向。

智能针灸学作为现代科技与传统医学结合的学科,其多模态教学也在日渐革新。PPT投影作为一种非常实用的教学工具,在课堂中几乎都有使用,也是多模态教学常用的形式,故常将其与以下方式中的两种或多种联用。

(一)智慧树、学习通等线上平台的引入

在针灸学课堂中,教师需要大量运用文字、图片、音频、视频等多模态资源,为学生打造一个多模态教学环境。教师常采用线上、线下相结合的教学方式进行授课,并贯穿整个教学过程。①线下:教师可利用网络资源查找或三维建模软件制作 PPT 中的相关图片和微视频,课上利用 App 进行签到、随堂测验、发布多模态作业等,课下教师可以上传课件至云平台、进行在线答疑。教师通过 App 获取签到结果、测验结果等多模态教育数据,可深入了解每名学生的学习情况,并及时调整教学节奏和教学进度,实现可视化、可控化的教学过程。②线上:教师团队可在智慧树、中国大学慕课等平台建立网络课程,包括基础知识、疑难点讲解、重点知识回顾等,可供全国学生反复观看。线上平台的引入弥补了线下课堂的不足,且学生可学习多个大学开设的优质网络课程,吸取百家之长,同时在一定程度上推进了教育公平发展,达到了教育资源共享的目的。

上海中医药大学基于 Voxel Max 平台创建了危险穴位可视化的线上教学平台,通过建立三维针灸腧穴浏览器,在页面对立体人体进行旋转、拉伸等操作,可以全方位地观察针刺全过程,并多层次地显示腧穴的解剖结构,为临床针刺训练和降低意外事故发生的概率提供了一种理想直观的教学手段。

(二)智能教学设备的引入

对针灸学而言,智能教学系统大致包括智能穴位定位教学、智能选穴治疗教学和智能针刺手法教学。杨向萍团队推出了一种具有穴位识别、点穴按摩和教学功能的新型嵌入式穴位识别装置,该装置可以在学生学习腧穴定位的过程中提供指导并进行纠正,让学生们更准确地掌握穴位定位方法;成都中医药大学建设了针灸临床循证决策信息整合系统,通过整合信息或数据挖掘等来获得临床腧穴配伍规律,将临床经验转换为数据,指导学生在临床实践中正确选穴;郭争鸣团队通过实时采集针刺手法信息,并将这些信息以波形图形式反映在坐标轴中,以评价针刺手法是否标准,并对针刺操作进行量化指导和纠正,使学生更好地掌握针刺和行针手法,最终提高针刺疗效。随着人工智能技术的不断深入发展与应用,针灸操作将逐渐走向数字化、现代化。智能教学设备还包括元宇宙教学环境、可穿戴设备、人工智能机器人,由于前文述及相关内容(详见第九章),在此不再赘述。

医学教育是“健康中国”和“教育强国”两大战略的纽带,中医药更是建设健康中国,实现中华民族伟大复兴的重要一环。教育离不开教学,多模态教学正是教学的重要组成部分,多模态教学模式还在不断更新。我们需要在教学中不断探索如何结合实际并与时俱进,从而走出符合我们自身状况的一条多模态教学之路。

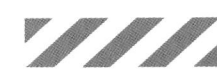

第四节　高级智能模拟人

一、高级智能模拟人简介

模拟人最初是由黏土、石头制作的简单模型，最早可追溯到宋代的针灸铜人。随着现代仿生学和电脑软件技术的飞速发展，针灸铜人逐渐演变为现代高级智能模拟人。高级智能模拟人的出现开启了高度仿真的临床情境化医学教育的新篇章。

美国医学教育科技公司（METI）研制出了第一款具有生理驱动功能的仿真模拟人（human patient simulator，HPS）、智能化高级综合模拟人（emergency care simulator，ECS）、全内置超级综合模拟人系统（iStan）等。随着科技的不断进步，模拟人也进一步发展，其外表逼真，不仅具有类似人的生命特征，如呼吸、心跳、血压、脉搏等，而且支持根据实际需要自行设置多种模拟病种，模拟疾病的异常体征和各种病理生理指标的变化。模拟人能对临床诊断、治疗、护理措施、药物治疗给予灵敏的回应，甚至能实现"医患"的互动交流，从而创建出更贴近临床实际工作的场景，为医学教育提供了新的发展可能。图 11-4-1 是由爱益达有限公司制造的无线高端多功能模拟人。

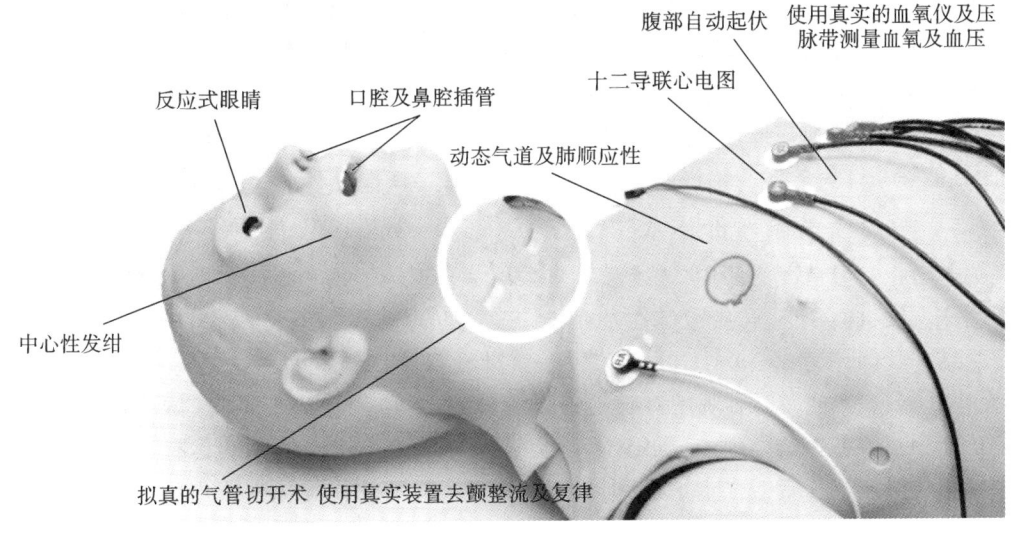

图 11-4-1　无线高端多功能模拟人

在中医学方面，脉诊仪、舌诊仪、穴位人、疾病模型在一定程度上也是高级智能的产物。这些产物基于中医基础理论，结合了中医脉学的精华与数字化信息处理的优点，基于光学成像、精密传感、信号处理、数据分析和系统集成等技术，模拟中医的脉诊、舌诊，使中医诊疗走向定量化、标准化，从而更加客观、准确地进行临床诊断、疗效判定，极大推动了中医现代化发展的进程。

根据《中华人民共和国执业医师法》，无医师执照的学生不能在患者身上进行有创的临床操作，如果操作，则既违背法规，也违背医学伦理，加上医患关系紧张的现状，传统的学徒式教学受到限制，学生较难通过医疗实践提升动手能力。高级智能模拟人在医学教育中的

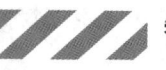

综合开发利用不仅为学习者提供了一个无风险的学习临床知识和技能的环境,避免不必要的医疗纠纷,而且有利于保护患者隐私,加上高级智能模拟人可反复应用,可最大限度地解决临床教学资源的匮乏、规避教学中的伦理问题,其训练真实性、过程可控性、时间方便性、安全允错性让学习者无后顾之忧。目前我们常采用智能模拟人模拟标准化病人(standardized patients,SP)进行训练。

二、辅助针灸教学

(一)应用于课堂教学

智能模拟人在针灸理论和实践操作上都能起到较好的教学作用。从针灸理论而言,智能针灸模拟人具有完整的骨骼仿真结构,四肢弯曲功能良好,可模拟正常人体活动,并采用人体仿真材料模拟人体皮肤,触摸手感与人体真实皮肤相近。智能针灸模拟人全身设有多处穴位,可用于穴位定位学习,部分模拟人系统内含有子午流注软件,可用于查看疾病的较佳针刺时间段以及穴位。

从针灸实践操作而言,高级智能模拟人支持计算机协同操作,允许学生在没有任何医疗风险的情况下轻松练习侵入性操作、实现虚实结合的针刺手法练习,且多次针刺不会出现明显孔位。操作者可以更为直观地感受针刺的位置和力度,如果碰到重要脏器,系统会发出预警提醒,以此提升实训的安全性,同时使操作者有效巩固针灸知识。在针刺危险穴位时,可观察模拟人的各种反应,并在设备上查看局部层次结构,给学生以感性、直观认识并提升学生的学习效果。高级智能模拟人大多具有和成人同比例的背部肌肉模型且耐火耐高温,可用于拔罐、艾灸、刮痧等多种中医技能操作练习。高级智能模拟人还附有智能考核系统,可对实训过程进行客观分析评价,这不仅能增强医学生今后工作的自信心,提高其学习迁移力,而且能提高针灸的标准化程度。

(二)应用于教学评价体系

关于学生学习情况的评价,传统教学多采用综合理论笔试和临床实践考核的方式进行。鉴于临床实践机会缺乏,传统教学往往不能全面评价学生的综合能力,教师可依托 ECS 设计客观结构化临床考试(OSCE)。OSCE 是一种新型临床技能考核方式,这一考试方式以SP 代替真实患者,能较为客观地对学生进行考核,可以应用于病史采集、体格检查、针灸等多个操作项目。在针灸学中,穴位定位、针灸诊疗等实践操作评价标准具有一定的主观性。运用虚拟仿真与人工智能技术,在数据集上利用聚类算法迭代优化生成聚类中心,并结合全连接神经网络构建评分算法模型,可实现客观、量化评分,避免主观性评价带来的评分误差,解决手法操作准确性"评价难"的问题。

除此之外,高级智能模拟人还可应用于急诊、内科学、药理学等医学基础课程或临床教学。高级智能模拟人因其具有安全性、可重复性、纠错性、可控性、可调节性,广泛应用于医学教学。根据专科性质不同,还有高级妇产模拟人、高级外科模拟人等设备。高级智能模拟人的应用不仅可激发学生学习的兴趣,引导学生积极主动学习,而且可以培养学生的合作精神并可用于标准化考核。

三、高级智能模拟人的发展前景

目前医学教育面临着许多挑战和机遇,国内外医学教育改革的方向均以培养具有较高

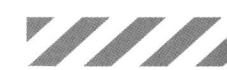

综合能力的医生为目的,利用高级智能模拟人进行仿真教学是一种新颖的教学方法,能为医学生在校早期接触临床提供机会和条件。应用高级智能模拟人可调动学生的学习热情,提高他们对临床基础知识的理解水平,强化学生基本操作技能。高级智能模拟人可广泛应用于各个学科和领域,有利于保证教学质量。

但我们必须充分意识到,在目前,这仅仅是一种前沿的教学手段,面对高级智能模拟人和面对真的患者进行操作时是有区别的,因此在临床教学训练中应该与床旁教学相结合,进一步提高医学生的人文素养、沟通能力、操作技能水平等。利用高级智能模拟人进行针灸学教学是新的尝试,目前刚刚起步,还需要不断地进行摸索和改进以最大限度地开辟高级智能模拟人的适用领域,使这种新的教学方法进一步完善,为培养合格的医学人才提供新思路、新方式,以满足时代发展的要求。

总之,应顺应全球人工智能医学的发展趋势,突出研发部署前瞻性,在重点前沿领域探索布局、长期支持,力争在理论、方法、工具、系统等方面取得变革性、颠覆性突破,全面增强人工智能原始创新能力,加速构筑先发优势,实现高端技术引领发展。笔者将继续响应国家号召,一如既往地做好研究工作,为顺利研发智能针灸技术与系统全力以赴,为针灸智能化助力,为最终实现中医药智能化、产业化助力。

参 考 文 献

[1] DREW C. Design for data ethics：using service design approaches to operationalize ethical principles on four projects[J]. Philos Trans A Math Phys Eng Sci, 2018, 376(2128)：20170353.

[2] HINTON G E, SALAKHUTDINOV R R. Reducing the dimensionality of data with neural networks[J]. Science, 2006, 313(5786)：504-507.

[3] LI H T, MA J F, FU S. A privacy—preserving data collection model for digital community [J]. Sci China Inform Sci, 2015, 58 (3)：36-51.

[4] STEIN P. Rethinking resources：multimodal pedagogies in the ESL classroom[J]. Tesol Quarterly, 2000, 34(2)：333-336.

[5] WHITMORE A, AGARWAL A, XU L D. The internet of things—A survey of topics and trends[J]. Inform Syst Front, 2015, 17(2)：261-274.

[6] 鲍玉荣,姜琳琳.我国远程医疗发展的回顾与展望[J].中国数字医学,2019,14(5)：99-102.

[7] 蔡经球,郭红.模糊专家系统的结构与设计[J].小型微型计算机系统,1989,10(2)：7-11.

[8] 陈静,陈玉婷,邓玲,等.基于人工智能的院外随访系统的设计与应用[J].江西医药,2023,58(5)：640-644.

[9] 中华中医药学会.2023年度中医药重大科学问题、工程技术难题和产业技术问题[J].中医杂志,2023,64(14)：1405-1421.

[10] 初成刚,王晓英,刘丹.智能导诊机器人在医院门诊的应用方法及影响探究[J].信息记录材料,2021,22(12)：55-56.

[11] 董恩康.大数据的计量数据采集与应用分析[J].网络安全技术与应用,2020(11)：75-76.

[12] 房云,俞娟,卢欣然.人工智能＋大数据随访系统建设助力数字化便捷就医服务[J].中国信息化,2023(6)：78-79.

[13] 冯杰,温川飙,梁繁荣,等.基于STM32的可穿戴式中医电针治疗仪系统设计[J].成都中医药大学学报,2019,42(2)：64-68.

[14] 郭红,黄永亨.模糊中医专家系统外壳-FESS的设计[J].福州大学学报(自然科学版),1994,22(3)：20-24.

[15] 郭争鸣,肖跃群,陈卫平,等.运用虚拟模拟仿真技术打造中医诊疗实践教学平台[J].中医教育,2007,26(6)：41-43.

[16] 中国医师协会超声医师分会.中国超声医学人工智能行为准则：北京宣言[J].中国医学影像技术,2019,35(1)：1.

[17] 黄琴峰,苏厚勤.《上海针灸杂志》创建中医针灸信息库之路[C].//第四届科技期刊

发展创新研讨会论文集,2012:66-68.

[18] 姜翌,戴宏光.中医腧穴电子治疗系统研究[J].沈阳工业大学学报,1999,21(3):207-208.

[19] 金艾香,谭若云,李英,等.AR体感运动联合穴位按摩在乳腺癌术后患者症状群管理中的应用[J].中国护理管理,2021,21(10):1510-1517.

[20] 靳琦琪.大数据应用与分析[J].科技与创新,2020(22):151-152,155.

[21] 张静莎,郭义,陈泽林.中医药标准化进程及其一些问题的思考[J].世界中医药,2011,6(4):360-363.

[22] 李灿东,魏佳,陈淑娇.中医健康管理的业态与服务模式[J].中华中医药杂志,2019,34(12):5768-5770.

[23] 李生,胡冬发,李森源,等.医院智能随访管理系统设计与应用[J].医学信息学杂志,2017,38(4):24-27.

[24] 李义凯,朱青安,钟世镇.牵引对颈椎髓核内压力影响的实验研究[J].中华理疗杂志,1998,21(2):29-30.

[25] 刘世彦,董龙刚,杨菊梅,等.互联网＋时代的智能导诊平台需求探讨[J].现代医院,2023,23(4):619-621,625.

[26] 刘堂义,杨华元,李小俊,等."针刺手法信息分析系统"的开发与应用[J].针刺研究,2008,33(5):330-333.

[27] 刘忠良,张坤,魏彦龙,等.康复机器人系统的研究现状与展望[J].机器人外科学杂志(中英文),2023,4(6):497-506.

[28] 吕汉兴,孙德保,程良铨,等.中医专家系统辨证推理的决策模型[J].华中理工大学学报,1989(6):67-72

[29] 马蓓蓓,胡志刚,时鹏,等.艾灸机器人系统设计与实现[J].计算机工程,2024,50(2):214-223.

[30] 任社宣.人工智能工程技术人员就业景气现状分析报告[J].中国人力资源社会保障,2022(2):31-33.

[31] 任玉兰,郭太品,陈亮,等.针灸临床循证决策信息化建设与应用[J].世界中医药,2015,10(4):477-481.

[32] 孙丽萍.远程医疗系统实用教程[M].北京:中国铁道出版社,2013.

[33] 孙赛男,景峰,阮雯君.基于智慧医疗的O2O导诊模式在门诊预检分诊中的应用[J].新疆医科大学学报,2022,45(10):1226-1230.

[34] 汤明坤,刘静,林丽婷.以智能健康管理系统为抓手,构建全流程健康管理服务体系[J].中国卫生标准管理,2023,14(7):91-96.

[35] 田育魁,摆雪,刘俊昌,等."元宇宙"下的针灸推拿学教学模式的探索与展望[J].新疆中医药,2023,41(3):43-46.

[36] 汪静.医疗机器人的应用优势及其在诊疗领域的设计创新[J].大众标准化,2022(16):97-99.

[37] 王钦敏,张蕴,林晶,等.基于虚拟现实技术的刺法灸法学教学应用初探[J].卫生职业教育,2019,37(12):65-66.

[38] 王锐卿,贾春生.现代针灸学科理论体系的创新与基本框架构想[J].中国针灸,2022,

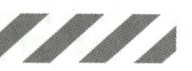

42(10):1170-1176.

[39] 王绥卓,谢丁一,李巧林,等.热敏灸机器人的优势与应用前景[J].针刺研究,2023,48(2):211-216.

[40] 王晓丽,俞博,姜皓,等.大型区域智能随访管理系统的探索与实践[J].中国数字医学,2023,18(9):29-33.

[41] 王一兵.基于健康医疗大数据的医联体公共卫生服务能力提升策略研究[J].中国全科医学,2023,26(32):4104.

[42] 谢凌钦,蔡文杰,石萍,等.基于中医腕踝针的穿戴式全息镇痛治疗系统[J].北京生物医学工程,2017,36(4):408-414.

[43] 熊娅先,尚志会,张国发,等.人工智能在医疗领域中的应用与挑战[J].计算机时代,2020(7):112-114.

[44] 徐晶,贾春生,王建岭,等.运用数据挖掘探讨火针在神经功能障碍相关疾病中的应用[J].针刺研究,2013,38(5):420-427.

[45] 徐天成,王雪军,卢东东,等.智能针灸机器人关键技术及发展趋势[J].智能科学与技术学报,2019,1(3):305-310.

[46] 徐挺玉,王兵,索海燕,等.应用智能导诊改善门诊服务质量[J].中国卫生质量管理,2021,28(6):25-26,34.

[47] 闫希军,吴廼峰,闫凯境,等.大健康与大健康观[J].医学与哲学,2017,38(5):9-12.

[48] 杨向萍,夏志远.新型嵌入式穴位识别装置的设计[J].中国针灸,2018,38(6):675-678.

[49] 杨志虹,杨孝芳,陈盼碧,等.大数据信息化背景下培养学生科技创新能力的实验针灸学教学改革[J].中国中医药现代远程教育,2022,20(11):186-188.

[50] 叶哲伟.智能医学[M].北京:人民卫生出版社,2020.

[51] 殷涛,冯旭,刘志朋,等.BME-500系列微机化多灸头自动控温中医灸疗仪的研制和临床试用报告[J].中国针灸,1999(1):47-49.

[52] 余韵扬,曹必伟,周晶,等.依托大数据研究模式探析针灸推拿治疗功能性便秘的临床选穴规律[J].时珍国医国药,2018,29(3):760-762.

[53] 张红星.数字针灸学概论[M].武汉:湖北科学技术出版社,2018.

[54] 张菀航.共建共享"互联网+医疗健康"新生态[J].中国发展观察,2018(9):50-52.

[55] 赵翌如,胡建立.数字化虚拟人在人体解剖学教学改革中的应用[J].中阿科技论坛(中英文),2021(4):143-145.

[56] 郑成龙,丰艳.基于增强现实技术人脸穴位点识别系统设计与实现[J].电脑知识与技术,2022,18(17):89-91.

[57] 郑南宁.人工智能新时代[J].智能科学与技术学报,2019,1(1):1-3.

[58] 中国政府网.国务院印发《新一代人工智能发展规划》[J].广播电视信息,2017(8):17.

[59] 周昌乐.中医辨证的机器推演[M].北京:科学出版社,2009.

[60] 周建成,聂丹,廖可荣,等.中国健康医疗大数据发展的SWOT分析[J].中国公共卫生管理,2019,35(4):482-484.

[61] 周小玲,章新友,仵倚,等."互联网+"中医药的SWOT分析与对策[J].医学争鸣,2017,8(5):45-48.

［62］ 朱路文,王艳,阮野,等.穿戴式头穴康复设备的设计与实现[J].中国康复理论与实践,2020,26(8):983-987.

［63］ 张红星.数字针灸学概论[M].武汉:湖北科学技术出版社,2018.

［64］ 李晓旭.基于VR技术的针灸铜人中医知识可视化研究[D].武汉:华中师范大学,2017.

［65］ 石伟.基于VR/AR的针灸教学实践平台设计与实现[D].西安:长安大学,2020.

［66］ 姜雅亨.头针结合增强现实康复技术治疗帕金森病运动功能障碍的临床疗效观察[D].杭州:浙江中医药大学,2022.